全国高等职业教育预防医学专业规划教材

妇幼保健学

（供预防医学、临床医学、护理、助产及相关专业使用）

主　编　陈盛兰　黄岳青

中国协和医科大学出版社

北　京

内容提要

本教材是"全国高等职业教育预防医学专业规划教材"之一，系根据本套教材的编写指导思想和原则要求，结合专业培养目标和本课程要求的教学目标编写而成，内容涵盖了妇女保健学和儿童保健学。此外，本教材还增加了教学课件、思维导图、能力测试等数字资源，丰富了教材内容，增强了线上和线下教学的联动性，以提升学生学习的主动性和积极性。

本教材主要供预防医学、临床医学、护理、助产等专业使用。

图书在版编目（CIP）数据

妇幼保健学 / 陈盛兰，黄岳青主编. -- 北京：中国协和医科大学出版社，2024.8
（全国高等职业教育预防医学专业规划教材）
ISBN 978-7-5679-2382-9

Ⅰ.①妇…　Ⅱ.①陈…②黄…　Ⅲ.①妇幼保健－高等职业教育－教材　Ⅳ.①R17

中国国家版本馆CIP数据核字（2024）第085520号

主　　编	陈盛兰　黄岳青	
策划编辑	沈紫薇	
责任编辑	魏亚萌	
封面设计	邱晓俐	
责任校对	张　麓	
责任印制	黄艳霞	
出版发行	中国协和医科大学出版社	

（北京市东城区东单三条9号　邮编100730　电话010-65260431）

网　　址	www.pumcp.com
印　　刷	涿州汇美亿浓印刷有限公司
开　　本	889mm×1194mm　　1/16
印　　张	16.25
字　　数	460千字
版　　次	2024年8月第1版
印　　次	2024年8月第1次印刷
定　　价	58.00元

全国高等职业教育预防医学专业规划教材建设指导委员会

编者名单

主　编　陈盛兰　黄岳青

副主编　卢小敏　柳芸芸　霍　伦　田　密

编　者（按姓氏笔画排序）

卢小敏（江苏医药职业学院）

田　密（广州卫生职业技术学院）

刘一奇（泰山护理职业学院）

江晓丽（长沙卫生职业学院）

陈盛兰（江苏医药职业学院）

欧晓燕（肇庆医学院）

柳芸芸（江苏护理职业学院）

黄岳青（苏州市立医院）

霍　伦（长沙卫生职业学院）

穆　青（盐城市第三人民医院）

出版说明

随着我国公共卫生事业的发展和社会对公共卫生服务需求的增加，预防医学在保障人民健康、提高生活质量方面的作用日益突出。高等职业教育作为培养高素质预防医学人才的摇篮，承担着重要的使命与责任。在国家教育改革的引领下，高等职业教育逐渐向现代化、职业化和信息化发展，对教材编写提出了更高要求。

本套教材是以实践科学发展观为指导思想，以服务教学、指导教学、规范教学、适应我国医学教育改革为宗旨，立足高等职业教育教学实际，以胜任能力培养为目标，使课程设置与理论实践紧密衔接，突出教材内容的实用性、先进性、科学性和通用性。本套教材为新形态教材，具体体现为：体现教育改革精神与职业教育特色；注重产教融合，突出实践教学；以实际操作技能为导向，融入新技术、新方法；融合思政，强化价值引领；以学生为中心，丰富模块设计；纸质教材与数字教材融合；教材编写在贯彻职业教育理念的同时，亦充分体现现代化的教育思想和方法，以全面提升学生的创新精神、人文素养、胜任能力等综合素质，培养适应医疗卫生体制改革的复合型和应用型人才。

同时，本套教材的编写遵循教材编写的基本规律，秉持"三基、五性、三特定"的原则，注重基础理论、基本知识和基本技能的培养，内容深度和广度适应全国高等职业教育的需求。教材编写以预防医学专业的培养目标为导向，着重培养学生的职业技能，满足职业岗位需求、学生学习需求和社会需求。教材内容涵盖了预防医学领域工作岗位所需的知识、技能和素质，帮助学生全面理解工作岗位，培养科学的临床思维和学习方法，以满足社会对学生知识和技能的要求，强调培养学生的创新能力、信息获取技能和终身学习能力，确保教材的启发性。在编写过程中，我们充分考虑到高等职业教育的多样性，确保教材既能适应不同院校的需求，又能满足学生毕业时的知识和技能要求。

本套教材涵盖流行病学、传染病学、卫生统计学等10门课程，定位清晰、特色鲜明，具有以下特点。

一、体现教育改革精神与职业教育特色

本套教材强调实际操作和技能培训，注重培养学生的职业素养和实际工作能力。内容贴近职业实践，力求使学生能够顺利进入职业领域，成为胜任基层医疗机构或预防医学相关岗位的高级技术型专业人才。编写过程中，我们注重教材内容与实际工作岗位匹配，确保教材内容符合基层实际工作的需求。

二、注重产教融合，突出实践教学

高等职业教育强调产教深度融合，创新培养模式，这是职业教育的重要发展方向。本套教材的建设始终把提高人才培养质量放在首位，密切联系实际，突出实践教学，将专业内容设置与行业需求对接；推动教学与行业技术发展同步，使课程内容与职业标准对接；完善职业教育教学过程机制，使教学过程与实际工作过程对接。

三、以学生为中心，丰富模块设计

考虑到职业教育学生的年龄和学习特点，本套教材的模块设置丰富多样，包括案例导入、思维导图、执考知识点总结、习题等模块。这种结构不仅有助于学生理解和记忆知识点，还能提高学生的学习兴趣和效果。每个模块设计精细，既有理论讲解，又有实践应用，旨在全面提升学生的综合素质。

四、贴合公共卫生执业助理医师资格考试

为了帮助学生更好地应对公共卫生执业助理医师资格考试，本套教材对比了2019版和2024版考纲，将最新考纲的变化细致拆解到各章中，方便学生掌握最新的考试要求。这一设计使教材更具针对性和实用性，帮助学生高效备考，提升考试通过率。

五、纸数融合，丰富学习体验

本套教材采用纸数融合的形式出版，即在纸质教材内容之上，配套提供数字化资源。通过思维导图、课件等多种媒体形式强化内容呈现，丰富教学资源。读者可以直接扫描书中二维码，阅读与教材内容相关联的课程资源，从而丰富学习体验，使学习更加便捷。这种创新的学习方式，不仅提高了教学效果，也提升了学生的学习积极性和主动性。

希望本套教材的出版，能够推动高质量预防医学专业人才的培养，促进我国预防医学学科或领域的教材建设与教育发展，为我国公共卫生事业的发展和人民健康的保障作出积极贡献。

前言

本教材是"全国高等职业教育预防医学专业规划教材"之一，严格遵循本套教材的编写指导思想和原则，依据《高等职业学校专业教学标准》《职业教育专业目录》等要求，以明确的人才培养目标为基石，以高等职业教育预防医学专业岗位需求为导向，参考公共卫生执业助理医师资格考试大纲要求，强化理论与实践教学的融合，特别注重了理论知识与岗位需求的紧密结合。

"妇幼保健学"是高等职业院校预防医学专业的核心课程，学习本课程为学生未来从事基层妇幼保健工作岗位奠定了坚实的理论基础。通过系统的学习，学生们将掌握从妇女儿童的生理、心理、营养到疾病预防与控制的全方位知识，为其日后的基层保健工作提供科学依据和实践指导。

本教材分妇女保健学和儿童保健学两部分，共14章。妇女保健学部分的主要内容包括妇女全生命周期不同阶段的保健知识，以及女性生殖健康、计划生育服务、常见妇科疾病的防治等；儿童保健学部分的主要内容为儿童生长、发育、喂养的基本知识，生长发育特点及保健要点等。本教材通过情境导入真实案例，引发学生思考，引导学生学以致用，用理论知识解决实际问题。同时，为体现教材的先进性，实现思政育人全程化目标，本教材以知识拓展的形式，引入学科的新知识、新技术、新进展，以及医德教育与人文素质教育的内容，拓宽学生的视野，帮助学生进一步了解妇幼保健学的发展和重要作用。本教材主要适用于全国高等职业院校预防医学、临床医学、护理、助产等开设"妇幼保健学"课程专业的师生使用。

本教材搭建了包括思维导图、教学课件、拓展练习在内的多元化配套数字化资源，多样化、立体化的教学资源，为提升教学质量、促进师生互动、提高教学水平和提升人才培养质量提供支撑。

本教材的编者来自全国多所高职院校、行业一线专家，大家集思广益、取长补短，充分体现了学者们精诚合作的良好作风。他们的辛勤工作和专业精神，使我们的教材成为汇集知识、创新理念和实用技能的宝贵资源。教材编写经过了多轮的互审与修订，力求做到精益求精，在此感谢各位编者的辛勤付出。本教材的编写得到了许多专家和学者的宝贵意见和建议，他们的专业知识和丰富经验为本教材增光添彩，在此表示衷心的感谢。然而，我们深知在妇幼保健学领域的学识尚浅，书中难免存在疏漏与不足之处。诚恳地希望各位读者能够不吝赐教，以便在今后再版时不断改进和提高。

编 者

2024年4月

目录

第二部分　儿童保健学

第一部分　妇女保健学

第一章　妇女保健概论

学习目标

素质目标： 树立"以保健为中心，以保障生殖健康为目的，实行保健与临床相结合，面向基层和预防为主"的妇女保健工作理念；培养同理心去理解和帮助妇女。

知识目标： 掌握妇女保健工作的重要性及工作特点；熟悉生殖健康的特点；了解生殖健康的定义和内涵。

能力目标： 具有对妇女开展健康宣讲的能力，帮助妇女了解健康知识，提高妇女自我保健意识；具有为妇女提供全面、连续、科学的保健服务的能力。

案例导入

【案例】

某中小型城镇，近年来，随着城市化进程的加速和人口结构的变化，妇女健康问题逐渐凸显。例如，部分妇女对孕期保健、更年期保健等关键时期的保健知识了解不足，导致一些健康问题得不到及时有效的解决。同时，一些常见的妇科疾病，如乳腺疾病、宫颈疾病等，发病率也呈上升趋势，对妇女的身心健康构成了威胁。

【问题】

1. 请分析该城市妇女保健工作面临的主要问题及其原因。

2. 妇女保健学在解决这些问题中发挥着怎样的作用？请举例说明。

3. 假设你是该城市的一名妇女保健工作者，请提出几项具体的措施或建议，以加强妇女保健工作，提高妇女的健康意识和保健能力。

核心知识拆解

妇女保健以预防为主，以维护妇女健康为目的，针对目前常见的妇女健康问题，相关部门致力于发展相对应的有效的社会机制，并在有关妇女健康政策的保障下，构建完善的妇女保健服务体系。该体系以基层妇幼医疗保健机构为基础，贯穿女性的全生命周期，提供全面的保健服务。同时，提高公众健康知识水平，增强妇女的身心健康，降低妇女常见疾病的发病率，降低妇女儿童死亡率，进而不断提高妇女的平均寿命，并最大限度地改善妇女不同生命周期的生活质量。

一、妇女保健工作的重要性及工作特点

（一）重要性

妇女保健是公共卫生事业的一个重要组成部分，做好妇女保健工作对于促进妇女、儿童健康，以及家庭幸福、社会稳定具有特殊和重要的意义。

1. 提供妇女全生命周期的保健　这是一项充满人文关怀与科学精神的重要任务。它不仅是对女性生理健康的关注，更是对她们精神、心理和社会适应能力的全面呵护。从女童期的天真烂漫，到青春期的青涩蜕变，再到生育期的辛勤付出，直至更年期的平稳过渡及老年期的悠然安享，女性的生命历程充满了各种挑战与机遇。在女童期，保健的重点在于为她们营造一个健康、安全的成长环境，注重营养均衡和体格发育的监测。同时，通过性别教育和心理健康指导，帮助她们建立正确的自我认知和性别观念，为未来的生活奠定坚实的基础。进入青春期，女性的身体和心理都发生了巨大的变化。在这一阶段，保健工作更加细致入微。除了加强性教育和月经卫生指导，还需关注青春期女性的情绪波动和人际关系，为她们提供及时的心理支持和辅导，帮助她们平稳度过这一关键时期。生育期是女性生命中最为特殊的阶段，也是保健工作最为繁重的时期。在这一阶段，女性需要经历妊娠、分娩、产褥期和哺乳等一系列特殊生理变化。因此，提供全面的孕期保健、分娩指导及产后康复服务至关重要。同时关注产妇的心理健康和家庭支持，帮助她们顺利度过这一人生的重要阶段。更年期是女性生命中的一个重要转折点。在这一时期，女性面临着生理和心理上的诸多变化。提供更年期保健服务，需要关注女性的症状管理、心理调适和疾病预防等方面。通过专业的医疗团队和个性化的服务方案，帮助女性平稳度过更年期，享受健康、幸福的生活。老年期是女性生命的最后阶段，也是保健工作不可忽视的一环。在这一时期，女性的身体机能逐渐下降，患慢性疾病的风险增加。因此，提供定期的健康检查、慢性病管理和康复锻炼等服务至关重要。同时关注老年女性的心理健康和社交需求，让她们在晚年依然能够感受到生活的美好和温暖。总之，提供妇女一生的保健是一个持续不断、细致入微的过程。需要以科学的态度、人文关怀的精神和专业的技能来对待每一位女性。通过全面的保健服务，让女性在每个阶段都能够享受到健康、幸福的生活，实现自身的价值和梦想。

2. 妇女健康直接关系到子代的健康，是构建和谐社会的基础　妇女的健康关系到社会和家庭的和谐与稳定，同时也是社会生产力和劳动力的重要组成部分。妇女的健康还直接关系到儿童的健康，而儿童的健康状况不仅影响到儿童自身的生存状态，还关系到整个民族乃至整个国家的未来。妇女儿童是社会家庭中的重要成员，是家庭和谐与幸福的基础。因此，提高妇女健康对于推动国家的社会经济发展和构建和谐社会有着重大战略意义。

3. 妇女健康是衡量一个国家或地区社会发展水平和文明程度的重要指标　人体健康是社会发展的基本前提和动力，其中妇女是社会发展中的弱势群体，相对而言是各类人群中健康状况相对较底层的群体，因此妇女的生存和健康状况，体现了该地区的医疗卫生水平，同时也体现了国家发展质量的基础性社会指标。目前国际公认孕产妇死亡率、婴儿死亡率和人均期望寿命等指标是评价医疗卫生综合效果、居民健康水平及卫生公平性的重要指标。在国际社会，关于妇女的卫生指标一直受到关注和重视，因为妇女的健康状况不仅直接影响到现实的社会经济发展，而且更将惠及几代人。因此，妇女保健是国家整体发展战略中的一个重要组成部分。妇女保健方面的加强在提高国家公共卫生服务边际效益的同时，为国民整体经济持续、健康、快速的发展提供了基础保障。

4. 妇女健康体现了人口整体健康素质和卫生保健的需求　我国拥有庞大的女性人口数量，但目前妇女的健康状况和卫生服务水平仍相对不足，妇女对于医疗卫生和健康的需求代表了我国目前最广大、

最基本也是最迫切的健康需求。

5. 维护妇女儿童的健康权益责无旁贷　从中华人民共和国成立以来，国家就将保护妇女的权益写入了宪法中。到了20世纪90年代，我国制定了一系列法律法规来保障妇女的健康权益，其中包括《中华人民共和国人口与计划生育法》《中华人民共和国母婴保健法》等。2016年，中共中央、国务院发布的《"健康中国2030"规划纲要》中将妇女的健康作为建设的重要工作之一。近年来，人口生育政策的变化给我国妇女保健事业带来了前所未有的挑战。长久以来，我国对于妇女健康事业十分重视，对于妇女保健的投入逐年增加。党和国家一直把维护妇女的健康权益作为义不容辞的责任。随着人民物质生活水平的不断提高，人民对于妇女保健的服务需求在不断增大，卫生服务体系在不断地改善。

（二）工作特点

妇女保健工作中应树立以妇女群体作为服务对象，以预防为主，以保健为中心，坚持保健与临床密切结合，面向群体、面向基层的工作方针。

1. 以预防为主　妇女的生理结构和生理特点决定了她们更容易受到一些特定疾病的侵袭。例如，妇科肿瘤、乳腺疾病等是妇女常见的健康问题。通过预防性的保健措施，如定期进行妇科检查、乳腺筛查等，可以及早发现潜在的健康问题，从而及时采取干预措施，避免疾病的进一步发展。预防保健有助于降低疾病的发生率和减轻医疗负担。许多妇科疾病在初期往往没有明显的症状，但如果不加以预防和控制，可能会逐渐恶化，甚至导致严重的后果。通过预防保健，可以在疾病发生之前进行干预，减少疾病的发生概率，从而减轻医疗机构和家庭的经济负担。预防保健通过早期干预、健康行为促进及心理支持等措施，综合提升女性的身体与心理健康，从而显著提高她们的生活质量和身心健康水平。从社会角度来看，妇女保健以预防为主也是社会文明进步和人口素质提升的重要体现。一个健康的妇女群体对于社会的稳定和发展具有重要意义。通过预防保健，可以提高妇女的整体健康水平，为社会的可持续发展提供有力保障。

综上所述，妇女保健应以预防为主，这既是对妇女生理特点和健康需求的深刻认识，也是降低疾病发生率、减轻医疗负担、提高妇女生活质量和促进社会文明进步的重要举措。因此，应该加强妇女预防保健工作，为妇女提供全方位、全周期的健康保障。

2. 以保障生殖健康为目的　生殖健康是妇女整体健康的重要组成部分。妇女的生殖器官不仅关系到生育功能，还涉及内分泌、免疫等多个系统。因此，保障生殖健康对于妇女的身心健康具有重要意义。生殖健康问题往往与妇女的生活质量密切相关。例如，生殖道感染、性传播疾病等不仅会给妇女带来身体上的不适，还可能影响她们的心理状态和社会交往。通过进行妇女保健服务，可以及时发现并治疗这些疾病，提高妇女的生活质量。生殖健康还关系到家庭和社会的稳定。妇女的生殖健康状况直接影响到家庭的生育计划和下一代的健康。通过保障妇女的生殖健康，可以减少出生缺陷、遗传性疾病等问题，为家庭和社会的可持续发展奠定基础。随着社会的发展和医学的进步，人们对生殖健康的认识也在不断深化。现代医学技术为妇女生殖健康的保障提供了更多的手段和方法。妇女保健服务作为专业的医疗保健服务，应该紧跟时代步伐，不断更新和完善服务内容，以更好地满足妇女的生殖健康需求。因此妇女保健服务以保障生殖健康为目的，既是对妇女身心健康的关爱，也是对家庭和社会稳定的维护。通过提供专业的医疗保健服务，可以帮助妇女解决生殖健康问题，提高生活质量，促进社会的和谐发展。

3. 强调保健与临床相结合　保健与临床各有侧重，但又相互补充。保健主要侧重于预防，通过健康知识宣传、保健技能普及等方式，引导妇女亲自参与到健康管理当中，形成健康的生活习惯和行为模式。而临床则侧重于诊断和治疗，能够及时发现和解决妇女健康问题。两者相结合，既能够提前发现潜在的健康问题，也能够及时给予有效的治疗和康复。保健与临床相结合可以更好地满足妇女的健康需求。保健工作能够帮助妇女建立正确的健康观念，提高自我保健能力，而临床工作则能够针对妇女的具体健康问题，提供专业的诊疗服务。通过两者的结合，可以形成一个全方位、多层次的妇女保健体系，为妇女提供更全面、更细致的健康服务。此外，保健与临床相结合还有助于优化妇女保健资源的配置。通过保健机构的筛查和健康教育，可以及时发现影响妇女健康的高危因素，引导其接受进一步的临床检查和治疗，从而降低女性疾病发生的风险，提高保健服务的质量和效果。同时，临床工作的经验和数据反馈也可以为保健工作提供有力的支持和指导，促进保健工作的不断改进和完善。保健与临床相结合是推动妇女保健事业不断发展的重要途径。通过两者的有机结合，可以形成相互促进、共同发展的良好局面，推动妇女保健工作的不断深入和发展。妇女保健强调保健与临床相结合，可以更好地满足妇女的健康需求，优化资源配置，推动保健事业的发展，提升妇女整体健康水平。

4. 面向基层、面向群体 基层是妇女保健工作的前沿阵地。基层医疗机构和社区组织直接接触和服务于广大妇女群众，是妇女保健工作的基础力量。面向基层开展妇女保健工作，可以更好地了解妇女的健康需求和问题，及时发现和解决基层妇女面临的健康问题。同时，基层医疗机构和社区组织通常更贴近妇女的日常生活，能够更便捷地为妇女提供保健服务，提高服务的可及性和覆盖率。面向群体是妇女保健工作的重要策略。妇女作为一个特定的群体，有着共同的健康需求和问题。通过面向群体的妇女保健工作，可以更有效地推广健康知识、普及保健技能，提高妇女的健康素养和自我保健能力。同时，面向群体的保健工作也有助于形成群体效应，通过妇女的相互影响和带动，促进整个群体的健康水平提升。面向基层和面向群体还可以更好地整合和优化保健资源。基层医疗机构和社区组织通常具有较为丰富的地域和社区资源，能够更好地调动和利用这些资源，为妇女提供更为全面、个性化的保健服务。同时，通过面向群体的保健工作，可以更有效地利用有限的医疗资源，提高保健服务的效率和效益。面向基层和面向群体也是推动妇女保健事业发展的重要途径。基层医疗机构和社区组织是妇女保健工作的基础，通过加强基层建设、提升基层服务能力，可以推动妇女保健工作的深入开展。同时，面向群体的保健工作也有助于形成社会共识，增强社会对妇女保健工作的关注和支持，为妇女保健事业的发展营造良好的社会环境。因此妇女保健应面向基层、面向群体，这既是基于妇女健康需求的考虑，也是优化资源配置、推动保健事业发展的必然要求。通过加强基层建设、推广群体保健策略，可以更好地为妇女提供全面、高效的保健服务，促进妇女健康水平的提升。

5. 妇女保健工作需要具有多学科知识和良好沟通能力的复合型人才 妇女保健涉及多个学科领域，包括妇科、产科、心理学、营养学等。妇女在不同生命周期阶段可能面临不同的健康问题，如青春期的生长发育问题、育龄期的生殖健康问题、更年期的内分泌变化等。因此，妇女保健工作者需要具备丰富的医学知识，能够全面评估妇女的健康状况，提供个性化的保健建议和治疗方案。而良好的沟通能力是妇女保健工作的关键。妇女保健工作者不仅需要与妇女本人进行有效的沟通，了解她们的健康需求和问题，还需要与家庭成员、其他医疗机构和社区组织等进行协作和沟通。良好的沟通能力有助于建立信任关系，提高妇女的满意度和遵医行为，促进保健工作的顺利开展。复合型人才能够更好地应对妇女保健工作中的复杂情况。妇女保健工作不仅涉及医学问题，还涉及社会、心理、文化等多个方面。复合型人才能够综合运用多个学科的知识和方法，从多个角度分析和解决问题，为妇女提供更全面、细致的保健服务。随着医学模式的转变和人们对健康需求的提高，妇女保健工作也在不断发展和创新。复合型人才能够更好地适应这种变化，不断学习和更新知识，提高妇女保健工作的质量和水平。由此可以看出，妇女保健工作需要具有多学科知识和良好沟通能力的复合型人才。这种人才能够更好地满足妇女的健康需求，提高保健工作的效果和质量，推动妇女保健事业的不断发展。

6. 开展妇女保健工作需要运用多学科知识 首先，妇女的生理和病理特点具有复杂性。妇女的生殖系统、内分泌系统、乳腺等都有其独特的生理结构和功能，而这些系统又与全身其他系统密切相关。

因此，对妇女保健的全面理解需要综合掌握妇科、产科、内分泌、乳腺外科等多个医学领域的知识。例如，在乳腺疾病的筛查和防治中，需要结合乳腺外科的诊疗技术和乳腺生理学的知识；在围产期保健中，则需要综合运用产科、新生儿科、营养学等多学科的知识，确保母婴健康。其次，妇女的健康问题往往涉及心理、社会等多个层面。妇女在生命周期的不同阶段可能会面临不同的心理和社会压力，如青春期的心理问题、孕期和产后的情绪波动、更年期的心理适应等。这些问题不仅影响妇女的身心健康，还可能对其家庭和社会关系产生影响。因此，妇女保健工作者需要具备一定的心理学和社会学知识，以便更好地理解妇女的需求，提供全面的保健服务。此外，随着医学技术的不断进步和新的健康理念的提出，妇女保健工作也需要不断更新和完善。多学科知识的运用有助于妇女保健工作者及时了解和掌握最新的医学进展和研究成果，从而将其应用于实际工作中，提高保健服务的质量和水平。最后，多学科知识的运用也有助于提升妇女保健工作的综合效果。不同学科的知识和方法可以相互补充、相互促进，形成协同效应。通过综合运用多学科知识，妇女保健工作者可以更加全面地评估妇女的健康状况，制订个性化的保健计划，提供综合性的保健服务，从而更好地满足妇女的健康需求。

综上所述，开展妇女保健工作需要运用多学科知识，这既是基于妇女健康问题的复杂性和多样性的考虑，也是提高保健服务质量和水平、推动妇女保健事业发展的必然要求。

二、生殖健康

生殖健康（reproductive health），又称"生育健康"，此概念是由世界卫生组织（WHO）的 Mahmoud Fathalla 博士在1991年第七届世界人类生殖会议上正式提出的。1994年9月，在开罗召开的国际人口与发展大会上正式通过了这一定义，并写进了生殖健康改善行动纲领中。

（一）定义

世界卫生组织将生殖健康定义为在生命所有阶段的生殖功能和过程中的身体、心理和社会适应的完好状态，而不仅仅是没有疾病和功能失调。

（二）内涵

生殖健康的概念强调了生殖健康的社会性，涉及妇女地位和权利，因此赋予生殖健康更为广义的内涵。其内涵主要强调以下几点。

1. **性生活方面** 强调人们能够进行负责、满意和安全的性生活，而不担心传染性疾病和意外妊娠。
2. **生育方面** 人们能具备生育能力，并有权决定是否、何时生育和生育间隔。
3. **母婴安全方面** 妇女能够安全妊娠和分娩，妊娠结局良好，婴儿存活并健康成长。
4. **节育方面** 夫妇能够知情选择并获得安全、有效和可接受的节育方法。

从以上内涵可以看出，生殖健康已经跨越出生物医学的范畴，不仅是疾病范畴，而是具有"以人为本"的兼有社会意义的健康内涵。

（三）特点

生殖健康是女性和男性的共同需求，但是由于生物和社会、文化等因素，妇女在生殖健康方面所承担的负担、危险和责任要比男性大得多。生殖健康的提出更加宽泛地理解和实践了全方位女性和男性生殖健康的过程和功能的完好状态。目前生殖健康理念的提出强调了生殖健康的全面性、社会性、公平性等，其特点主要体现在如下几个方面。

1. **以人为本** 生殖健康中所要求的降低孕产妇死亡率、保障母婴安全，就是对妇女生存权和健康权的体现；其中节育方法的知情选择权则是妇女自我选择权的体现。由此可以看出，提高妇女地位及保障妇女家庭权益是提高妇女生殖健康的先决条件。

2. 以服务对象的需求为评价标准 过去妇女保健工作的评价是以孕产妇、围产儿死亡率和避孕普及率等数值指标作为评价指标。这种评价方式忽略了服务对象的感受，没有将服务对象对于服务的满意度纳入评价体系。

3. 强调性健康 长久以来，由于传统文化习俗的影响，人们对于性问题没有正确认识，因而产生了一些生理和心理方面的问题。同时不安全的性行为也会增加性传播疾病的患病率和非意愿妊娠。因此，针对这些情况，可以看出全方位开展生殖健康教育非常必要。

4. 强调全社会参与 生殖健康的落地落实需要全社会人群参与，需要政府多部门之间的合作与协调，需要政府部门政策上的支持。

5. 强调涉及多学科领域 生殖健康除了涉及生物医药领域外，还涉及人类学、心理学、社会学、伦理学等多个学科。

（四）核心内容

生殖健康强调以人的健康为中心，特别强调以妇女为中心。妇女生殖健康是超越生育功能的更加全面的妇女健康定义，更加重视妇女社会地位的提高和妇女的权益，更强调妇女生活质量的提高，更重视对妇女全面保健服务的提供。目前，生殖健康这一概念已经被我国人群普遍接受，生殖健康的要求被列入了国家相关政策法规中，也被纳入了中国妇女保健服务体系中，作为全面提高妇女健康水平的工作目标。

目前我国在妇女保健方面已经取得了一定成就，但是在某些方面还有一些不足。例如，目前妇女保健服务在广度和深度上还不能满足广大妇女的健康需求，尤其是在农村和贫困地区还有一定差距；在妇女保健工作中，不能只关注数据上的变化，更要强调健康和服务质量上的提高；近年来生育政策的变化，对于妇女的生殖健康需要随之调整，为妇女提供更加全面的保健服务；加强性健康教育，特别是青少年的性教育。

━ 知识拓展 ━

妇女保健措施

2019年，国务院发布《健康中国行动（2019—2030年）》，针对妇女保健提出了以下具体措施。

1. 加强妇幼保健专科能力建设，推广各地妇女保健工作经验亮点，探索青少年保健、妇女营养、心理保健等妇女全生命周期健康管理模式。这包括指导二级以上妇幼保健机构设置中医临床科室，将"门诊中医药服务占比"列为妇幼保健机构绩效考核核心指标，并加强中医药适宜技术和中成药用药培训。

2. 加强妇女、儿童疾病诊疗中西医临床协作，提高疑难病、危急重症诊疗水平。

3. 面向个人和家庭，提出具体的健康倡议，包括孕育健康新生命、保障母婴安全、科学养育儿童、预防儿童疾病及促进生殖健康。

4. 面向社会和政府，提出完善妇幼健康服务体系建设，优化生育全程服务，加强婚育指导、避孕服务和女职工保护，开展孕前保健和产前筛查服务，保障母婴安全，防治妇女、儿童常见病，开展妇幼健康中医药服务等。

本章小结

教学课件

执考知识点总结

本章涉及的2019版及2024版公共卫生执业助理医师资格考试考点对比见表1-1。

表1-1　2019版及2024版公共卫生执业助理医师资格考试考点对比

单元	细目	知识点	2024版	2019版
妇女保健概论	概述	（1）妇女保健工作的重要性及工作特点	√	√
		（2）生殖健康	√	√

拓展练习及参考答案

（陈盛兰）

第二章 青春期保健

案例导入

【案例】

刘同学，16岁。最近几个月来，她开始注意到自己身体发生了一些明显的变化，如感到容易疲劳，情绪波动较大；且月经初潮后不规律，有时提前，有时延后。她对自己的这些变化感到困惑和担忧，不知道是否正常，也不知道如何应对。

【问题】

刘同学出现这些症状的原因是什么？该如何应对呢？

核心知识拆解

随着社会的进步和医学的发展，人们越来越关注妇女健康，而青春期作为生命周期中的一个重要阶段，其保健工作的重要性也日益凸显。青春期是女性从儿童向成人过渡的关键时期，不仅生理上发生了巨大的变化，如月经初潮、乳房发育、骨骼生长等，心理和社会层面也在经历着巨大的转变。因此，青春期女性的健康管理工作显得尤为重要。然而，在基层医疗机构中，女性青春期保健工作仍然存在诸多挑战。许多青春期女性对自身的生理和心理变化缺乏足够的认识，导致在面对月经不规律、情绪波动、身体发育等问题时感到困惑和不安。同时，基层医生对青春期保健的专业知识掌握不足，难以提供全面、有效的健康指导和服务。这些问题的存在，不仅影响了青春期女性的身心健康，也制约了基层医疗机构在青春期保健工作中的发展和进步。因此，加强女性青春期保健工作，提高青春期女性的自我认知和健康意识，增强基层医生的专业知识和技能，成为当前亟待解决的问题。通过早期识别并积极干预青春期女性的健康问题，不仅可以减少相关疾病的发生，提高她们的生活质量，还可以为她们未来的健康奠定坚实的基础。希望通过本章的学习，能够帮助青春期女性更好地了解自己的身体和心理变化，掌握健康知识和技能，提高自我保健能力；同时，也希望能够为基层医生提供有益的参考和借鉴，促进他们在青春期保健工作中的专业成长和服务质量提升。

第一节 青春期生殖生理、心理特点

一、概述

青春期（adolescence）是女性生理和心理发生显著变化的时期，也是性成熟和生殖功能逐渐建立的阶段，以生长突增、性发育及生殖功能成熟为特征，同时伴有心理与社会功能的成熟。了解女性青春期的生殖生理和心理特点，对于促进女性健康、预防疾病及提供有效的保健指导具有重要意义。

女性的青春期一般在 10 ～ 11 岁开始，17 ～ 18 岁结束。WHO 将 10 ～ 19 岁定为青春期，同时将 15 ～ 24 岁定为青年期。

青春期的分期至今尚未统一，有五分法和三分法两种分期方法，通常把青春期划分为三个时期。

1. 青春早期 从第二性征初现至月经初潮时止，以体格生长突增为主。

2. 青春中期 以性器官及第二性征发育为主，月经初潮来临。

3. 青春晚期 自出现周期性月经至生殖功能完全成熟、身高增长停止。

青春期是儿童期至成年期的过渡时期，女性的体格、性征、内分泌及心理等方面都发生了巨大变化，是继婴儿期后人体生长发育的第二个高峰。各组织器官由稚嫩走向成熟，由能力不足趋向功能健全，世界观及信念逐步形成。以上分期方法，仅为大致的时间范围，具体年龄可能会因个体差异而有所不同。此外，青春期的几个阶段并不是截然分开的，而是一个连续的、渐进的过程。因此，对于每个人来说，青春期的具体经历可能会有所不同。

女性青春期的生殖生理和心理特点对于女性的健康和发展具有重要意义。通过了解这些特点，可以为青春期女性提供科学的保健指导，促进她们的身心健康。同时，也应该关注青春期女性的心理健康问题，为她们提供必要的支持和帮助。

二、青春期生殖生理特点

（一）青春期的内分泌变化特点

女性青春期时，内分泌系统发生显著变化，主要体现如下。①内分泌腺体的增长：多种内分泌腺，包括垂体、性腺（卵巢）、肾上腺和甲状腺，在青春期时其重量和容积都有明显的增加。这些腺体的增大是为了应对体内激素需求的增长，以支持身体的各种发育和生理变化。②激素水平的显著上升：青春期时，女性体内的多种激素水平较青春期前显著上升。例如，卵泡刺激素（FSH）和黄体生成素（LH）在调节月经周期和卵巢功能方面起着关键作用。睾酮（T）和雌二醇（E_2）等性激素的水平也上升，这些激素对女性的性发育和第二性征的形成有重要影响。同时，生长激素（GH）和甲状腺激素（T_3 与 T_4）在青春期时也起到重要作用。它们与性激素共同作用，促进女性的青春期发育，包括骨骼生长、身体比例的改变及代谢率的调整等。

1. 青春期的发动机制 女性青春期的内分泌变化是一个复杂的过程，涉及多个系统和多种激素的相互作用。

（1）中枢神经系统抑制解除：在女童期（约10岁以前），中枢神经系统对性发育具有抑制作用，限制了下丘脑和垂体的分泌活动。随着青春期的到来，这种抑制被解除，允许性发育的正常进行。

（2）下丘脑-垂体-性腺轴敏感性变化：青春期开始前，这个轴对体内少量的性激素非常敏感，通过负反馈机制保持静止状态。然而，随着青春期的到来，这一轴的敏感性下降，使得性激素的分泌增加，促进了性发育。

（3）垂体敏感性增强：在青春期时，垂体对下丘脑释放的促性腺激素释放激素（GnRH）的敏感性增强，这进一步促进了性激素的分泌。

（4）松果体分泌变化：松果体分泌的褪黑素在青春期前对下丘脑-垂体-性腺轴有抑制作用，防止性早熟。但随着年龄的增长，松果体逐渐萎缩，褪黑素的分泌减少，使得性发育得以进行。此外，松果体还起着生物钟的作用，影响内分泌腺体的功能，调控生物体的昼夜节律。

（5）肾上腺功能初现：青春期开始前的2年左右，肾上腺皮质开始分泌雄激素，这对女性第二性征的发育和骨骼生长有促进作用。

（6）瘦素与青春期启动：瘦素是一种由脂肪组织分泌的蛋白质类激素，它参与调节能量代谢。当体内的营养状态达到一定的临界水平，足以满足生殖需要时，瘦素能够启动下丘脑-垂体-性腺轴，触发青春期的开始。

2. 下丘脑-垂体-卵巢轴的成熟 女性青春期时，下丘脑-垂体-卵巢轴逐渐成熟，这一生理过程标志着女性生殖系统的逐渐发育和成熟。在这一阶段，多种激素的分泌量显著增加，其中包括GnRH、促性腺激素及甾体激素。这些激素的分泌变化在青春期女性的生理发育中起着重要的作用。促性腺激素的分泌具有脉冲式的特点，即在睡眠时分泌量增加，而当中断睡眠或保持清醒状态时，其分泌量则会减少。这一现象在黄体生成素上表现得尤为明显，它是青春期开始的一个显著特征。青春期发展至中期，下丘脑-垂体-卵巢轴的发育进入了第二阶段。在这个阶段，正反馈机制开始建立并发挥作用。具体来说，雌二醇作为一种重要的激素，通过正反馈作用，刺激了下丘脑和垂体，引发黄体生成素的峰值出现，刺激卵巢进行排卵。

3. 性激素的变化

（1）雌激素：在青春期前，雌激素主要由肾上腺分泌，其水平相对较低。随着青春期的到来，雌激素的分泌量开始逐渐上升，到14～15岁时，已达到成人水平。这一阶段，雌激素主要由卵巢中成熟的卵泡和黄体分泌，形成两个分泌峰。雌激素按活性强弱排序，依次为雌二醇（E_2）、雌酮（E_1）和雌三醇（E_3）。

雌激素在女性体内发挥着广泛的生物学作用。在子宫肌方面，雌激素能够促进子宫肌细胞的增生和肥大，使肌层增厚，增进血液供应，从而促进和维持子宫的发育。在子宫内膜方面，雌激素能够刺激其腺体和间质的增生、修复，这对于月经周期的正常进行至关重要。在宫颈方面，雌激素的作用使宫颈口松弛、扩张，宫颈黏液的分泌增加，性状变得稀薄，富有弹性，容易拉成丝状。这些变化有助于精子的穿透和受孕过程的顺利进行。同时，雌激素还能促进输卵管肌层的发育和上皮的分泌活动，加强输卵管肌层节律性收缩的振幅，从而有助于卵子的运输和受精过程。此外，雌激素对阴道上皮也有重要作用。它能够促进阴道上皮细胞的增生和角化，使黏膜变厚，同时增加细胞内糖原的含量。这些变化有助于维持阴道的酸性环境，抑制病原菌的生长，保护女性生殖系统的健康。在外生殖器方面，雌激素能够促进阴唇的发育，使其变得丰满，色素加深，这是女性第二性征的重要表现之一。雌激素还能促进乳腺管的增生，使乳头、乳晕着色，促进其他第二性征的发育，如腋毛和阴毛的生长等。另外，雌激素能够促进水、钠的潴留，这对于维持体内水分和电解质的平衡至关重要。雌激素还能促进肝中高密度脂蛋白的合成，同时抑制低密度脂蛋白的合成，这有助于降低循环中的胆固醇水平，从而维护心血管健康。雌激素还维持和促进骨基质的代谢，对于骨骼发育起着重要作用。在青春期，随着雌激素水平的上升，它轻度地促进骨骼的生长。当雌激素水平达到高峰时，骨骼生长的速度会放缓。一定剂量的雌激素还能促进骨骺软骨的愈合，从而加速骨骼的成熟过程。当前的研究认为，低水平的雌激素有助于促进身高的增长，而高水平的雌激素则可能会抑制身高的增长。雌激素在促进骨骼生长和成熟之间起到了微妙的平衡作用。

（2）孕激素：在青春期前，孕激素的含量处于极低水平，随着月经初潮的到来，孕酮含量开始持续上升。孕激素在女性体内发挥着多种生物学作用，这些作用共同维护着女性的生殖健康。对于子宫肌，孕激素能够降低其兴奋性及对缩宫素的敏感性，从而抑制子宫收缩。这种作用有助于胚胎及胎儿在宫内的生长发育。在子宫内膜方面，孕激素能够使增生期的子宫内膜转化为分泌期内膜，为受精卵的着床做好准备。这一变化是月经周期中的重要环节，确保了受精卵能够在适宜的环境下着床和发育。在宫颈方面，孕激素使宫口闭合，黏液分泌减少，并使其性状变得黏稠。这些变化有助于防止外界细菌侵入子宫，保护子宫免受感染。在输卵管方面，孕激素能够抑制其肌层节律性收缩的振幅，这有助于维持输卵管内的稳定环境，确保卵子的正常运输。在阴道上皮方面，孕激素的作用是加快其上皮细胞的脱落。这一过程有助于维持阴道的清洁和卫生，防止病原菌的滋生。此外，孕激素还能兴奋下丘脑体温调节中枢，使基础体温在排卵后升高 $0.3 \sim 0.5\,℃$。这一变化在临床上可以作为判定排卵日期的重要标准之一，帮助女性更好地了解自己的生理周期。

（3）雄激素：在女性体内，雄激素主要来源于肾上腺皮质，同时卵巢也会分泌少量的睾酮。从青春期开始，雄激素的分泌量逐渐增加，这对女性的生理发育产生了多方面的影响。首先，雄激素能够促进肌肉的生长。它作用于肌肉组织，刺激肌肉纤维的增加和肌肉力量的提升，使女性的身体更加健壮、有力。其次，雄激素还能刺激骨髓中红细胞的增生。红细胞是血液中负责运输氧气和营养物质的重要细胞，雄激素的促进作用有助于维持正常的血液循环和氧气供应。在性成熟前，雄激素对长骨骨基质的生长和钙的保留起到促进作用。在性成熟后，雄激素的作用会导致骨骺关闭，这意味着骨骼的生长过程将停止，女性的身高基本确定。最后，雄激素还能使女性的基础代谢率增加。雄激素的促进作用意味着女性在青春期后，身体的基础代谢率会相应提高。

4. 其他激素的变化

（1）生长激素（GH）：生长激素的分泌具有节律性特点，通常在睡眠时分泌量会有所增多，在人体内发挥着至关重要的作用。首先，GH能够促进氨基酸进入细胞，并加速蛋白质的合成过程，同时减少蛋白质的分解，从而维持身体的正氮平衡，有利于维持身体的正常生长和修复受损组织。其次，GH还能够刺激骨内蛋白质和胶原的合成，促进软骨的生长和骨质的生成。这一作用对于骨骼的发育和维持骨骼健康具有重要意义。在青春期，GH与甲状腺激素协同作用，共同促进骨骼的生长和成熟，帮助青少年达到理想的身高。

（2）甲状腺激素（T_3、T_4）：甲状腺激素在胎儿期和新生儿期对大脑细胞的蛋白质合成，以及神经细胞的大小和数量具有重要影响。然而，随着大脑的发育成熟，甲状腺激素的作用逐渐降低。尽管如此，在青春期，甲状腺激素仍然与生长激素协同作用，共同促进骨骼的生长和成熟。甲状腺激素还能影响生长激素的分泌。当甲状腺激素功能低下时，可能会影响身高的增长。

（3）催乳素（PRL）：催乳素是一种具有多种生理功能的激素。首先，它能够发动并维持泌乳的功能，促进乳腺分泌乳汁以满足新生儿的营养需求。在正常生理情况下，催乳素分泌的抑制作用始终占优势，以确保乳腺功能的正常调节。在女性发育后期，催乳素与其他激素协同作用，促进乳腺的发育与成熟。这不仅有助于乳腺组织的生长和分化，还为未来的哺乳功能奠定了基础。其次，除了对乳腺的作用外，催乳素还会对人类的卵巢功能产生一定的影响。小量的催乳素能够促进卵巢雌激素和孕激素的合成，而大量的催乳素则可能对这些激素的合成产生抑制作用。这种作用机制有助于维持卵巢功能的平衡和稳定。

（二）青春期的生理发育特点

1. 青春期的形态发育

（1）身高生长特点：在青春期，身高生长呈现出特定的特点。具有生长突增现象，这是青春期身高增长的关键阶段。女性的生长突增起始年龄通常比男性早约2年，在10～12岁开始，而男性则在12～14岁。在这一阶段，男性的身高增长速度非常快，每年可增长7～9cm，最多时甚至可以达到10～12cm。女性的身高增长速度稍慢，每年增长5～7cm，最多增长9～10cm。男女生长曲线在青春期会出现两次交叉现象。第一次交叉发生在女性10～12岁，此时女性的平均身高会超过男性。然而，当女性进入13～14岁，月经初潮来临后，她们的生长进入相对缓慢的阶段，而同龄的男性正处于生长突增期，因此男性的平均身高又会逐渐超过女性，形成第二次交叉。

（2）体重变化：青春期是体重增长的重要时期，但体重突增的时间通常比身高晚1～2年。尽管体重增长也很显著，但体重突增的高峰并不像身高增长那样明显。

（3）肌肉、脂肪和瘦体重：瘦体重，又称去脂体重，是指减去脂肪后的体重。雄激素在青春期对肌肉组织的发育有明显的促进作用，因此青春期结束时，女性的肌肉组织平均比男性少约50%。雌激素则有促进脂肪组织沉积的作用，导致女性的体脂量在整个青春期都持续增加。

（4）生长速度：是青少年身体或身体某些部位在一定时期内增长的数量，通常以年增长值和年增长率（%）来表示。这一指标能够敏感地反映青少年近期的生长状况，是评估生长发育情况的重要依据。

（5）体型类型及特点：在青春期，不同个体的体型发展也会有所不同。①早熟型者：在青春期早期就经历生长突增，身高高于同龄人，但由于突增持续时间较短，成年后身高往往低于平均水平。这类个体的骨盆通常较宽，肩部较窄，形成矮胖体型。②晚熟型者：在青春早期的生长都低于同龄人，但他们有较晚的生长突增和较长的生长期，因此成年后身高可以达到甚至超过平均水平。晚熟型个体通常发育成骨盆窄、肩宽的瘦高体型。③平均型者：生长情况则介于早熟型和晚熟型之间。

2. 青春期的功能发育

心率随着年龄的增长而逐渐下降，这意味着随着年龄的增长，心脏跳动的速度会变慢。在各个年龄组中，女性的心率普遍高于男性。这种性别差异在心率方面表现得尤为明显。血压则随着年龄的增加而逐渐上升，这是一个普遍存在的生理现象。在青少年时期，女性在10～14岁的收缩压和舒张压往往高于男性，而在之后的年龄段中血压普遍低于男性。肺活量是肺部能够容纳的最大空气量，是评估呼吸系统功能的重要指标之一。在青春期前，女性的肺活量略低于男性。在青春发育早期，女性的肺活量增加速度较快。但到了15岁以后，增加速度开始放缓。到了18～19岁之后，女性的肺活量趋于稳定，并且明显低于男性。肌力是肌肉收缩时产生的力量，是评估肌肉功能的重要指标之一。在肌力增加方面，女性普遍低于男性。

3. 青春期性发育

（1）生殖器官的发育：在女性的生命中，生殖器官的发育是一个至关重要的过程。在8岁之前，女性的卵巢相对较小，表面光滑，一旦进入青春期，卵巢的发育速度会迅速加快，标志着女性生殖系统的成熟。与此同时，子宫也发生了显著的变化。青春期内，子宫的重量和长度都有明显增加，宫体变长，而宫颈则相对缩短，使得宫体与宫颈的长度比例由1∶2变为2∶1。此外，阴道也会变长、变宽，从出生时的约4cm增长到初潮时的约11cm。随着生殖器官的发育，女性的外生殖器也发生了明显的变化。阴阜因脂肪堆积而隆起，大阴唇变厚，小阴唇增大，并有色素沉着和阴毛出现。这些变化不仅是女性生殖器官发育的标志，也是女性青春期身体发育的重要组成部分。

（2）第二性征的发育：第二性征，又称副性征，是在两性间高度分化并呈现差别的一些特点。女性第二性征的发育主要包括乳房、性毛（阴毛和腋毛）的发育，以及体型、嗓音和举止等方面的变化。青春期时，这些第二性征的发育迅速并逐渐达到成人型。乳房发育通常是女性进入青春期的最早标志，一般先于月经初潮。乳房的发育标志着女性生殖系统的成熟，同时也为未来的哺乳功能奠定了基础。阴毛和腋毛的出现也是女性第二性征发育的重要表现。阴毛的出现年龄多数稍迟于乳房发育，而腋毛则多数在阴毛出现0.5～1.0年以后或月经初潮之后出现。此外，女性的脸部通常比男性更加秀丽，头发稠密柔软。女性的骨盆宽而短，横径发育大于前后径，这有助于分娩时的胎儿通过。女性的脂肪在臀、髋、胸及肩部更加丰满，形成了女性特有的体态。同时，女性的音调在青春期变高，比男性的声音更加委婉动听。

（3）月经初潮：是女性青春期发育的重要标志之一。它标志着女性卵巢功能的成熟和生殖系统的完全发育。需要注意的是，月经初潮时女性的卵巢并未完全成熟，其重量仅为成熟时的30%～40%，且功能尚不完全。因此，在月经初潮后的1～2年内，月经往往不规律，这是由于雌激素水平不稳定所致。月经初潮的年龄与遗传、经济水平、营养状况、地理环境等因素密切相关。一般来说，月经初潮的年龄范围大致在11～16岁。在发达国家，月经初潮的年龄通常较早，而在发展中国家则相对较晚。

三、青春期心理特点

（一）自我意识发展

自我意识作为人类认知的一种独特形式，是对自我本质及与周围人关系的深刻认识。青春期，被誉为自我意识发生剧变的时期，具有多重鲜明的特点。首先，独立意识的发展成为这一时期的显著标志。青少年开始独立思考，对外部世界和自我身份有着更强烈的探索欲望。她们追求独立，渴望摆脱家庭和学校的束缚，展现自我独特的个性和观点。其次，自我意识的强度和深度不断增加。青少年开始更加深入地审视自己的内心世界，对自我价值和能力有了更为明确的认识。她们开始思考自己的优点和不足，努力塑造自我形象，形成更加稳定的自我认知。最后，自我评价逐渐趋于成熟。青少年开始以更加客观、全面的视角评价自己，不再仅仅依赖于外部的评价和反馈。她们开始思考自己的价值观、人生目标和未来发展，为自己的未来规划奠定坚实的基础。

（二）认知发展

在认知方面，青春期的青少年展现出了极高的精确性和概括性。她们的感知活动已经相当精确，能够准确地捕捉和理解外部世界的信息。同时，理解性记忆逐渐取代机械记忆，使得她们能够更好地掌握和理解概念，进行深入的判断和推理。思维的独立性、判断性、创造性也有了显著的提高。青少年开始用批判的眼光看待周围事物，形成独到的见解，并喜欢质疑和争论。她们开始追求真理，寻求自我认同，展现出强烈的求知欲和好奇心。

（三）社会化发展

青春期是个体社会化发展的重要阶段，家庭和学校在青少年社会化过程中起着至关重要的作用。父母通过教育和引导，对子女的价值观、独立性和人际关系认知产生深远影响。同时，学校的集体生活也为青少年提供了相互协作、培养竞争意识和学习为人处世道理的机会。此外，伙伴群体中的友谊关系对青少年的心理发育、生活成长和学习进步具有积极作用。通过与同龄人的交流和互动，青少年能够更好地理解社会规范和人际关系，形成良好的社交技能。

（四）性心理发育

性心理发育是青春期不可忽视的重要方面。性意识的萌发与发展标志着青少年开始关注自己的性别特征和两性关系。在这一过程中，青少年会经历疏远异性期、接近异性期和恋爱期等不同阶段。同时，性心理表现也多种多样，包括性兴趣的产生、性冲动的出现、性幻想、性梦及手淫等。这些表现反映了青少年对性的探索和认知过程，也是她们性心理发展的重要体现。

（五）心理发展的矛盾性

青春期心理发展的矛盾性也是需要关注的。青少年在这一时期面临着多重矛盾和挑战，如开放性与闭锁性的矛盾、独立性与依赖性的矛盾、求知欲与识别力低的矛盾、情感与理智的矛盾，以及理想我与现实我的矛盾等。此外，性生理发育成熟与性心理相对幼稚的矛盾也是青春期常见的心理冲突之一。这种矛盾使得青少年在性方面既充满好奇和冲动，又缺乏足够的心理成熟度和应对能力。因此，家长和教育工作者需要给予青少年足够的关注和支持，帮助她们顺利度过这一关键时期。

第二节 青春期常见问题与保健要点

一、青春期常见生理问题与保健

（一）性发育异常

1. 性早熟 是青春期发育异常的一种表现，指的是在8岁之前乳房开始发育，或在10岁之前便迎来了月经初潮。性早熟主要分为真性性早熟和假性性早熟两种类型。

（1）真性性早熟：是由于下丘脑-垂体-性腺轴活动过早启动，导致身体在生长发育过程中提前出现青春期的全部特征。这种情况下，青春期女性会有排卵性月经，并具备生育能力。尽管开始时，她们的身高可能会比同龄人高，但由于性激素的影响，她们的骨骺会过早闭合，最终可能导致身高比同龄人矮。真性性早熟的病因可以分为特发性与继发性两种，其中特发性性早熟更为常见。继发性性早熟则通常与中枢神经系统疾病有关，如下丘脑部位的肿瘤，如间脑错构瘤、神经胶质瘤、颅咽管瘤等。

（2）假性性早熟：则是指第二性征过早发育，但性腺并没有提前发育，也没有性功能的成熟。这种情况通常是由于外源性性激素的摄入，如服用避孕药或使用含有性激素的化妆品，或者是患性腺或肾上腺皮质肿瘤等疾病导致性激素分泌过多。假性性早熟的临床表现可以是同性性早熟，如青春期女性过早女性化；也可以是异性性早熟，如青春期女性出现男性化特征。

2. 性发育延迟 是青春期发育明显落后于正常同龄人的平均水平。对于女性而言，通常在13～13.5岁时尚未出现乳房发育，或到15岁仍无月经初潮，可以视为性发育延迟。另一种观点是，如果女性乳房发育后5年内仍无月经初潮，也可以诊断为性发育延迟。

性发育延迟可能是由垂体或性腺功能低下导致的。其中，体质性青春发育延迟又称特发性青春发育延迟，这种情况往往有家族史。

低促性腺激素性性腺功能减退症多由于中枢神经系统疾病导致，如肿瘤、损伤或先天性缺陷。卡尔曼（Kallmann）综合征是一种先天性的遗传病，患者下丘脑完全或不完全丧失合成分泌促性腺激素释放激素（GnRH）的能力，导致垂体分泌促性腺激素减少，造成性腺功能减退同时合并嗅觉功能障碍的先天性低促性腺激素性性腺功能减退症。女性患者表现为原发性闭经，内外生殖器均呈幼稚型。特发性垂体性矮小症则是因为下丘脑释放激素缺陷导致垂体功能低下，首先表现为矮小，继而出现性幼稚。此外，功能性促性腺激素缺乏也可能是由于全身明显代谢紊乱、营养不良、精神因素或剧烈运动导致的。当这些因素被消除后，下丘脑-垂体-性腺轴的功能活动会恢复正常。

高促性腺激素性性腺功能减退症则多数是由遗传因素导致的性腺分化和发育异常，如特纳（Turner）综合征。这种病症的患者呈女性外表，但身材矮小，性幼稚，乳腺不发育，原发性闭经，并常伴有身体的畸形。单纯性性腺发育不全也是常见的病因之一，患者的核型为46,XX或46,XY。

（二）月经失调

当青春期女性迎来月经初潮，标志着她们开始步入青春期。但在这段时期，月经不规律是常见的现象。多数情况下，月经会逐渐自行规律，无须特别治疗。然而，也有一些月经失调的情况比较严重，需要及时就医。青春期女性月经失调中，最常见的是异常子宫出血、痛经和闭经。

1. 异常子宫出血　由于青春期下丘脑-垂体-性腺轴功能尚未完全建立，因此容易受到各种因素的干扰，如精神紧张、环境和气候变化、营养不良、代谢紊乱等。这些因素可能导致月经周期失衡，出现子宫异常出血。不过，这种出血并不伴随内外生殖器官的器质性病变。由于下丘脑-垂体-性腺轴功能失衡，月经周期中不能形成FSH、LH的峰状分泌。卵泡虽然发育但不成熟，无法排卵，因此也没有黄体形成。这使得子宫内膜仅受单一雌激素持续刺激而缺乏孕激素的拮抗作用，长此以往将造成不同程度的内膜异常增生。临床表现上，异常子宫出血可能导致月经周期紊乱，经期长短不一，经量不定，甚至大量出血。

防治措施：应该加强青春期女性的月经卫生知识教育，让她们了解并认识月经的变化；同时，加强营养，增强体质，也是非常重要的。治疗原则主要包括止血、调节月经周期和诱发排卵。止血方面，可以使用一般止血药，如维生素K、氨甲环酸、酚磺乙胺等；调节月经周期和诱发排卵，目前常用的方法是雌孕激素序贯法，即人工周期。

2. 痛经　是青春期女性常见的月经问题之一。在月经前或月经期间，青春期女性可能会感到腰酸、下腹坠胀、乳房发胀、精神倦怠、情绪不稳定等不适。轻度的水肿和痉挛性疼痛通常被视为正常的生理现象。但如果疼痛难以忍受，并影响到正常生活、学习和工作，那么就需要进行医学干预。

痛经分为原发性和继发性两种。原发性痛经是指生殖器官没有器质性病变的痛经，常发生在排卵周期初步建立时，即初潮后的6～12个月。而继发性痛经则是由盆腔器质性病变引起的，如子宫内膜异位症、子宫粘连、盆腔感染等。在青春期女性中，原发性痛经更为常见。

痛经的成因多种多样，其中包括精神因素、机械因素和前列腺素的影响。很多青春期女性对月经缺乏正确认识，月经来潮前精神十分紧张，这可能诱发或加重痛经。此外，子宫颈口狭窄或子宫过度屈曲也可能导致经血流通不畅，引发痛经。前列腺素的大量存在也会刺激子宫肌层和血管强烈收缩，引起子宫局部缺血和经血排出不畅，从而导致痛经。

痛经的疼痛通常在月经来潮后开始，最早出现在经前12小时。疼痛最剧烈的时候通常是在行经的第一天，持续2～3天后会有所缓解。疼痛常常呈痉挛性，通常位于下腹部耻骨上，但也可能放射至腰骶部和大腿内侧。痛经还可能伴随恶心、呕吐、腹泻、头晕、乏力等症状，严重时甚至可能面色发白、出冷汗、晕厥。

为了防治痛经，首先要进行心理疏导，让青春期女性了解月经的生理与卫生知识，消除对月经的恐惧和紧张情绪。同时，要加强经期卫生，平时适当加强营养，进行体育锻炼，以增强体质。对于痛经严重的青春期女性，可以考虑药物治疗。例如，可以服用镇痛药如吲哚美辛、复方阿司匹林，或者前列腺素合成酶抑制剂来缓解疼痛。对于精神过度紧张的青春期女性，可以使用镇静药如地西泮来缓解症状。

3. 闭经　青春期闭经也是青春期女性常见的月经问题，它分为原发性闭经和继发性闭经两种类型。原发性闭经通常发生在年龄＞16岁，女性第二性征已发育，但月经尚未来潮，或者年龄＞14岁尚无女性第二性征发育。而继发性闭经则是指初潮后，月经停止6个月，或按自身原来月经周期计算停经

3个周期以上。需要注意的是，原发性闭经应与隐性闭经相区别，而继发性闭经则要与生理性闭经（如妊娠）相区分。

闭经的分类及病因：正常月经的建立和维持，依赖于下丘脑-垂体-卵巢轴的内分泌调节，以及靶器官子宫内膜对性激素的周期性反应和下生殖道通畅。任何一个环节发生障碍都可能导致闭经。

（1）原发性闭经：这种闭经较少见，通常是由于遗传或先天性发育缺陷引起的。例如，米勒管发育不全综合征是由于副中肾管发育障碍引起的先天性畸形，可能导致始基子宫或无子宫、无阴道。雄激素不敏感综合征则是男性假两性畸形的一种，由于靶细胞缺乏睾酮受体，导致睾酮不发挥生物学效应，进而引发闭经。特纳综合征则属于性腺先天性发育不全，性染色体异常，表现为原发性闭经、卵巢不发育和第二性征发育不良。

（2）继发性闭经：这种闭经的发生率明显高于原发性闭经，病因也相对复杂。根据控制正常月经周期的四个主要环节，下丘脑性闭经是最常见的类型，其次是垂体、卵巢和子宫性闭经。①下丘脑性闭经：可能是由精神因素（如紧张、恐惧、焦虑）、环境变迁、体重急剧下降、严重的神经性厌食、长期剧烈运动或颅咽管肿瘤等因素引起。②垂体性闭经：则是由于腺垂体器质性病变或功能失调，影响促性腺激素的分泌，进而影响卵巢功能而引发闭经。③卵巢性闭经：则是因为卵巢分泌的性激素水平低下，导致子宫内膜不发生周期性变化而闭经，如卵巢功能早衰、卵巢功能性肿瘤和多囊卵巢综合征等。④子宫性闭经：则是由于子宫内膜受破坏或对卵巢激素不能产生正常反应而出现闭经，如阿谢曼（Asherman）综合征、子宫内膜结核和手术切除子宫等。

对于器质性病变引起的闭经，应针对病因进行治疗。对于由中枢神经系统和下丘脑功能紊乱引起的闭经，应在解除青春期女性紧张、恐惧及应激事件的基础上，加强营养，增强体质。同时，采用通经（药物促使月经来潮）、调节月经周期和诱发排卵方法，使青春期女性恢复正常月经及排卵。在治疗过程中，还应关注青春期女性的心理健康，提供心理支持和咨询，帮助她们建立正确的月经观念和生活习惯，以促进月经的正常来潮和身体健康。

（三）营养问题

1. 单纯性肥胖　肥胖是体内脂肪过度积累，导致体重显著超出正常范围。判断肥胖通常使用以下两种方法。①指数法：最常用的是体重指数（BMI），它是通过体重与身高平方的比值来评估。BMI的正常范围因男女不同而有所差异。例如，男性的BMI在20～25被认为是适中，而女性的正常范围则是19～24。如果BMI＞30，无论是男性还是女性，都被视为肥胖。专家建议，理想的BMI应为22。②身高标准体重法：这是评价青春期前儿童肥胖的最好指标。这种方法以身高为基础，通过参考同一身高的第80百分位数来确定标准体重。超过这一标准体重的20%～29%被认为是轻度肥胖，超过30%～49%为中度肥胖，而超过50%则被视为重度肥胖。

肥胖的成因多种多样：①遗传因素。肥胖被认为是常染色体隐性遗传。研究显示，约75%的肥胖青少年，其父母也肥胖，而他们的兄弟姐妹中，也有40%的人肥胖。②环境因素。特别是饮食营养过度，是导致肥胖的重要原因之一。③心理因素。有研究表明，心理障碍如焦虑、抑郁可能导致某些青春期女性通过过度饮食来寻求心理平衡，引发肥胖。

肥胖不仅影响身体健康，还可能带来以下危害：①对生长发育的影响。肥胖青春期女性不仅体重明显增加，而且多数身高发育和骨龄也会超前。此外，她们的乳房发育年龄和月经初潮年龄也可能提前。②对健康的危害。儿童青少年期的肥胖与高血压的发生有密切关系。儿童期的血压位于临界值高限被认为是成人期高血压的高危人群。

肥胖的预防比治疗更为关键。对于儿童，应该从小培养她们正确的饮食习惯，鼓励超重的儿童加强体育锻炼，并创造条件增加她们的体力活动时间。治疗肥胖主要以控制饮食和增加活动为主，但这往往需要坚持，辅以心理治疗以提高疗效。

2. 缺铁性贫血　青春期是生命中最具活力的阶段，是身体快速生长和发育的时期。在这一时期，血容量随身体的增长而增加，青少年对铁的需求急剧上升。尤其是青春期的女性，在月经初潮后，由于每月的失血，她们更容易贫血。贫血对青少年的生活和学习造成了深远的影响。首先，体力下降和持久性耐力的减弱是最直接的体现。在参与体育活动或日常活动时，贫血的青少年可能会感到力不从心，容易疲劳。其次，贫血还可能对大脑功能产生不良影响，导致记忆力和逻辑思维能力下降。这意味着在学习上，他们可能会遇到更多的困难，上课注意力不集中、学习效率低下，甚至可能影响到学业成绩。最后，贫血还会降低青少年的机体免疫能力，使她们更容易受到各种疾病的侵袭，尤其是上呼吸道感染的发病率会明显增加。

根据2019年中国营养学会发布的《缺铁性贫血营养防治专家共识》，5～11岁的青春期女性血红蛋白（Hb）<115g/L，12岁及以上的青春期女性Hb<120g/L，可以被诊断为贫血。为了预防和治疗青少年的缺铁性贫血，需要采取相应的措施：①加强宣传教育，提高公众对缺铁性贫血的认识和防治意识是至关重要的。只有让更多的青少年了解贫血的危害和预防措施，才能有效地减少贫血的发生。②鼓励青少年摄入富含铁的食物，如瘦肉、鱼、动物血和动物肝等。同时，摄入富含维生素C的食物也是非常重要的，因为维生素C有助于铁的吸收。此外，选择铁强化食品，如强化饼干、面粉、酱油、盐、糖等，也是预防贫血的有效手段。如果青少年被确诊为缺铁性贫血，应在医生的指导下给予口服铁剂治疗。同时，积极治疗可能导致贫血的消化道疾病、肠道寄生虫感染和月经失调等疾病。

3. 其他营养问题　青春期是生长发育的关键时期，除超重、肥胖及缺铁性贫血外，营养不良、低体重等营养问题也会影响青少年的身心健康。为了预防这些营养问题，需要注重培养青少年良好的饮食习惯。避免偏食和挑食，不暴饮暴食，确保摄入充足的营养。此外，给予平衡膳食指导也至关重要，如粗、细粮食，以及肉类、蔬菜、水果合理搭配，以满足身体对各种营养素的需求。同时，加强体育锻炼也是必不可少的。学校应保证体育课的开设，鼓励青少年积极参与体育活动，提高身体素质，促进健康成长。这些措施可以帮助青少年建立健康的生活方式，为他们的未来奠定坚实的基础。

（四）青春期女性妊娠

青春期女性在还未发育成熟的情况下妊娠对健康的危害是巨大的。①生殖器官的损伤与感染：过早的性生活可能导致青春期女性的生殖器官受到损伤。由于青春期女性的生殖器官尚未完全发育成熟，过早的性行为可能引发阴道撕裂、感染等问题。这些损伤和感染不仅可能导致疼痛和不适，还可能对未来的生育能力造成长期影响。②对身体的其他危害：妊娠对青春期女性的身体健康构成严重威胁。由于青春期女性的身体尚未发育完全，妊娠可能导致身体各器官承受过大的压力，从而增加妊娠并发症的风险。此外，分娩过程中可能出现的问题，如难产、产道裂伤等，都可能对青春期女性的身体健康造成严重损害。③对心理健康的危害：青春期女性妊娠还可能对她们的心理健康产生深远影响。面对妊娠和育儿的压力，青春期女性可能感到焦虑、恐惧和不安。同时，由于社会观念和家庭环境的压力，她们可能遭受歧视和排斥，进一步加重心理负担。这些心理问题不仅可能影响青春期女性的日常生活和学业，还可能对她们的未来产生长期影响。

为了降低青春期女性妊娠的风险，应该通过在学校、社区和家庭等各个层面开展适时、适度的性教育，让青春期女性了解相关的性知识、性伦理和性道德。这有助于她们认识到过早性行为的危害，从而作出明智的决策。同时，应该帮助青春期女性充分认识婚前性行为和青春期女性妊娠给个人、家庭及社会带来的不良后果。这包括身体健康问题、心理健康问题及社会舆论压力等。通过了解这些后果，青春期女性可以更加理性地看待性行为，并作出对自己负责的选择。

青春期女性妊娠是一个严重的社会问题，需要通过教育和宣传来提高青春期女性的性健康意识，帮助她们避免过早的性行为和妊娠。同时，社会也应该为青春期女性提供必要的支持和关爱，确保她们在面对困境时能够得到及时的帮助。

（五）性传播疾病

随着社会发展，青少年的性观念更加开放，但是由于缺少经验，容易被诱惑，没有自我保护意识，且生殖器黏膜较薄，病原体很容易穿透，导致相互感染，可能会感染各种如梅毒、尖锐湿疣、生殖器疱疹、艾滋病等性传播疾病。为了防治青少年的性传播疾病，学校应加强对学生的性教育和宣传工作，让学生了解性传播疾病的危害和预防方法。同时，家长也应该关注孩子的身心健康问题，与孩子坦诚沟通，帮助他们树立正确的价值观和人生观。帮助学生提高自我保护意识，避免不洁性行为和不正当的性关系。在参与集体活动或社交场合时，要保持警惕，避免与患有性传播疾病的人接触。必要时还应进行检查，寻求医生的专业帮助。

（六）常见心理卫生问题与保健

1. 焦虑症 是一种情绪障碍，其核心表现为持续、过度的担忧和恐惧，而这种担忧通常没有明显的外部原因或具体的指向性。患者常常会有一种大祸临头的感觉，导致他们整日惶恐不安，无法放松。焦虑症可以分为急性焦虑、慢性焦虑和疑病焦虑三种形式，每种形式都有其独特的症状和表现。对于焦虑症的治疗，心理治疗是首选方法。认知行为疗法通过帮助患者改变对事物的看法和态度，从而减轻焦虑症状。行为治疗技术则通过教授患者放松技巧和应对焦虑的策略，以缓解症状。

2. 抑郁症 主要表现为情绪低落、兴趣减退、精力不足等，并且症状持续至少2周。青春期抑郁症的成因是多方面的，包括生理、心理和社会因素。针对青春期抑郁症的治疗，需要综合考虑药物治疗和心理治疗两种方法。①药物治疗：主要是通过抗抑郁药来缓解抑郁症状，但需要在医生的指导下进行，并且需要注意药物副作用和依赖性问题。②心理治疗：包括认知行为疗法、心理动力学治疗、家庭治疗等多种方法，旨在帮助青少年了解自己的情绪问题，学会应对压力和挑战，提高自我认知和自我调节能力。除了药物治疗和心理治疗，家长和社会也可以通过一些措施来帮助青少年缓解抑郁症状。例如，建立积极的家庭环境和学校环境，鼓励青少年参加有益的活动和社交，提供支持和理解，以及教育他们如何应对压力和挫折等。

3. 强迫症 是一种表现为强迫观念和强迫行为的心理障碍。患者会反复出现强迫性思维或行为，如不停地洗手、检查门窗是否关好等。这些行为往往是出于对不安全感的强烈恐惧和担忧。冲击疗法是强迫患者想象焦虑（恐惧）的物体或情境，使其体验强烈的焦虑（恐惧），并维持这种水平，直至焦虑反应自行消退，然后给予新的刺激，再引起高度焦虑，如此反复进行，达到焦虑（恐惧）明显减退为止。暴露疗法则要求患者面对或接触焦虑（恐惧）的真正物体或情境，使之经历强烈的焦虑（恐惧），并认识到自己的焦虑（恐惧）无根据，从而消除焦虑（恐惧）。

4. 恐怖症 是一种对特定事物、情境或人际交往产生强烈恐惧的心理障碍。患者通常会主动回避这些恐惧的对象，以避免焦虑和恐惧。对于恐怖症的治疗，心理疏导和行为疗法是常用的方法。心理疏导通过帮助患者理解并接受自己的恐惧，从而减轻症状。行为疗法中的系统脱敏和示范法则通过逐步暴露患者于恐惧对象，帮助他们逐渐适应并减少恐惧。

5. 神经性厌食 是一种心身障碍，表现为故意拒绝进食，导致体重减轻、消瘦，并伴有体象障碍。这种疾病在青春期女性中较为常见，常导致营养不良、代谢紊乱、内分泌失调和闭经等后果。神经性厌食的主要特点是严重厌食、消瘦和体象障碍。患者往往对自己的身体形象有歪曲的认识，过度追求瘦身。这种疾病如果不及时治疗，可能会导致严重的健康问题。对于神经性厌食的治疗，早期发现和治疗非常重要。心理治疗是主要的治疗手段，通过帮助患者改变对食物的看法和态度，以及纠正体象障碍，从而缓解症状。同时，营养支持和药物治疗也是必要的。

6. 经前紧张征 是一种与月经周期相关的心理行为障碍。青春期女性在月经前7～14天会出现一系列精神、行为和体质方面的症状。这些症状在月经来潮后会迅速消失。经前紧张征可能与雌激素与孕激素比例失调有关。此外，个人的人格特征和社会文化背景也可能影响症状的出现。敏感、多疑、易紧张、易自责的人更容易出现这种症状。经前紧张征的症状包括情绪不稳定、烦躁、易激惹、手震颤、乏力、失眠等精神症状。此外，患者还可能出现皮下组织水肿，特别是手、足和眼睑水肿。内脏器官也可能出现水肿和充血，表现为乳房和小腹胀痛、腰背酸痛、肌肉关节疼痛等。对于经前紧张征的治疗，一方面需要关注青春期的心理卫生教育，帮助患者保持愉快的心情。另一方面，可以对症治疗，例如使用抗焦虑药物、抗抑郁药物等。同时，生活方式的调整和心理支持也是重要的治疗手段。

二、青春期特殊问题

青少年在青春期这个人生中特殊且关键的阶段，伴随着身心的巨大变化。青少年面临着众多的诱惑和挑战，其中最常见的是物质滥用和网络成瘾两大问题，对青少年的身心健康产生极大的威胁和不良影响。

（一）物质滥用

物质滥用指青少年反复、大量地使用那些改变其精神状态、与医疗目的无关且具有依赖性的物质。这些物质包括但不限于烟草、酒精、阿片类物质、大麻和可卡因等。由于青春期心理特点、社会复杂性增加及药物获取的便利性，物质滥用现象在青少年中越发普遍。物质滥用对青少年的危害是多方面的，它会导致免疫功能下降，长期使用者往往伴随严重的营养不良；滥用静脉药物还可能增加感染风险，如艾滋病、乙型肝炎等；同时，滥用药物还会对器官组织造成损害，过量使用甚至可能导致死亡；当停止使用时，还会产生戒断症状，给身体带来进一步的痛苦。

预防青春期物质滥用可以采取以下措施：加强宣传和教育，帮助青少年了解物质滥用的危害，培养他们的良好心理素质，并教育他们正确把握好奇心；提高青少年的抗挫折能力，让他们在面对困难和压力时能够积极应对，而不是通过物质滥用来逃避；帮助青少年养成良好的行为和生活习惯，如规律作息、健康饮食、积极参与体育活动等；限制青少年进入不健康的娱乐场所，减少他们接触和滥用物质的机会。

（二）网络成瘾

随着互联网的普及和发展，网络已成为青少年生活中不可或缺的一部分。然而，少数青少年无节制地使用网络，甚至沉迷于其中，导致社会功能严重受损。

网络成瘾的危害表现在它会影响青少年的社会适应能力，导致人际关系恶化；在心理方面，网络成瘾会导致青少年注意力不集中、记忆力减退、对其他活动缺乏兴趣等问题；此外，网络成瘾还会影响青少年的身体健康，如失眠、头痛、消化不良等；在行为上，网络成瘾的青少年可能会出现攻击性行为。

预防网络成瘾可以从个人、家庭和学校，以及社会三个层面采取措施。青少年应遵守网络规则，保护自身安全；学会有效管理时间和目标，提高上网效率；同时，应积极应对挫折，不将网络作为逃避现实的工具。家长和学校应构建全面的评价标准，促进青少年的身心平衡发展；丰富课余活动，使青少年从多渠道获得成就感；家长还应陪伴和关注青少年的成长，建立良好的亲子关系；教师和家长应了解网络，关注青少年的上网行为，并提供必要的心理支持。社会各界应开展宣传和健康教育，指导青少年科学使用网络；同时，加强部门协作，制约不当的上网行为和过度依赖互联网的现象。

知识拓展

网络成瘾的原因

　　网络成瘾的原因是多方面的。首先，网络本身的吸引力不可忽视，其丰富多彩的内容、便捷的社交方式和即时反馈机制都让人难以抗拒。其次，个体的心理因素也起到了关键作用，如一些人可能缺乏自信、自控力差，容易在网络世界中找到归属感和满足感。最后，社会环境因素也不容忽视，学业压力、家庭关系紧张等都可能使个体选择逃避现实，转而沉迷于网络。因此，要预防和治疗网络成瘾，需要从多方面入手，加强个体心理素质的培养，改善家庭和社会环境，同时限制网络的过度使用。

本章小结

教学课件

执考知识点总结

本章涉及的2019版及2024版公共卫生执业助理医师资格考试考点对比见表2-1。

表2-1　2019版及2024版公共卫生执业助理医师资格考试考点对比

单元	细目	知识点	2024版	2019版
青春期保健	青春期生殖生理、心理特点	（1）概述	√	√
		（2）生殖生理特点	√	√
		（3）心理特点	√	√
	青春期常见问题与保健要点	（1）常见生理问题与保健	√	√
		（2）常见心理卫生问题与保健	√	√
		（3）青春期特殊问题	√	√

拓展练习及参考答案

（刘一奇）

第三章　婚前保健

学 习 目 标

素质目标： 培养良好的婚姻态度和职业道德，为未来的婚姻生活和职业发展打下良好基础。

知识目标： 掌握婚前保健的概念和婚前卫生服务工作内容；熟悉婚前保健的目的和婚前检查的指导意见；了解婚前保健的意义。

能力目标： 通过掌握婚前保健的相关理论知识，具备在临床与公共卫生服务岗位开展相应卫生服务工作的能力。

案例导入

【案例】

男生小李与女生小王是一对相恋多年的恋人，几周前两人在商量结婚准备相关事项。小王说："我们最近找个时间去医院做一下婚前检查吧。"小李说："没必要，我们俩都认识那么久了，彼此健康状况怎么样我们自己已经很清楚了，都很健康，没事的。"但在小王的坚持下，两人最终还是一起去医院做了相关检查。检查结果提示，小李为慢性HBV携带者。

【问题】

对于小李的情况，应对其提出何种医学意见？

核心知识拆解

1994年国际人口与发展大会通过生殖健康的定义，即指生殖系统及其功能和过程所涉一切事宜，包括身体、精神和社会等方面的健康状态，而不仅仅指没有疾病或不虚弱。婚前保健作为生殖健康保健服务的重要组成部分，对于促进夫妻生活和谐、家庭和睦及优生优育具有深远意义。通过婚前保健，人们得以全面了解自身及伴侣的生殖健康状况，明确如何在未来的生活中维护和改善健康状况。这一举措不仅有助于提高个体和家庭的生活质量，同时也为社会的繁荣稳定奠定了基础。因此，应高度重视婚前保健的推广和实施，将其视为公共卫生体系中不可或缺的一环。

第一节 概 述

我国的婚前保健工作兴起于20世纪80年代初期，根据《中华人民共和国婚姻法》的规定开展工作。1980—1989年是我国婚前保健工作的起步、拓展阶段，各省、市的妇幼保健机构先后开设了婚前保健门诊。1990—2003年是我国婚前保健工作的平稳发展、质量巩固、依法服务阶段，全国30个省、市、自治区均已开展婚前保健工作，部分城市开展了对婚前保健工作的全行业质量管理。2003年8月，《婚姻登记条例》修订后取消了结婚登记时查验《婚前医学检查证明》的程序。随着我国婚前保健由强制和必须改变为倡导和自愿，婚前保健机构更须提高服务质量，以满足不同人群的服务需求。

一、婚前保健的概念

婚前保健是对准备结婚的男女双方，在结婚登记前进行婚前卫生指导、婚前卫生咨询及婚前医学检查的保健服务。它有利于男女双方了解自己的健康状况，有利于未来家庭的美满幸福，有利于优生优育和计划生育，有利于提高出生人口素质。

二、婚前保健的目的

婚前保健服务自其诞生之初，即以预防传染病为核心目标，着重于体格检查，确保个体健康状态。随着时代的进步，特别是20世纪80年代初《中华人民共和国婚姻法》的颁布与实施，婚前保健服务的重点逐渐转向筛查可能影响婚育的疾病。这包括但不限于严重遗传性疾病、相关精神病、特定传染病及其他可能影响婚育的相关疾病，如重要脏器和生殖系统疾病等。目前，婚前保健服务的宗旨已全面提升为保障健康婚配、防止疾病传播、促进夫妻和谐生活、计划适时生育及提高新生人口素质。为实现上述目标，现要求婚前保健服务必须提供全面、系统的检查、咨询与指导服务，确保每一对即将步入婚姻殿堂的伴侣都能以最佳状态迎接未来的生活与挑战。

三、婚前保健的意义

婚前保健对于男女双方的健康至关重要。通过这一筛查过程，可以及时发现潜在的健康问题，采取有效的干预措施，以保障婚后生活的健康。

1. **婚前保健不仅关乎个人健康，还对子代的健康产生积极影响**　通过婚检，可以检测出遗传性疾病和传染病的风险，为夫妇提供必要的生殖健康知识和预防措施，降低子代出生缺陷和遗传疾病的风险。

2. **婚前保健有助于促进夫妻生活的和谐**　通过专业的咨询指导，夫妇可以了解性保健知识，为建立健康的性生活打下基础，提高夫妻生活的满意度。

3. **婚前保健有助于调节生育计划**　根据夫妇的意愿和生理、社会条件，婚前保健医生可以提供生育计划的建议和指导，提高计划受孕的成功率，减少意外妊娠的风险。

因此，婚前保健是一项重要的健康筛查和咨询过程，对于保障男女双方的健康、子代的健康、夫妻生活的和谐及生育计划的调节都具有积极意义。婚姻是人的终身大事，婚后男女双方不但要共同生活，还要生儿育女繁衍后代。爱情基础的稳固程度固然是婚姻成败的首要条件，但健康状况的保证既是实现美满婚姻的关键，也是后代素质优秀的前提。

婚前保健的根据是《中华人民共和国母婴保健法》，对于普通人群，在准备婚育之前给予医学检查、卫生指导和卫生咨询，受益的不仅是一对夫妇，还可以延伸为一个家庭、一个家族、一个民族、一个国家。

四、婚前保健的特点

婚前保健技术服务工作在多个方面与一般医疗工作存在显著差异。

1. 服务对象的特定性意味着婚检医护人员需具备亲和力，全面提供健康教育，以适应青年男女的特殊需求。

2. 婚前医学检查的目的和方法有别于常规体检。其核心在于识别和评估可能影响婚育的疾病，包括严重遗传性疾病、法定传染病、相关精神疾病、重要脏器疾病及生殖器官异常。在发现潜在问题时，医生需运用沟通技巧，提供科学建议，并确保双方理解和接受相关医疗指导。

3. 婚前保健服务所体现的预防为主、保健为中心的理念，以及"防治结合"的服务精神，使其在性质上区别于一般医疗行为。通过婚前医学检查，医生可在健康人群中筛选出少数患病个体，并提供相应的医疗指导。同时，所有服务对象都将获得婚前卫生指导，涉及性保健、生育保健和新婚节育知识的传播。

4. 该服务过程中的执法行为属性要求从业机构和服务人员严格遵守《中华人民共和国母婴保健法》的相关规定，确保依法行医并规范服务行为。为实现优质服务目标，婚前保健技术服务必须实行统一管理。

五、婚前保健相关法律法规

《中华人民共和国宪法》庄严宣告："婚姻、家庭、母亲和儿童受国家的保护。"随后，《中华人民共和国民法典》进一步明确了这一原则，规定婚姻家庭受国家保护。实行婚姻自由、一夫一妻、男女平等的婚姻制度。保护妇女、未成年人、老年人、残疾人的合法权益。

为了具体落实并保障公民的权益与义务，我国制定了与婚前保健紧密相关的法律。其中，《中华人民共和国民法典》和《中华人民共和国母婴保健法》为婚前保健提供了法律支撑。同时，国务院也依据相关法律法规，颁布了《婚姻登记条例》和《中华人民共和国母婴保健法实施办法》，确保各项法律规定得以有效执行。

这些法律条文不仅体现了国家对公民权益的尊重和保护，更强调了婚前医学检查在维护家庭健康和社会稳定方面的重要性。

1. 《中华人民共和国母婴保健法》 本法旨在依据我国宪法，保障母亲和婴儿的健康，提升出生人口素质。经第八届全国人民代表大会常务委员会第十次会议于1994年10月27日审议通过，并由中华人民共和国国家主席以第33号令于同日公布，自1995年6月1日起正式施行。2017年11月4日，第十二届全国人民代表大会常务委员会第三十次会议通过第二次修正。

第七条：医疗保健机构应当为公民提供婚前保健服务。婚前保健服务包括下列内容。

（1）婚前卫生指导：关于性卫生知识、生育知识和遗传病知识的教育。

（2）婚前卫生咨询：对有关婚配、生育保健等问题提供医学意见。

（3）婚前医学检查：对准备结婚的男女双方可能患影响结婚和生育的疾病进行医学检查。

第八条：婚前医学检查包括对下列疾病的检查。

（1）严重遗传性疾病。

（2）指定传染病。

（3）有关精神病。

经婚前医学检查，医疗保健机构应当出具婚前医学检查证明。

第九条：经婚前医学检查，对患指定传染病在传染期内或者有关精神病在发病期内的，医生应当提出医学意见；准备结婚的男女双方应当暂缓结婚。

第十条：经婚前医学检查，对诊断患医学上认为不宜生育的严重遗传性疾病的，医生应当向男女双方说明情况，提出医学意见；经男女双方同意，采取长效避孕措施或者施行结扎手术后不生育的，可以结婚。但《中华人民共和国婚姻法》规定禁止结婚的除外。

第十一条：接受婚前医学检查的人员对检查结果持有异议的，可以申请医学技术鉴定，取得医学鉴定证明。

第十二条：男女双方在结婚登记时，应当持有婚前医学检查证明或者医学鉴定证明。

第十三条：省、自治区、直辖市人民政府根据本地区的实际情况，制定婚前医学检查制度实施办法。

省、自治区、直辖市人民政府对婚前医学检查应当规定合理的收费标准，对边远贫困地区或者交费确有困难的人员应当给予减免。

2.《中华人民共和国母婴保健法实施办法》 经国务院2001年6月20日颁布、2022年对部分条款予以修改的《中华人民共和国母婴保健法实施办法》，第二章是关于婚前保健，解释了母婴保健法关于婚前保健的具体实施内容等。

3.《婚姻登记条例》 为了切实保障我国婚姻制度的稳健运行，确保婚姻自由、一夫一妻、男女平等的原则得到贯彻，并充分保护婚姻当事人的合法权益，根据《中华人民共和国婚姻法》的相关规定，特制定本条例。

1994年颁布的《婚姻登记条例》在第三章中详细规定了婚姻登记的流程与要求，明确了结婚登记与离婚登记的必备条件及不予登记的情形。同时，为了维护婚姻的健康与稳定，条例提倡在条件具备的地区建立婚前健康检查制度。具体规定如下。第九条指出，双方欲缔结婚姻关系的当事人，必须亲自到其中一方户籍所在地的婚姻登记管理机关提交结婚登记申请。申请时需提交如下证件及证明材料：户口证明、居民身份证，以及由所在单位、村民委员会或居民委员会出具的婚姻状况证明。若当事人曾有离婚经历，还需提供离婚证。在实行婚前健康检查的地区，申请结婚登记的当事人还需前往指定的医疗保健机构接受婚前健康检查，并将检查结果提交给婚姻登记管理机关。

2003年10月1日起，新修订的《婚姻登记条例》正式实施。新条例在第二章中对婚姻登记的相关规定进行了优化与简化，减少了准予登记所需的证明材料，同时保持了不予登记条款的稳定性。根据新条例的第五条，办理结婚登记的内地居民需提交以下证件及证明材料：本人的户口簿、身份证，以及一份本人签署的无配偶声明，同时声明与对方当事人无直系血亲和三代以内旁系血亲关系。

4.《民法典》 2020年，我国制定了《民法典》（自2021年1月1日施行，同时《中华人民共和国婚姻法》废止），其中"第五编 婚姻家庭"中就夫妻双方健康情况阐述了相关要点，相关的条款列举如下。

第一千零四十八条：直系血亲或者三代以内的旁系血亲禁止结婚。

第一千零五十三条：一方患有重大疾病的，应当在结婚登记前如实告知另一方；不如实告知的，另一方可以向人民法院请求撤销婚姻。

六、婚前保健服务内容

婚前保健属于母婴保健法规定的专项技术，必须在经卫生行政部门许可的医疗保健机构，由婚检医生对准备结婚的男女双方施行。主要内容有婚前医学检查和婚前卫生咨询与指导。

第二节　婚前医学检查

婚前医学检查是一项必要步骤，用于评估准婚双方的健康状况，确保结婚和生育不受潜在疾病影响。该检查涵盖病史调查、体格检查及医学技术检查等环节。

在病史调查阶段，医生将详细询问双方的家族遗传史、个人病史等，以全面了解双方的健康状况。体格检查将包括身高、体重、血压等基础指标，以及心肺功能、腹部状况等重要方面的检查。此外，还将进行血液分析、尿液检验、心电图等医学技术检查，以获取更为精确的健康信息。

通过婚前医学检查，医生能够及时发现并处理可能影响结婚和生育的健康问题，为双方的健康和婚姻质量提供保障。因此，强烈建议准婚双方以严谨、理性的态度对待婚前医学检查，确保自身健康状况适宜结婚和生育。

一、婚前医学检查的内容

1. 病史采集　婚前医学检查中，病史采集至关重要。通过收集和分析双方家族资料，判断血缘关系，评估遗传风险。同时，详细了解婚检对象及其家庭成员的健康状况，包括疾病史和预后情况，以评估整体健康状态和潜在风险。医生在采集病史时需保持严谨、稳重，观察言行举止、思维逻辑和表达能力，为后续筛查提供线索。病史采集对于遗传病和精神疾病的筛查至关重要，能确保婚前医学检查的准确性和可靠性。通过运用专业的人际交流技巧，以亲切、耐心的方式与婚检对象进行交流，能够收集到如下信息。

（1）双方血缘关系：遗传学和生物学研究表明，血缘关系对后代健康和遗传特征有重要影响。直系和三代以内旁系血亲间存在较高的遗传相似性，近亲结婚可能增加后代遗传病风险。因此，限制近亲结婚是降低出生缺陷风险的有效措施。在婚前医学咨询中，了解双方血缘关系对评估遗传风险至关重要。

（2）健康状况：需严谨、稳重地询问遗传病、精神疾病、传染病病史，以及重要脏器和生殖系统疾病病史、手术史，以评估健康状况、制订婚育计划并预防潜在风险。

（3）个人史：关注可能影响生育功能的工作和居住环境、烟酒嗜好、饮食习惯。

（4）月经史：包括初潮年龄、周期、经期、经量及末次月经，以评估生殖健康。

（5）妊娠分娩史：了解妊娠分娩情况及不良孕产史，若生育过异常患儿，询问孕产期异常、致畸因素及家族遗传病史。

（6）家族史：全面了解家庭成员遗传病史、近亲婚配及其他遗传相关疾病，为诊断和治疗提供依据。

2. 体格检查　包括综合体检、生殖器和第二性征的检查。

（1）综合体检：根据全身医学检查的常规流程，将依次对头部、颈部、胸部、腹部、脊柱及四肢进行详细检查。鉴于婚检的特定目的，即短时间内有效筛查可能影响结婚和生育的疾病，将特别关注以下几个方面。

1）特殊体态评估：通过精确测量个体的身高、体重、四肢长度，并全面分析脂肪分布情况，医生能够初步判断是否存在遗传病或内分泌异常的可能性。例如，过度肥胖可能提示内分泌疾病的存在，而四肢长度的异常可能与遗传病有关。

2）特殊面容评估：面部特征是反映个体健康状况的重要指标。医生须仔细评估头颅大小、容貌等特征，以初步筛查是否存在遗传病或内分泌异常。例如，先天愚型患者的面部特征通常包括眼距宽、耳位低、鼻梁塌等。

3）五官功能检查：也是婚检中不可或缺的一部分。视力、听力和发声等五官功能的检查能够揭示出某些先天性疾病或遗传病的线索。例如，先天性聋哑和先天性视力低下都是遗传病的常见表现。

4）皮肤、毛发、淋巴结等部位检查：这些部位的检查有助于发现某些可能影响婚育的疾病，如梅毒、麻风、多发性神经纤维瘤等。这些疾病通常会在皮肤、毛发或淋巴结等部位呈现出特定的症状或体征。

5）智力表现和精神状态的评估：也是婚检中的重要环节。医生将通过观察和测试，全面了解个体的智力水平和精神状态，以判断是否存在智力低下、精神状态异常等问题。这些问题可能与某些遗传病或其他神经系统疾病有关。

在婚检过程中，医生将特别关注与遗传病相关的症状和体征，如精神状态异常、智力低下、特异面容、五官异常等。一旦发现这些体征之一或多个，医生将考虑进行进一步的深入检查和诊断。

（2）生殖器检查：女性检查取膀胱截石位，按外阴、阴道、内生殖器顺序检查。

1）外阴检查：观察是否有炎症、溃疡、赘生物、异常分泌物等。处女膜除先天性发育异常会影响婚育外，对其完整性不作记录。

2）阴道检查：用棉签试探入并取分泌物做检验。

3）内生殖器检查：经直肠-腹部双合诊，如发现内生殖器存在可疑病变而需做阴道检查时，务必先向受检者本人或近亲属说明理由，征得同意，本人签字后方可进行。检查动作要轻柔细致，避免损伤处女膜。

（3）第二性征检查：女性第二性征检查包括乳房、乳头、乳晕、阴毛、大阴唇、小阴唇发育及月经来潮史等；男性第二性征主要检查喉结、阴毛、包皮、阴茎、睾丸、附睾，以及精索有无静脉曲张等。

如从外生殖器和第二性征难以鉴别性别时，可作染色体核型分析、激素测定或性腺活检等以确定性别及性发育异常的类型。

3. 医技检查 医技检查分两类，即常规检查和其他检查。常规项目是必须做的，其他项目根据需要或自愿原则选择。

（1）常规检查项目：血常规、尿常规、梅毒筛查、血清丙氨酸转氨酶（ALT）、乙型肝炎病毒表面抗原（HBsAg）、女性阴道分泌物常规检查及胸部透视等。

（2）其他检查项目：乙型肝炎病毒血清学标志物、淋病、艾滋病、支原体、衣原体、精液常规、超声、乳腺及染色体检查等。

4. 疾病诊断标准 经过婚前医学检查，若发现影响结婚、生育的疾病，必须严格符合"已确诊""未治愈"及"影响婚育"三大诊断标准。若存在多个诊断，应根据其影响的严重程度进行有序排列。对于遗传病，即便已经实现"临床治愈"，但其遗传因子仍无法消除，因此可能对后代产生潜在影响。在此情况下，仍须出具相应的疾病诊断，如先天性巨结肠术后、先天性心脏病术后等。另外，对于那些虽已治愈但对婚育可能产生影响的疾病，亦被视为"特殊情况"，如因子宫肌瘤而接受子宫全切术的情况。在婚前医学检查过程中，若发现异常体征或检验结果但尚未获得明确诊断的情况，同样应被视为"异常情况"，此时不应出具疾病诊断。

5. 婚前医学检查的医学意见 经过详尽细致的婚前医学检查流程，主检医生将依据检测结果，提供如下医学建议，并正式出具《婚前医学检查证明》。

（1）不宜结婚：在以下情况下，建议双方不宜结婚。①双方存在直系血亲或三代以内旁系血亲关系。②一方患有重度或极重度智力低下，缺乏婚姻意识能力。③一方患有重性精神病，且在发病期，丧失婚姻行为能力或存在攻击危害行为。

（2）暂缓结婚：在以下情况下，建议双方暂缓结婚。①一方患有指定传染病并处于传染期内。②一方患有精神病并处于发病期内。③一方患有其他医学上认为应暂缓结婚的疾病。

对于暂缓结婚的情况，双方应积极配合治疗，待病情稳定或治愈后，主检医生将重新评估并给出建议。

（3）采取医学措施并尊重受检者意愿：在以下情况下，建议双方采取相应医学措施，同时尊重受检者的意愿。①一方患有终身传染的传染病（非发病期）或为终身传染的病原体携带者。②一方患有影响性生活的生殖道畸形。③一方患有重要脏器功能不可逆转或恶性肿瘤终末期。在此情况下，若双方坚持要求结婚，应充分了解医学风险，并遵循医生的建议。

（4）不宜生育：在以下情况下，建议不宜生育。①一方患有严重遗传性疾病。②女方患有重要脏器严重疾病，不能承受妊娠。为避免遗传病传递和降低出生缺陷率，以及保护女方的生命安全，建议不宜生育。

（5）未发现医学上不宜结婚的情形：经过检查，未发现双方存在影响婚育的疾病或异常情况。在此情况下，主检医生认为双方可以正常结婚和生育。

以上医学意见均基于婚前医学检查结果和医学专业知识。主检医生将真诚地向双方解释医学原因和建议的依据，以确保双方充分知情并作出明智的决策。对于暂缓婚育的情况，主检医生将全面分析利弊，提供治疗建议，并帮助双方调整婚育计划。

6. 婚前医学检查的转诊 婚前医学检查是一项旨在确保新婚夫妇身体健康及未来子女遗传健康的重要程序。为保障检查的精准与有效，遇有疑似但无法确诊的医学问题，应严格遵守逐级转诊机制，以确保受检者得到最专业的医疗服务。婚前医学检查的逐级转诊制度可以概括为以下几方面。

（1）转诊制度：婚前保健服务机构在面临无法确诊的疑难病例或缺乏相应检测手段时，如梅毒螺旋体抗原血清试验、人类免疫缺陷病毒抗体检测及染色体核型分析等，应依规将患者转诊至指定的医疗机构或专科进一步明确诊断。

（2）诊断结果通报：受检者在指定医疗机构或专科获得明确诊断后，该单位或科室需将诊断结果及报告以书面形式及时通知原婚检机构。这样，原婚检机构可掌握其确切病情，进而为其提供后续的医疗建议。

（3）医疗建议与分类引导：基于转诊后的诊断结果，婚检机构将给予受检者专业的医疗建议。这些建议将涵盖受检者的健康状况、治疗需求、婚育适宜性等方面。同时，婚检机构还将根据受检者个体差异进行分类指导，确保受检者对自身健康状况有全面了解，并采取相应的健康管理措施。

（4）专家联合诊断：当转诊结果存在争议或涉及多学科领域时，婚检机构可向本地区的婚前保健业务指导机构申请组织专家联合诊断。通过汇聚多领域专家的智慧，为受检者提供更加精准和全面的诊断意见。此举有助于解决复杂的医学难题，保障受检者获得最优质的医疗服务。

7. 婚前医学检查后的随访 针对婚前医学检查中发现的特殊情况，需采取专册登记、专人管理及及时随访等措施，确保得到妥善处理与有效跟进。

（1）针对暂时无法确诊的疑难病症或需要进一步检查并转诊至指定医疗机构的情形，了解最终诊断结果至关重要。

（2）对于被建议暂缓结婚、采取医学措施或不宜生育的受检者，需明确其是否已落实相应的医学防治措施。这有助于受检者根据自身健康状况作出合理决策，并采取必要措施以保障自身及未来家庭成员的健康。

（3）针对患有与婚育相互影响的重要脏器疾病，暂时不宜受孕的个体，提供避孕指导并追踪其使用情况至关重要。这有助于避免因避孕不当导致的重复性人工流产，从而保护妇女的生殖健康。

随访方式应根据具体情况灵活选择，可采用门诊复诊、电话随访、信函追踪或上门访问等方式。无论采用何种方式，随访工作应持续进行，直至诊断明确并落实相应指导意见。以确保受检者得到持续、全面的关注，从而最大限度地保障其健康权益。

二、婚前医学检查的主要疾病

此类疾病源于遗传因素，可能导致受检者自主生活能力和劳动能力受到全部或部分损害。当前医学手段对于此类疾病尚无有效治疗方法，且其后代遗传风险较高。此外，这些疾病的产前诊断通常难以实现。因此，从医学角度出发，这些疾病被视为不宜生育的严重遗传性疾病。

（一）严重遗传性疾病

1. 智力低下（精神发育迟滞） 根据病因，智力低下可分为遗传性智力低下、非遗传性先天智力低下、后天获得性智力低下、社会性智力低下。遗传性智力低下，可以由单基因遗传病或染色体病所引起，常伴发其他症状；或者是无异常临床表现，仅表现为智力低下，多为轻型，属多基因遗传。婚育指导原则如下。

（1）重度和极重度智力低下，不具有婚姻意识能力者，不宜结婚。

（2）双方均为遗传性智力低下者，不宜结婚，坚持结婚者不宜生育。

（3）染色体病、单基因遗传病引起的智力低下，按不同类型遗传方式进行遗传咨询和婚育指导。

（4）单纯性智力低下：可能出现以下几种情况。①女方正常，男方智力低下，子代再发风险率＜10%；②女方智力低下，男方正常，子代再发风险率＞10%；③男女双方均为智力低下，子代再发风险率为50%；④一方为智力低下，已有1名子女为智力低下，子代再发风险率为25%；⑤双方正常，已有1个患儿，子代再显率＜5%；已有2个患儿，子代再显率＞10%。以上情况中，后代再发风险率＞10%者，不宜生育。

2. 先天性耳聋 是胎儿出生前因耳部病变致出生后即有听力障碍；或致聋病源潜存于胚胎期，而迟至幼年或成年才发病者。遗传性耳聋占先天性耳聋的80%，最常见的类型为常染色体隐性遗传（占80%），其次为常染色体显性遗传（占19%），X连锁隐性遗传占1%。耳聋患者之间婚配的概率很大，因此在进行婚育指导时，首先要区分是先天性耳聋还是后天性耳聋，如果无法鉴别先天或后天致病，一般按先天性耳聋处理。婚育指导原则如下。

（1）常染色体隐性遗传性耳聋：①双方先天性聋患者结婚，子代再发风险率约为17%（指两个相同基因型者通婚）。由于目前从临床上还无法鉴别不同的基因型，因此先天性耳聋最好不与先天性耳聋通婚，如已结婚，最好也不要生育。②表型正常的夫妇，如已生育一患儿，说明夫妇双方为相同致病基因携带者，再生育子女，再发风险为25%，不宜再生育。③一方为先天性耳聋，另一方正常，且无耳聋家族史，或为后天性耳聋，不限制生育。

（2）常染色体显性遗传性耳聋：任何一方为携带者，子代再发风险为50%，不宜生育。

（3）X连锁隐性遗传性聋：女性患者或致病基因携带者，受孕后进行胎儿性别鉴定，避免生育男孩（男孩发病概率50%）；男性患者不会遗传给男孩，但女孩均为致病基因携带者。

3. 先天性心脏病　常见的有房间隔缺损、室间隔缺损、动脉导管未闭、主动脉缩窄及法洛四联症等。遗传方式绝大多数为多基因遗传，少数为常染色体显性遗传或常染色体隐性遗传。婚育指导医学意见如下。

（1）心功能不能代偿而发展到难治性充血性心力衰竭阶段，应劝阻其结婚。坚持结婚者，提出"建议采取医学措施，尊重受检者意愿"的医学意见。

（2）先天性心脏病患者只要心脏代偿功能正常，不必限制结婚。由于先天性心脏病多数属于多基因遗传，如果患者一、二级亲属中有先天性心脏病患者，子代再发风险高，生育应慎重考虑。由于先天性心脏病可以通过产前诊断发现，患儿出生后可以接受手术治疗，因此应告知患者子代再发风险、产前诊断时机等有关信息，由患者自己决定是否生育。同时也要考虑患者的心脏矫治情况和心功能情况。

4. 多发性神经纤维瘤　遗传方式为常染色体显性遗传。多发性神经纤维瘤半数以上患者伴智力障碍、内分泌障碍，40%患者可伴神经系统病变，主要为颅内肿瘤，可致癫痫发作，3% ～ 4%的患者死于肿瘤恶变。本病为致残性遗传病，预后差，双方之一为患者，子代再发风险高，婚育指导医学意见为劝阻其生育。

5. 先天性白内障　遗传方式多数为常染色体显性遗传，也有常染色体隐性遗传。婚育指导医学意见为结婚不受限制，生育按照不同的遗传方式进行指导。

6. 视网膜母细胞瘤　双侧性视网膜母细胞瘤多属常染色体显性遗传；单侧性视网膜母细胞瘤中有10%属常染色体显性遗传，多数属非遗传性。本病是眼球恶性肿瘤之一，恶性程度高，不仅可以致盲，而且病死率高。婚育指导医学意见如下。

（1）双侧性视网膜母细胞瘤：患者最好不结婚，即使结婚也不宜生育。如生育，子女应随访到7岁。

（2）单侧性视网膜母细胞瘤：大多数属于非遗传性，散发，子代患病率不高可以结婚和生育，但子女应随访到7岁。患者中约10%属常染色体显性遗传性，子女再发风险高，不宜生育。如有家人发病，应按双侧性原则处理。

7. 血友病　遗传方式为X连锁隐性遗传，属致死、致残性遗传病。婚育指导医学意见为结婚不受限制，女性患者及携带者避免生育男孩。

8. 珠蛋白生成障碍性贫血（地中海贫血）　遗传方式为常染色体显性遗传，不完全显性。属致残性遗传病，往往有家族史。婚育指导医学意见为结婚不受限制。夫妇一方为患者，子女发病风险高；双方均为患者，子女发病风险极高，在妊娠后需接受产前诊断。

（二）相关精神疾病

相关精神疾病主要涵盖精神分裂症、躁狂抑郁型精神病等重性精神疾病。在病情发作期间，患者可能丧失婚姻行为能力或表现出攻击性行为，从而对自身和他人安全构成潜在威胁。

1. 精神分裂症　遗传方式为多基因遗传。精神分裂症患者在发病期间可能丧失责任能力和自控能力，同时，某些抗精神病药物有可能导致胎儿畸形。患者结婚时的心理和生理压力也可能加重病情。因此，婚育指导应根据病情，主要注意以下几点。

（1）男女双方均为精神分裂症患者时，结婚和生育都可能增加子代疾病的风险和复杂性，因此应劝阻婚配，如仍坚持结婚的，应建议采取绝育或可靠的避孕措施。

（2）患者在病情发作期表现出攻击危害行为，不宜结婚。

（3）对于频繁发作且神经功能明显衰退的患者，应劝阻其结婚。

（4）当精神分裂症患者处于发病期时，应建议暂缓结婚。

（5）如果患者的病情已经稳定2年以上，可以结婚，如果一、二级亲属中有精神分裂症患者，不宜生育。

（6）病情稳定2年以上，且一、二级亲属中没有精神分裂患者，可以结婚、生育。但需要注意的是，即使在这种情况下，仍然存在一定的风险。

（7）对于病情稳定未满2年的患者，如果双方都有充分的了解和准备，并且结婚对病情恢复没有不利影响，那么可以考虑结婚。但建议在医生的指导下进行，并采取医学措施来降低风险。

（8）妊娠和分娩确实可能增加疾病复发的风险。因此，仍在接受抗精神病药物治疗的患者应采取可靠的避孕措施来避免意外妊娠。

2. 躁狂抑郁症 遗传方式有多基因遗传、常染色体显性遗传和X连锁显性遗传。婚育指导医学意见同样应根据病情，主要有以下几点。

（1）双方均患本病，或一方患本病另一方患其他精神病者，应劝阻婚配，如仍坚持要结婚，则应建议不宜生育，采取绝育或可靠的避孕措施。

（2）躁狂发作时有攻击危害行为的，不宜结婚。

（3）对频繁发作、神经功能明显衰退的患者应劝阻结婚。

（4）在发病期内应暂缓结婚。

（5）躁狂抑郁症患者病情稳定1年以上，可以结婚，生育问题按照不同遗传方式进行指导。

（三）指定传染病

指定传染病包括《中华人民共和国传染病防治法》中所规定的传染病，如艾滋病、淋病、梅毒等。除此之外，还包括那些虽未在该法中明确列出，但医学界普遍认为可能影响结婚和生育，且可能通过母婴传播的其他传染病。

1. 病毒性肝炎 是一种由肝炎病毒引发的传染病，其主要特征为肝脏的炎症和坏死。其中，甲型肝炎病毒、乙型肝炎病毒、丙型肝炎病毒、丁型肝炎病毒和戊型肝炎病毒是最为常见的五种肝炎病毒。值得注意的是，乙型肝炎病毒、丙型肝炎病毒和丁型肝炎病毒不仅可以通过血液传播，还可通过母婴途径和性接触进行传播，这些病毒也可能在感染者体内长期存在而不引起明显症状。针对上述情况，应提供以下婚育指导医学意见。

（1）急性病毒性肝炎：患者在传染期内建议暂不结婚，待肝功能恢复稳定3～6个月后再考虑结婚。由于甲肝和戊肝不会转变为慢性肝炎或成为病毒携带者，因此肝功能恢复后，患者的婚育不会受到影响。

（2）慢性病毒性肝炎：考虑到我国乙肝的高发病率，提供以下建议。①非活动性HBsAg携带者：这类人群血清HBsAg阳性、HBeAg阴性、抗-HBe阳性或阴性，HBV DNA检测结果为阴性，且ALT在正常范围内。他们结婚和生育不受限制。②慢性HBV携带者和慢性乙型肝炎患者：建议采取医学措施，并尊重患者的个人意愿。女性患者在妊娠前应接受专业医生的评估。此外，应告知伴侣采取适当的医学预防措施，如使用安全套、戒烟酒、保持合理饮食、避免过度劳累，并定期复查肝功能、甲胎蛋白和肝、脾超声。若一方HBsAg阳性，而另一方抗-HBs阴性，建议注射乙肝疫苗以预防婚后因密切接触可能导致的感染。

2. 肺结核 结核分枝杆菌是导致慢性肺部感染的主要病原体。该疾病主要通过空气传播，尤其是患者咳嗽、打喷嚏时释放的飞沫。值得注意的是，活动性肺结核具有明确的传染性。此外，与患者的密切接触或接触被结核分枝杆菌污染的物品也可能增加感染风险。为确保公共卫生安全，活动性肺结核患者应接受隔离治疗，并持续接受抗结核治疗，直至肺部病灶完全消退且连续多次痰涂片检查未能检出结核分枝杆菌。对于婚育方面，建议在活动性肺结核治愈后再考虑结婚和生育的问题。

3. 淋病 作为一种严重的性传播疾病，其传播途径以性接触为主。因此，对于淋病患者而言，医学建议通常是建议其暂缓结婚计划，直至疾病得到全面且彻底的治愈。这一建议旨在保障患者及其潜在伴侣的健康，避免疾病对婚姻关系造成不必要的困扰。

4. 梅毒 主要通过性接触传播，也可通过间接接触等途径传播，还可以通过胎盘由母亲传染给胎儿。婚育指导医学意见如下。

（1）针对经诊断为早期梅毒的患者，应暂缓其结婚计划。

（2）在正规治疗并达到临床治愈标准后，若早期梅毒患者的快速血浆反应素环状卡片试验（RPR）效价能够显著下降4倍以上（即降低2个稀释度），则可视情况允许其结婚。但婚后仍需持续进行定期复查，一旦RPR转为阴性，即达到血清治愈标准，此时推荐安排生育。

（3）若患者在确诊一期、二期梅毒或早期潜伏梅毒前的3个月内，其伴侣曾与其发生性接触，即便RPR检查结果为阴性，其伴侣仍有可能已感染。因此，建议相关伴侣接受必要的医学检查和治疗。

（4）在未达到上述医学标准的情况下，若双方坚持结婚，应尊重其选择。但应强调提供相关的医学措施，以最大限度减少疾病传播的风险。婚后，患者应继续接受治疗，并定期接受复查。

5. 尖锐湿疣 性接触是尖锐湿疣的主要传播方式。胎儿在分娩过程中，如果通过患有尖锐湿疣母亲的产道，或者在出生后与患病的母亲有密切接触，都可能会受到感染。基于医学原因，建议暂缓结婚。在接受治疗后，如果疣体已经消失，建议观察约6个月。如果期间没有出现复发，那么此时再结婚和生育会是一个更合适的选择。如果疣体仍然存在，但双方仍然决定结婚，应该尊重他们的选择，并提供必要的医学建议，以预防疾病的传播，并在婚后定期进行检查。

6. 生殖器疱疹 传播方式涵盖性接触和母婴垂直传播。针对婚育的医学建议为暂缓结婚，最理想的婚育时机是待排毒量减少且无疱疹复发。若双方坚决选择结婚，在疾病尚未治愈的情况下，应尊重受检者的选择，并全面告知该病的复发性、传染性及对胎儿可能产生的影响。此外，还需提出相应的医学干预措施，以最大限度地减少疾病传播的风险，并在婚后进行定期的健康检查。

7. 艾滋病 主要传播途径是性接触传播、经血液传播、母婴传播。由于疾病的性传播特点，通过密切的性接触导致健康一方感染的风险是明显的，应向配偶说明感染的事实。医学意见要尊重受检者的意愿，但必须采取相应的医学措施，避免疾病传播。

（四）影响结婚和生育的其他相关疾病

影响结婚和生育的其他相关疾病涉及一些重要脏器的疾病，如心脏、肺、肝、肾等，以及生殖系统的异常和疾病。这些疾病可能对患者的健康状况产生严重影响，进而对结婚和生育产生不利影响。此处重点介绍生殖系统发育异常。

1. 女性生殖器发育异常 常见的包括处女膜闭锁、先天性无阴道、阴道闭锁、阴道横隔、阴道纵隔、先天性无子宫、始基子宫、子宫发育不良、双子宫、双角子宫、纵隔子宫、单角子宫、残角子宫、卵巢发育异常、先天性卵巢发育不全等。婚育指导意见需根据具体情况，向男女双方讲清楚女方的情况对性生活及生育能力有何影响及影响程度、是否可以进行治疗、治疗的方法、治疗后对性生活及生育能力恢复的程度，让他们在充分知情的情况下作出是否结婚与何时结婚的决定。

2. 真两性畸形 指性腺同时包含卵巢和睾丸，而染色体性别可以有不同的类型，如46,XY/46,XX、46,XX/47,XXY、46,XY/45,X0、46,XX、46,XY。外生殖器介于两性之间，呈男性、女性或男女性兼有。针对真两性畸形，婚育指导意见为原则上应劝阻结婚，如果双方坚持结婚，必须向男女双方讲清楚：可以通过矫形手术或切除某些性腺后再结婚，但没有生育能力；保留男性生殖器者无性能力，让双方在充分知情的情况下进行决定。

由于性发育异常，这类患者在婚育、身心、生活、学习等诸方面都可能存在一系列问题，必须正确地诊断和处理。

3. 假两性畸形 女性假两性畸形，性腺为卵巢，染色体核型为46,XX，外生殖器类似于女性，有男性化表现，乳房不发育。针对假两性畸形，婚育指导意见为外生殖器可以做矫形手术，早期药物治疗可促使女性生殖器官的发育和月经来潮，甚至有受孕和分娩的可能。

第三节 婚前卫生咨询与指导

婚前卫生咨询是一项非常重要的服务，它能够帮助男女双方了解彼此的健康状况，预防相关疾病的发生和传播，保障婚姻的健康和幸福。为了做好这项工作，需要秉持咨询原则，灵活运用咨询技巧，为男女双方提供全面、专业、贴心的服务。

婚前卫生指导是一项关于结婚、生育、预防出生缺陷、减少疾病遗传和传播等医学知识的健康教育服务。针对受检对象的具体需求，提供系统而严谨的卫生知识教育指导。该指导涵盖多个重要领域，包括但不限于性健康教育、生育规划及新婚避孕知识、孕前保健要点、遗传病和传染病的基础知识、影响婚育的相关疾病知识，以及其他生殖健康知识。婚前卫生咨询与指导的目标是确保受检对象具备科学、准确的生殖健康知识，以作出明智的健康决策。虽然互联网提供了丰富的信息资源，但并非所有信息都是可靠和科学的。因此，应鼓励受检对象通过正规渠道，如医疗机构、专业网站等，获取权威的生殖健康知识，避免受到误导或不实信息的干扰。

一、原则

婚前卫生咨询与指导的原则主要包括以下几点。

1. 尊重原则 尊重每个人的权利和尊严，无论其种族、性别、年龄、健康状况、宗教信仰、文化背景等如何。在提供婚前卫生咨询与指导时，应以尊重为基础，确保个人的隐私和权益不受侵犯。

2. 知情同意原则 应该充分告知个人关于婚前检查的目的、内容、可能的风险和益处，以便受检对象能够自主作出决定。同时，个人有权选择接受或拒绝婚前检查，并且应被告知拒绝可能带来的后果。

3. 保密原则 医生或咨询师应该对个人在婚前卫生咨询与指导中提供的信息保密，除非得到个人的明确同意，否则不得将这些信息泄露给第三方。

4. 公正原则 应该公正无私，不受任何利益或偏见的影响。医生或咨询师应该为每个人提供平等的机会和服务，不因其种族、性别、年龄、健康状况、宗教信仰、文化背景等而有所歧视。

5. 个性化原则 应该根据个人的具体情况进行个性化服务。医生或咨询师应该充分了解个人的健康状况、生活习惯、家族病史等，并提供针对性的建议和指导。

婚前卫生咨询与指导的原则是以尊重、知情同意、保密、公正和个性化为基础，确保个人在婚前检查中的权益得到保障，同时提供有效的指导和建议，促进婚姻的健康和幸福。

二、内容

（一）婚前卫生咨询

婚前卫生咨询是一个全面而细致的过程，旨在确保即将步入婚姻殿堂的男女双方能够充分了解与婚育相关的卫生知识，为未来幸福生活打下坚实的基础。具体的内容应根据咨询对象的具体情况而有所侧重。

1. 婚育保健 咨询师应向男女双方介绍婚育保健的各个环节，如婚前检查、孕前检查的重要性及具体内容，帮助他们在思想上重视这些检查，行动上积极配合。此外，还应详细解释孕期保健的要点，如合理饮食、适度运动、定期产检等，以及分娩方式的选择，包括自然分娩和剖宫产的优缺点，让准父母们能够根据自己的实际情况作出明智的选择。

2. 避孕知识 避孕是婚育生活中不可或缺的一部分。咨询师应运用通俗易懂的语言向男女双方介绍各种避孕方法，如避孕套、避孕药、避孕环等，解释它们的避孕原理、使用方法和注意事项。同时，还应强调避孕的重要性，提醒咨询对象避免意外妊娠带来的不便和困扰。

3. 疾病相关知识 咨询师应详尽地向男女双方介绍遗传病、精神疾病、传染病、性传播疾病和生殖器官疾病等常见疾病的预防、诊断和治疗方法，运用生动的案例和科学的论据来解释这些疾病的成因、症状和影响，帮助准夫妻们建立正确的疾病认知，学会预防疾病的发生和传播。

4. 心理健康 在婚前卫生咨询与指导中，咨询师应关注男女双方的心理状态，了解咨询对象是否存在焦虑、抑郁等心理问题。对于存在心理困扰的准夫妻，应提供适当的心理支持和建议，帮助他们建立健康的心态，迎接婚姻生活的挑战。

5. 性健康 性健康是婚前卫生咨询中不可或缺的一部分。咨询师应向男女双方传授性健康知识，包括性传播疾病的预防、性生活的安全和卫生、性功能障碍的解决方法等。合理运用专业而敏感的态度来讨论这些话题，帮助准夫妻们建立健康的性观念和行为。

6. 营养指导 是婚前卫生咨询中的一项重要内容，需根据男女双方的体质和生活习惯，提供个性化的营养建议。详细解释各种食物的营养成分和功效，指导准夫妻们如何合理搭配饮食、补充营养素，帮助他们建立健康的生活方式。

7. 家族病史 了解家族病史对于婚前卫生咨询来说至关重要，因此咨询师需要询问男女双方的家族史，关注是否存在遗传病或遗传倾向。对于有家族遗传史的准夫妻，应提供针对性的建议和指导，帮助咨询对象做好预防和应对措施。

（二）婚前卫生指导

婚前卫生指导以严谨、稳重和理性的态度，为即将步入婚姻殿堂的夫妇提供全面的医学知识教育，旨在保障他们的健康福祉，并为未来子女的健康成长奠定坚实基础。

1. 性健康教育 生殖健康是指个体在生殖系统和相关功能方面处于良好状态，能够安全、满意地参与性生活，并有效预防意外妊娠和性传播疾病。作为婚前卫生指导的核心组成部分，性健康教育承担着引导未婚夫妻形成正确性观念的重要使命，确保其在道德观念、社会适应性、生理和心理等层面均维持健康状态。

生殖健康对于个体而言至关重要，而性健康教育则是维护其生殖健康的关键环节。性健康教育涵盖了性道德教育和性保健教育两大方面。①性道德教育：强调性行为的道德规范，包括专一性、诚实性、非占有性和原则性，这些要素共同构成了健康、文明的性道德观念。它们对于维护婚姻关系的稳定、防止不道德性行为的发生具有至关重要的作用。②性保健教育：侧重于提供生理、心理和卫生方面的知识，帮助未婚夫妻了解性生理活动的反应、过程和方式，从而为其婚后和谐的性生活奠定坚实基础。

关于新婚期性生活，初次过性生活的感受是复杂的，新奇、甜蜜、紧张、焦虑和恐惧是最常见的情绪，而女性则比男性更为突出。

关于处女膜，处女膜的完整与否并不是判定女性贞操的标志。所以应该告诉准备结婚的男女青年，必须以科学的态度来对待。

性功能是夫妻生活中重要的和不可缺少的组成部分，生理功能的发挥是以心理驱动为先决条件的。性心理是围绕着性征、性欲和性行为而展开的心理活动，由性意识、性感情、性知识、性经验和性观念等组成。性心理活动比较复杂，除生理基础外，社会基础，包括文化、伦理、社会舆论等也会影响性心理。因此，性心理的健康教育要通过医学、生理学和社会学等多方面的知识传播来开展。在婚前保健时主要是给予正面宣教，树立对于性和性生活的正确态度。

外生殖器的解剖结构多皱褶，容易积垢，而且外阴环境温暖、潮湿，适宜病原体的生长繁殖。因此，必须保持外阴的清洁卫生，做到每天清洗并更换内裤。最好在性生活前双方都清洗外阴部，避免因性生活诱发生殖道感染。蜜月性膀胱炎就是因为对性卫生不够重视，外阴部盲目触摸、频繁摩擦会增加对尿道口的污染，加上新婚期间身体较疲劳、抵抗力较低，易诱发尿路感染。蜜月性膀胱炎是新婚阶段的常见病，应向婚检对象强调性卫生的重要性。

在女性的各个生理期中，性生活应有所节制。月经间期适于性生活，但应控制频度，一般每周2～3次。随年龄增长，或工作繁忙度增加，性生活的频度可相应减少。应指导婚检对象本着爱护和体贴对方的感情去体验性爱，才能得到和谐的性生活。在月经期不宜性交，否则可能引起月经过多、经期延长、增加生殖道感染的机会，还可能导致子宫内膜异位症。在妊娠期的前3个月内和7个月后不宜性交，否则可能引起自然流产、早产、胎膜早破、产前出血等不良后果。在分娩后6～8周生殖器官才得到复旧，故产后8周内禁止性交。哺乳期，女性日夜哺乳比较疲劳，如会阴部因生产过程造成损伤并修补，此时进行性交则可能会有修补瘢痕处疼痛，因此性生活应注意轻柔和适度。

2. 生育保健指导　生殖健康是个体健康的重要组成部分，要求人们能够根据自身意愿，科学、合理地规划生育。为实现这一目标，生育保健在婚检中扮演着至关重要的角色。婚检对象需充分了解受孕的基本知识，包括男女双方的生理条件、受孕过程及科学受孕的方法等。在现代社会中，人们对生育的选择性和计划性越发重视。通过婚检，可以发现潜在的健康风险，并采取有效措施加以规避。此外，婚检还向个体提供多元化的避孕和生育控制手段，以满足不同的生育需求。

计划受孕前，个体应做好充分准备，包括调整生活习惯、优化饮食结构、增加体育锻炼等。同时，保持良好的心理状态也是确保受孕成功的关键因素。这些准备工作旨在提高受孕质量，为下一代的健康成长奠定坚实基础。

（1）受孕过程：人的生命始于精子与卵子结合之时。精子产生于男性的性腺——睾丸，贮存于附睾并继续成熟。性交时通过射精排入女性阴道，活动力强的精子快速向前移动，穿过宫颈、经过宫腔进入输卵管，在女性生殖道行进过程中得到穿入卵子细胞的能力（获能），大量的精子停留于输卵管的壶腹部等候卵子。卵子产生于女性的性腺——卵巢，卵子成熟后从卵巢排出，经输卵管的伞部进入输卵管腔，向子宫方向行进。在输卵管壶腹部，已经获能的精子遇见卵子，精子的头部与卵子接触后发生顶体反应，随后即穿入卵子的透明带。当一个精子进入透明带后，其结构即发生变化，阻止了其他精子的穿入，以保证在众多的精子中只有一个能力最强的精子能够进入卵子的细胞膜。随后卵子迅速完成第二次成熟分裂形成卵原核，精卵细胞原核合二为一，完成受精的过程。受精卵继续向子宫方向移动，边移动边成长，发育成为囊胚，进入宫腔后与子宫内膜发生黏附、穿透，然后植入内膜，完成着床过程，此过程需要7～8天。着床后，囊胚在子宫内继续生长发育，至8周时称为胚胎，已初具人形，B超可以见到心管搏动，9周后称为胎儿，40周为预产期。

（2）受孕条件：从上述受孕过程可见，受孕必须具备三大基本条件，即健康的生殖细胞、通畅和功能良好的运输生殖细胞的通道、适宜于受精卵着床和孕育胎儿的环境。

1）生殖细胞：人类的生殖细胞是精子和卵子，夫妇双方具有健康的生殖细胞是受孕的先决条件。精子的发生始于精原细胞。青春期后，在垂体激素调节下，精原细胞经过增殖、生长和成熟分裂演变为成熟精子，全过程约需74天，成年男性的睾丸可持续产生大量的精子。对于精子的要求包括数量和质量，正常精液量为2～6ml，其中精子密度$\geqslant 20 \times 10^{6}$/ml，精子数量$\geqslant 40 \times 10^{6}$，向前运动精子（a＋b级）$\geqslant 50\%$，活精子$\geqslant 50\%$，正常形态精子$\geqslant 15\%$。卵子的发生始于卵原细胞，从胚胎期就开始第一次减数分裂成为初级卵母细胞，在胚胎16周至出生后6个月形成始基卵泡。青春期后，在垂体激素调节下，始基卵泡开始生长发育，经过窦前卵泡、窦状卵泡、排卵前卵泡3个阶段，直至排卵，卵母细胞才完成第一次减数分裂，成熟为次级卵泡，全过程约需1年。一般情况下，育龄期妇女每个月经周期有1批卵泡经历募集、选择，进入生长周期的最后阶段，最终产生一个优势卵泡达到发育成熟状态，排出一个卵子。

2）运输生殖细胞的通道：形态和功能正常的通道是受孕的必要条件。卵子的通道就是输卵管，成熟卵子从卵巢排出后即被输卵管伞摄取，运送至壶腹部。而精子则需经历三段路程才到达受精部位，第一段路程是从曲细精管随睾丸液流入附睾，在附睾尾部发育成熟后进入输精管；第二段路程是射精通道，从输精管进入射精管，经尿道排放至女性生殖道内；第三段路程是从女性的阴道进入宫颈、宫腔、输卵管，终点是输卵管的壶腹部。这些生物学通道不单纯是精子前进的路径，更是促进精子逐渐成熟并具备受精的能力的必经之路。女性的宫颈分泌黏液，只有在接近排卵时宫颈黏液才变得清稀，便于引导精子通过，精子进入宫腔向输卵管前行途中，精子顶体表面糖蛋白降解，膜电位改变，顶体膜稳定性降低，到达输卵管壶腹时便具备了受精的能力。在排卵后，宫颈黏液立即变得黏稠，精子就不再能进入宫腔。

3）着床和孕育胎儿的环境：正常的子宫及发育良好的子宫内膜是受孕的关键条件。排卵后，在卵巢激素的作用下，子宫内膜转为分泌期，内膜增厚，腺体分泌功能旺盛，间质血供丰富，在排卵后7天达到极致，适于囊胚着床。如果该周期有排卵并已经受精形成囊胚，此时恰好到达宫腔，称为同步发育，待囊胚黏附于子宫内膜并植入，受孕的过程就完成了。如果卵巢激素不足，子宫内膜分泌不足，不满足囊胚着床条件，可致不孕或早期流产。

（3）计划受孕：对于有生育意愿的夫妇，如果具备了以上3个条件，计划受孕的重点就在于把握适于受孕的时机。

由于精子是源源不断地持续产生的，男性每天都能够提供足够的精子。当然，要给出质量好的精子，除了保持身体的健康状态良好，还要注意房事的频率不宜过密或过疏，一般隔1～2天一次房事为宜。女性则不同，在一个月经周期中只有一次排卵的机会，而且卵子排出后的存活时间仅1天，所以受精的时机就在排卵后的1天之内。不过，1天的时间足够长，因为精子排出后在女性生殖道可以存活3天左右，排卵前的宫颈黏液、宫腔液及输卵管液营养丰富，能够保护精子。只要在排卵前安排房事，精子先行到达受精部位，等候卵子的到来，就容易受孕。因此，易受孕期是在女性的排卵期，从排卵前3天至排卵后1天。把握识别排卵期的方法非常重要，观察排卵的征兆有许多方法，自我判断方法常用的有如下3种。

1）日程表法：是一种用于预测女性排卵期的方法。对于月经规律的女性来说，排卵通常发生在月经前的第14天左右，这个时间范围为月经周期的第12～16天。如果女性的月经周期是30天，那么排卵期就位于月经周期的第14～18天。因此，易受孕期则位于月经周期的第11～19天。然而值得注意的是，每个女性的月经周期可能都会有一些变化，因此排卵期也可能会相应提前或推后。因此，在实际使用时，女性应该根据自己的月经周期规律来进行推算，以更准确地预测自己的排卵期和易受孕期，具体公式如下：

$$最短月经周期天数-19＝易受孕期开始$$
$$最长月经周期天数-10＝易受孕期结束$$

按此方法计算得出的易受孕期相当粗略，对于月经非常规律的女性有9天时间，而对于月经周期规律有波动或不规律的女性可长达10余天。因此，单独使用此方法的实用性不强。

2）宫颈黏液法：宫颈黏液分泌受雌孕激素周期性影响，随卵泡发育增加，至排卵前达高峰，清澈透明可拉丝，排卵后减少变黏稠。观察宫颈黏液变化可感知生理周期，从湿润感到黏液高峰日后3天为易受孕期。

3）基础体温法：也可观察排卵规律，排卵前低温相，排卵后高温相，排卵通常发生在体温上升前1天。连续测量3个月经周期基础体温可分析排卵日。

4）其他：如使用排卵试纸检测尿液。建议在月经周期的第10天或接近排卵期的时候，每天进行3次测试，直到排卵结束。虽然这种方法相对耗时并且成本较高，但它可以在一定程度上帮助判断排卵情况。然而需要注意的是，试纸的稳定性可能受到多种因素的干扰，从而影响测试结果的准确性。其他需要去医院做的观察排卵的方法有超声测量卵泡与子宫内膜、血液生殖激素检测、宫颈黏液检测、子宫内膜组织学检查等。

（4）孕前准备：计划妊娠的对象应当在孕前做好充分准备。

1）生育年龄：根据医学和社会学的研究，女性的最佳生育年龄为25～30岁，男性则为25～35岁。这个年龄段，个体的生理和心理发展相对成熟，有利于养育子女和成功受孕。计划生育的夫妇应考虑个人实际情况，如身体、家庭和经济状况，制订最适合的生育计划，并咨询专业医生或机构确保科学性和可行性。虽然存在最佳生育年龄，但现代医学技术为各年龄段夫妇提供了更多选择。制订生育计划时，应保持理性、科学态度，并在专业指导下进行。

2）健康生活方式：平衡的膳食、充分的睡眠和适当的运动是健康生活的基本要素，应保持正常体重，避免烟酒的危害，以保证在身体健康、没有疾病、营养良好的状态下受孕。

3）避免不利的环境因素：必须高度警觉并采取措施，以尽量减少工作和生活环境中可能存在的有害理化生物因素的影响。这些有害因素包括但不限于高温、放射线、噪声、重金属、有机溶剂、农药及病毒感染等。

4）谨慎用药：备孕期间应该尽量避免服药，但如果生病，应该在医生的指导下进行治疗。同时，保持健康的生活方式也是非常重要的，包括均衡的饮食、适当的运动和充足的休息。这些措施有助于提高受孕的成功率，并保障母婴的健康。

3. 节育指导　针对新婚无生育计划的夫妇，需普及避孕知识和方法。避孕的本质是运用科学手段干扰受孕条件，实现暂时性不孕。推荐选择安全、有效、可逆且便于使用的避孕方法，如避孕套和短效口服避孕药。对于长期无生育计划且性生活稳定的夫妇，可考虑长效避孕方法，如皮下埋植剂和宫内节育器。不建议使用阴道避孕栓、胶冻、药膜等效果不理想的避孕方式。发生未避孕的性交或避孕失败时，应及时采取紧急避孕措施。终身不宜生育者，可采取绝育或长效避孕措施。

4. 婚前卫生指导的方式　根据婚检对象的年龄、身体健康状况及生活经历，选择提供遗传病和传染病的基本知识、影响婚育的有关疾病的基本知识及其他生殖健康知识等。在有限的时间里信息量过大，指导效果也不好。在面对面交谈的基础上，还可以提供一些书面资料或音像资料，让婚检对象带回去学习。

集体教育可以采取"新婚学校"形式进行系列讲座，也可以在婚检的等候区域播放专题音像片供婚检对象观看。

　　环境宣教是在婚前保健的场所设置宣教版面或陈列柜，陈列有婚前保健有关用品，以增加他们的感性认识和宣教气氛。

知识拓展

婚前医学检查

　　1995年6月1日，我国正式实施了《中华人民共和国母婴保健法》，其中明确规定，男女双方在申请结婚登记时，必须持有婚前医学检查证明或医学鉴定证明。这一法律条款的设立，其根本目的是保障母婴健康，推动优生优育，通过婚前医学检查，及时发现并预防潜在的遗传性疾病和传染性疾病。

　　2003年10月1日，随着《婚姻登记条例》的颁布实施，原有的强制婚前检查规定被废止，婚前检查转变为公民自愿选择的行为。这一变革体现了我国政府在社会治理上的灵活性和人性化，充分尊重了公民的自主权和隐私权。

　　尽管婚前检查不再具有强制性，但仍建议男女双方在结婚前主动接受健康检查。婚前检查不仅有助于了解双方的健康状况，及时发现并治疗潜在疾病，还能为双方提供家族遗传史和疾病风险的重要信息，对未来的生活规划和健康管理具有指导意义。

本章小结

教学课件

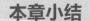

执考知识点总结

本章涉及的2019版及2024版公共卫生执业助理医师资格考试考点对比见表3-1。

表3-1　2019版及2024版公共卫生执业助理医师资格考试考点对比

单元	细目	知识点	2024版	2019版
婚前保健	婚前保健概述	（1）定义	√	√
		（2）服务内容	√	√
	婚前医学检查	（1）检查项目	√	√
		（2）主要疾病	√	√
		（3）医学意见	已删除	√

续 表

单元	细目	知识点	2024版	2019版
婚前保健	婚前卫生咨询与指导	（1）婚前卫生指导原则	新增	—
		（2）婚前卫生指导内容	√	√
		（3）婚前卫生指导方法	已删除	√
		（4）婚前卫生咨询原则	√	√
		（5）婚前卫生咨询内容	√	√
		（6）婚前卫生咨询技巧	已删除	√

拓展练习及参考答案

（欧晓燕）

第四章 孕产期保健

案例导入

【案例】

李女士，26岁，孕4周。患者自诉近几周来反复恶心、呕吐，呕吐物为胃内容物。患者担心因为自己反复呕吐、食欲缺乏导致胎儿发育不良，最近焦虑情绪较重，经常失眠，严重影响日常生活。

【问题】

1. 孕早期恶心、呕吐的原因有哪些？
2. 针对此类患者应如何指导保健措施？

核心知识拆解

　　孕产期保健的目的主要是通过产前检查、健康监测、宣传教育和咨询服务等措施，保证妊娠过程正常发展，帮助孕妇做好分娩的心理和生理准备。维护孕产妇身心健康和胎儿正常的生长发育，尽早发现异常，尽早筛查出妊娠期可能发生的并发症并给予及时处理，预防严重并发症的发生，预防流产、早产、胎儿畸形，防止胎位异常，以免难产。

第一节 孕前保健

　　孕前保健对于整个孕产期具有非常重要的意义。在孕前给予系统的医学检查，能及时地对母体的身体状况进行评价，尤其是母体能否胜任妊娠的负担及是否影响胎儿发育，及时发现不利的危险因素，并采取相应的干预措施。正确的孕前保健也可以指导育龄期夫妇在最佳的生理、心理和环境状态下做到有计划的受孕，为新生命的孕育创造最佳的起点，从而降低缺陷婴儿的出生可能，提高人口素质。

一、健康教育与咨询

孕前咨询主要为曾经生育过出生缺陷患儿或有异常妊娠史的家庭提供咨询服务，目的是评估本次妊娠发生出生缺陷和/或自然流产的风险。其内容主要包括以下几个方面。

1. 影响出生缺陷的因素

（1）遗传因素：如常染色体显性遗传病、常染色体隐性遗传病、X连锁显性遗传病、X连锁隐性遗传病等。

（2）环境因素：生物因素，如TORCH感染可引起胎儿畸形。非生物因素，如电离辐射、射线、重金属、毒物、药物、酒精、烟等也可导致胎儿缺陷。

2. 影响自然流产的因素

（1）遗传因素：染色体异常是自然流产最常见的原因，如胚胎染色体异常和流产夫妇的染色体异常。

（2）免疫因素：40%～80%的自然流产找不到具体原因，可能跟以下免疫因素有关，如自身免疫因素、封闭抗体、辅助性T细胞细胞因子失衡等。

（3）环境因素：孕妇接触有害有毒物质（如镉、汞、铅等重金属或放射性物质）可导致流产。

（4）母体因素：患有以下疾病的孕妇也容易导致流产。①全身性疾病，如严重心脏病、高血压、肾炎、严重贫血、急性传染病等；②生殖器官的疾病，如子宫畸形、子宫颈内口松弛、宫颈重度撕裂、盆腔肿瘤；③内分泌疾病，如甲状腺功能亢进或低下、糖尿病、黄体功能不足等。

二、孕前医学检查

1. 一般情况 包括孕产史、疾病史、家族史、生活方式、饮食习惯、营养状况、职业及工作环境、运动和劳动情况、社会心理状况、人际关系等，双方家庭成员的健康状况也应该询问。

2. 体格检查 应注意体格发育情况，有无遗传性疾病、内外生殖器官发育异常、内分泌系统疾病、传染病、智力障碍、精神疾病等。

3. 辅助检查 包括血常规、尿常规、大便常规、血型、肝肾功能、血糖、血脂、电解质、乙肝表面抗原、梅毒螺旋体抗原血清试验、人类免疫缺陷病毒抗体、心电图等。

4. 专项检查 严重遗传性疾病、指定传染病、有关精神疾病、重要脏器和生殖系统疾病。

三、孕前保健指导

1. 孕前心理准备 孕前良好的心理状态对于女性的整个妊娠过程至关重要，能够积极地促进健康妊娠，而消极的情绪会严重影响整个受孕及妊娠过程。孕前期孕妇应从以下几个方面做好心理准备。

（1）学习孕育知识：树立正确的生育观念，了解受孕及妊娠过程中出现的生理现象，充分认识妊娠是妇女能够完成的生理过程。

（2）正确面对孕期的各种变化：孕期妇女在体力、体型、饮食、生活习惯、精神状态、情绪、心理依赖等方面会发生巨大的变化，孕前期妇女应以正确和平和的心态面对这些变化，经常向专业妇幼保健人员咨询，为孕育胎儿做好心理准备。

（3）接受未来家庭心理空间的变化：未来的家庭将由2人空间变为3人空间，孩子不仅会占据父母的生活空间，同时也会占据夫妻两人的心理空间。所以孕前期妇女要做好母亲的心理准备，保持愉快的心理状态，创造和谐的生活空间。

2. 建立健康的生活方式

（1）合理营养：孕前3～6个月就要培养良好的饮食习惯，每天要保证充足的优质蛋白质、维生素、微量元素，多食含叶酸丰富的食物，合理饮食，营养均衡，为以后胎儿的生长发育提供良好的营养基础。

（2）休息与运动：孕前应适度运动，作息规律，保证充足的睡眠。运动后应注意补充水分和碱性食物，防止脱水，影响健康。

（3）改变不良的生活习惯：许多不良的生活习惯如吸烟、饮酒、吸毒等会导致染色体畸变，严重影响胎儿的生长发育，最终导致流产、早产、死胎、畸形或智力低下等。故夫妻双方应在孕前3个月严格戒烟、戒酒，吸毒者要在戒毒后才能受孕。

（4）避免接触有害因素：夫妻双方在日常工作和生活中应避免接触有毒金属（如铅、汞、砷等）、有毒化学物质（如苯、二硫化碳、氯乙烯、农药等）、电离辐射、噪声污染等，以免影响胎儿生长发育。

（5）远离宠物：密切接触宠物，特别是宠物的排泄物，可传染弓形虫病，孕妇若感染此病后可导致流产、胎儿畸形和胎儿宫内发育迟缓。所以孕前期夫妻双方应尽量远离宠物，特别是其排泄物。

3. 制订妊娠计划

（1）选择最佳生育年龄：女性最佳生育年龄为25～30岁，男性最佳年龄为25～35岁。这个年龄段夫妻双方生殖功能旺盛，卵子和精子质量好，受孕的成功率最高。女性18岁前或35岁后，妊娠危险因素增加，难产、手术产、早产的发生率和病残儿出生率均明显增高。

（2）选择最佳受孕月份：7—9月是一年中最好的受孕月份，此时气候温暖，瓜果蔬菜供应充足，对于胎儿的生长发育和营养补充十分有利。

知识拓展

唐氏综合征

唐氏综合征又名21-三体综合征，是一种先天性染色体疾病，是目前全球最常见的遗传病，我国每年有2万余名唐氏综合征患儿出生。主要的临床特征是智力障碍、发育迟缓、特殊面容，可伴有多发畸形，是一种无法通过药物或手术治疗来根治的疾病。据研究发现，发病因素除了遗传因素及环境因素外，母亲孕育年龄越大，患病风险则越高，母亲年龄＞35岁为高危因素。40岁以上的妊娠妇女做羊水穿刺筛查，该病的发现率为5%以上。所以要想孕育健康的子代，应尽可能选择最佳生育年龄。

---

4. 预防感染　受孕前应常规检查弓形虫、风疹、巨细胞病毒、单纯疱疹病毒等感染，若既往无风疹感染史和乙型肝炎病毒表面抗体阴性者，应在受孕前3～6个月接种风疹疫苗和乙型肝炎疫苗，以增强免疫力。

第二节 孕 期 保 健

一、孕早期保健

孕早期是从妊娠开始到妊娠12^{+6}周前，这是胎儿各器官发育形成的重要时期。

（一）孕早期的保健要点

1. 对高危孕妇给予专案管理 若在第一次产检前筛查出为高危孕妇，则应结合当地的医疗条件，指导孕妇合理转诊。对已出现并发症或合并症的孕妇，应及时给予诊治或转诊，必要时请专家评估孕妇是否可以继续妊娠。

2. 给孕妇提供全面的保健指导，促进孕妇及胎儿的身体健康

（1）及早确定妊娠，并给予及时的保健指导：育龄期妇女若出现月经推迟、不规则阴道流血或恶心、呕吐、乏力等表现，应考虑妊娠的可能，尿妊娠试验可提供初步的诊断。若就医后确诊为妊娠，则应及早开始孕产期保健，并纠正不良的饮食及生活习惯，如吸烟、饮酒等。应对孕妇进行健康教育，避免使用对孕妇及胎儿有害的药物，避免接触放射线及有害物质，如甲醛等。孕早期应保证优质蛋白及维生素的摄入，叶酸的补充也是非常重要的。

（2）适时开展产前筛查及产前诊断：资料显示，人群的出生缺陷发生率约为5%，所以开展产前筛查和产前诊断是非常有必要的，这对于提高人口素质具有重要的意义。应根据当地的实际情况开展，并最大限度地做到个体化。有条件的医疗机构可在孕早期开展唐氏综合征筛查，包括血清标记物、超声颈部透明层厚度测量，以及其他染色体疾病和先天感染性疾病的筛查。

3. 及时开展健康教育

（1）适当锻炼：无妊娠并发症或合并症的孕产妇可在早期进行适当的有规律的锻炼，这对于孕妇及胎儿也是十分有利的。锻炼时，应避免对腹部造成损伤的运动，以及高度紧张和关节张力过大的运动。

（2）孕期禁毒：吸毒可导致早产、流产、死胎及有缺陷或合并症的胎儿。研究表明，孕期经常吸食大麻，可使新生儿体重平均减少131g。吸毒也会增加早产儿、极低体重儿、窒息、肺炎、新生儿出血等并发症的发生率。

（3）孕期禁烟、禁酒：孕妇吸烟可增加胎儿宫内猝死、胎盘早剥、胎膜早破、异位妊娠、前置胎盘、早产、流产、低出生体重儿、先天性唇腭裂等并发症的发病率，孕前应反复告知孕妇吸烟对胎儿所造成的危害，并告知孕妇任何时期戒烟对胎儿均有利，并且要避免被动吸烟。酒精属小分子物质，可自由透过胎盘。酗酒会导致低出生体重儿、胎儿酒精综合征等胎儿的娩出率增加，远期对新生儿行为、精神、智力等方面也会造成不良的影响。

（4）孕期免疫接种：灭活疫苗、类毒素、多糖类疫苗如口服脊髓灰质炎疫苗均可接种，但是禁忌活疫苗接种。

4. 每次产前检查时，应给孕妇提问的机会，建卡病例于门诊保管，方便患者下次就诊。告知患者所有检查结果，通过健康教育班进行信息交流及孕期宣教，并提供循证信息。

（二）孕早期常见健康问题的处理

1. 阴道流血 部分孕产妇早期可有阴道流血，其原因可能跟以下因素有关。

（1）见红和阴道流血：妊娠后少量断断续续的流血称为见红，若仅有见红而无其他症状，如腹痛等，可暂时休息，及时去医院就诊，并排除异位妊娠等并发症。

（2）异位妊娠：指由于某种原因，受精卵并未在子宫腔内着床。最常见的异位妊娠的部位是输卵管，常在受孕后40～60天，可出现阴道出血、腹痛等症状；妇科检查子宫不明显增大，偶可发现附件包块；β-hCG及阴道B超检查对诊断有一定帮助。若突发异位妊娠破裂，并出现腹痛、头晕甚至休克的症状，应及时去医院就诊。

（3）葡萄胎：属于良性滋养细胞疾病。若患者孕早期出现阴道流血、早孕反应较重，检查发现子宫增大比停经孕周大，有时阴道还会排出葡萄样的组织，则应考虑葡萄胎。B超可明确诊断，一旦确诊应立即住院行吸宫术，标本必须送病理检查，术后定期复查β-hCG，并严格避孕。术后随访非常重要，因10%左右的良性葡萄胎会发展成为侵蚀性葡萄胎。

（4）先兆流产：主要表现为阴道少量流血，伴或不伴腹痛或轻微腰酸，阴道无组织物排出。原因可能与孕妇患有某些急性病、精神因素或内分泌功能问题有关，如黄体功能不全、胚胎畸形等。一旦出现症状，应及时就诊，B超检查若胚胎正常（胎囊完整、可见胎芽，可闻及胎心搏动等），胚胎80%～90%没有异常，可继续妊娠。胚胎种植在受孕14天左右也可出现很少量出血，无其他任何症状，1～2天后症状可自行消失，一般无须处理。

（5）难免流产：阴道流血较多，常多于月经出血量，患者常伴有不同程度腹痛，且有时阴道有组织物排出。原因可能与胚胎染色体异常、胚胎发育不好有关，是自然选择的结果，一旦确诊，不应继续保胎。若出现以上症状，应立即去医院就诊，并确定流产是否完全、是否合并感染，若排出不全则应清宫。

2. 早孕反应　妊娠后，妇女内分泌系统会发生一系列的变化，孕妇可能会产生各种适应性的改变。最突出和最早出现的表现就是恶心、呕吐、厌食等早孕反应，其程度因人而异。

若妊娠反应较重，可嘱孕妇多饮水，多吃青菜和水果，并少食多餐，可选择符合自己口味的食品，多吃富含优质蛋白的食物，如瘦肉等。家属应多与孕妇沟通，消除其不良情绪，有时心理安慰可以起到重要的作用。

若患者呕吐反应较重，且出现了严重的脱水、电解质及酸碱平衡紊乱，甚至出现了休克，应及时去医院就诊。

二、孕中期保健

孕中期是指孕13～27⁺⁶周，此期胎儿生长非常迅速。

（一）孕中期的保健要点

1. 了解胎动出现时间　初产妇一般在20周、经产妇一般在18周左右能够自我感觉到胎动，由于个体差异及腹壁脂肪厚度的不同，每个孕妇感觉到胎动的时间不一。对于月经不规律且又没有在孕早期经过B超判定孕周的孕妇，可通过初次胎动的时间来粗略估计孕周。

2. 绘制妊娠图，了解胎儿生长发育情况　妊娠图是将孕妇的一些基本信息，如体重、腹围、血压、宫底高度、胎心、胎位、蛋白尿及超声检查的双顶径等，制成一定的曲线，每次在产检时，将检查结果及检查信息记录在曲线图上，并行连续观察对比，用以了解胎儿的生长发育情况。若孕中期出现胎儿生长速度变慢，要高度警惕是否存在先天性疾病，如染色体异常、宫内感染等疾病，并行进一步诊断及处理。

3. 筛查和诊断胎儿的严重出生缺陷　导致严重出生缺陷的原因主要有宫内感染、染色体异常及其他原因所引起的发育异常。妊娠中期检查孕妇血清游离雌三醇（uE₃）、甲胎蛋白（AFP）、β-hCG及抑制素A（inhibin A）等项目，有助于对唐氏综合征、13-三体综合征、18-三体综合征及神经管畸形进行筛查，孕20周左右进行系统的超声检查，还能进一步发现先天性心脏病、唇裂、脑积水及肢体、内脏畸形。羊水细胞培养及脐血穿刺可明确胎儿细胞核型，有助于染色体疾病的诊断。

4. 辅助检查项目

（1）基本检查项目：孕16～24周超声检查，可用于筛查胎儿严重畸形，特别是彩色多普勒超声的应用，进一步增加了诊断的准确率。

（2）建议检查项目：孕24～28周可根据孕产妇有无糖尿病的高危因素，如年龄＞30岁、糖尿病家族史、孕前体重超标、孕期体重增长过快等选择是否行妊娠糖尿病的筛查。根据医疗机构的实际条件，可选择性开展唐氏综合征的筛查，包括孕妇血清的筛查和超声的筛查。血清的筛查可为三联筛查（uE₃、AFP、β-hCG），检出率在70%左右，四联筛查（加抑制素A）检出率在80%左右。

（3）识别、筛查需要做产前诊断的孕妇：需要做产前诊断的孕妇，需及时转诊至有产前诊断资料的医疗机构进行检查，其对象如下。①高龄孕妇（年龄＞35岁）；②羊水过多或者过少者；③胎儿发育异常或者胎儿有可疑畸形者；④孕早期接触过可能导致胎儿先天缺陷的物质者；⑤有遗传病家族史或者曾经分娩过先天性严重缺陷婴儿者；⑥曾经有2次以上不明原因的流产、死胎或新生儿死亡者；⑦筛查结果异常者。

5. 保健指导 ①提供心理、营养及卫生指导；②适度锻炼；③预防及纠正贫血；④强调产前筛查及产前诊断的重要性。

6. 发现高危孕妇，进行专案管理，继续监测、治疗妊娠合并症及并发症，必要时转诊。

（二）孕中期常见健康问题的处理

1. 便秘 孕期，由于内分泌的改变及纤维素摄入的减少，导致孕妇胃肠道蠕动减慢，容易诱发便秘。孕妇可多吃一些富含纤维素的食物，如食物麦麸、小麦等刺激肠道蠕动，同时适度运动，也可适当应用缓泻剂。

2. 胃灼热 胃灼热是孕妇较常见的症状，孕周越长，其发生率越高。可由于胃酸反流至喉部、口腔，导致口腔有酸苦的感觉。

通过改善生活习惯，少食多餐，避免食用含咖啡因等刺激胃酸分泌的食物，饭后应避免躺卧，必要时给予抗酸药，如H₂受体阻断药进行治疗，可明显缓解胃灼热。

3. 静脉曲张 是孕期经常出现的症状，主要表现为大腿内侧蓝色曲张的静脉，可有酸胀不适或瘙痒感，不影响胎儿发育，可通过穿弹力袜改善症状，但不能根治。

4. 腰背痛及耻骨联合痛 腰背痛可能是由于子宫重量的增加及位置的改变，妊娠激素——松弛素影响盆底肌肉松弛所造成的。合理休息，按摩、推拿可缓解症状。耻骨联合痛是盆腔部位的不适感和疼痛感，可以向会阴部及大腿内侧放射，尚无有效的治疗方法。

5. 阴道流血 可能与以下因素有关。

（1）晚期流产：有停经史和早孕反应，阴道流血量多少不一，并有妊娠物经阴道排出，伴或不伴下腹部阵发痛，有的会有羊水流出。

（2）前置胎盘：其原因包括流产、多次刮宫，或产褥感染、剖宫产，从而引起子宫内膜病变或损伤，子宫蜕膜血管发育不良，为了摄取足够的营养，胎盘面积扩大。出血量多少和次数与前置胎盘类型关系密切。出血量少对母儿影响不大，如出血量大，孕妇可能会出现休克症状，胎儿可能会因为缺血、缺氧而死亡。妊娠35周前，阴道出血量不多，孕妇一般情况良好，可用期待疗法，包括卧床休息、保持心态平和，可给予抗感染、止血及抑制宫缩等治疗。

（3）胎盘早剥：孕产妇常有腹部外伤病史，或合并高血压、慢性肾炎等疾病。若患者出血量较多，可出现休克症状，严重时可导致凝血功能障碍。若已明确为重度胎盘早剥，且剥离面积超过胎盘的1/3，血流动力学不稳定，短时间内不能经阴道分娩，应立即行剖宫产术。

6. 贫血　由于孕妇生理的变化，加之部分孕妇蛋白质、铁摄入不足，约1/4的孕妇会出现贫血，但重度贫血较少见。

轻度贫血一般无不适感，但重度贫血或短时间内失血过多时可出现脉搏加快、面色苍白、周围循环阻力下降，严重者可导致充血性心力衰竭，当血红蛋白＜50g/L时，孕妇会出现心肌损害。贫血可导致胎儿慢性缺氧，影响胎儿生长发育，出生的婴儿智力较低、反应迟钝。贫血也可增加妊娠期高血压疾病的发病率。绝大多数贫血为缺铁性贫血，可通过补充铁剂予以纠正。但地中海贫血患者，特别是在红细胞平均体积低于80fl的情况下，需排除诊断后方可补充铁剂。铁剂与钙剂需分别服用，否则铁剂的吸收率会降低。

三、孕晚期保健

孕晚期是指妊娠28周至临产。

（一）孕晚期的保健要点

1. 继续绘制妊娠图　此期可因胎盘功能不全导致胎儿生长受限，在孕34周前，通过加强营养、静脉给予营养物质，可纠正一部分胎儿生长受限。继续绘制妊娠图是十分必要的，间隔两周，连续两次，宫高、腹围无明显增长应警惕胎儿生长受限。如增长过快，要考虑羊水过多和巨大儿的可能，需进一步检查。

2. 估计胎儿体重　通过宫高、腹围简单估计胎儿体重的公式如下。①胎儿体重＝宫高×腹围＋200g；②胎儿体重＝（宫高－12）×155g。通过超声对胎儿径线进行测量可以更准确地估计胎儿体重。

3. 进行骨盆测量　孕晚期，由于松弛素的作用，骨盆要比早期宽大，骨盆测量有助于分娩方式的预测。骨盆形态正常，但各条径线均小于正常径线最低值2cm以上，可能发生难产。若骨盆形态轻微异常，但各径线均大于正常径线最低值，则可能经阴道顺利分娩。骨盆测量可明确骨盆的大小与形态。

4. 辅助检查
（1）基本检查项目：凝血功能，复查肝肾功能。
（2）建议检查项目：人类免疫缺陷病毒检测、梅毒血清学检测。为筛查胎儿严重畸形，必要时可复查超声检查，36周后行心电图、胎心电子监护及胎盘功能检查等。

5. 保健指导　指导孕妇监测胎动，提倡自然分娩，纠正孕产妇贫血，提供营养、心理、分娩前准备、临产先兆症状、母乳喂养及新生儿护理等方面的指导。

6. 若发现高危孕妇，则应进行专案管理，继续监测、治疗妊娠合并症及并发症，必要时转诊。

（二）孕晚期常见健康问题的处理

1. 妊娠水肿　以足部最为常见，可抬高肢体，减少盐分的摄入，避免穿过紧的鞋袜。若水肿较为快速明显，可能是子痫前期的先兆，应尽快就医。

2. 呼吸困难　由于孕晚期子宫增大，可推挤膈肌上移，从而引起呼吸困难。贫血及上楼梯或提重物时会加重孕产妇呼吸困难。此时应多休息，休息时在头下多垫一个枕头可缓解以上症状。

3. 贫血　孕晚期由于易发生生理性或缺铁性贫血，空腹、长久站立或突然站起时容易发生头晕、心悸，故应多吃富含铁剂的食物，如绿色蔬菜、动物肝及芝麻等，纠正缺铁性贫血。

4. 腰背疼痛　孕晚期子宫增大，孕妇重心前移，腰椎前屈增加，腰背部肌肉持续紧张，可出现腰背部疼痛。孕妇在日常走路、站立、坐位及提物等活动时，应尽量将腰部挺直，严重者应卧床休息。

5. 胎动异常 研究表明，早期发现胎动减少可以改善围产儿结局。胎动的急剧减少提示可能胎儿宫内窘迫而需要进一步监护。推荐有高危因素者常规计数胎动。常用的方法是计数1小时胎动，胎动≥10次正常，如果胎动＜10次则再数1小时，如果2小时胎动均＜10次则应警惕，胎动明显减少需及时就医。

6. 腹痛

（1）生理性腹痛：增大的子宫可刺激肋骨下缘，从而导致孕妇肋骨钝痛。此情况属生理性疼痛，左侧卧床休息可缓解。孕晚期当孕妇夜间休息时，可因假宫缩出现下腹阵发性疼痛，持续时间数秒钟，间歇时长可达数小时，无下坠感，白天可缓解。

（2）病理性腹痛：①胎盘早剥，孕妇可伴有腹部外伤、高血压及妊娠期高血压疾病。典型症状是下腹撕裂样疼痛，可出现阴道流血。疼痛程度与早剥面积的大小、子宫内部压力的高低、子宫肌层是否破损和血量多少等有关，严重者可出现胎动消失甚至休克。所以孕晚期孕妇，若合并有高血压，当受到腹部外伤时，应及时去医院就诊，以防意外发生。②若孕妇突感下腹持续剧痛，无间歇或间歇几分钟，伴下坠感，提示早产或子宫先兆破裂，应及时去医院就诊。

（3）非妊娠原因的腹痛：急性阑尾炎、肠梗阻、胆石症和胆囊炎等疾病也可引起孕妇腹痛，容易被忽视，从而导致严重后果，要及时给予鉴别诊断。

7. 临产信号

（1）见红：分娩前24~48小时，宫颈口毛细血管破裂出血，是分娩即将开始的可靠征象。

（2）阵痛：规律宫缩，是胎儿将娩出的重要信号。

（3）破水：阴道流出羊水。

（4）胎头下降感：胃部轻松，呼吸轻快。

（5）阴道分泌物增多，为透明的或白色的黏性无臭分泌物。

（6）腰酸背痛。

第三节　分娩期保健

妊娠达到及超过28周，胎儿及附属物从临产开始至全部从母体娩出的过程称分娩。妊娠达到28～36周分娩称早产，妊娠达到37～41周分娩称足月产，妊娠≥42周分娩称过期产。分娩期时间虽短，但非常重要而且复杂，是保证母婴安全的关键时期。

一、分娩期检查与评估

决定分娩的因素是产道、产力、社会心理因素及胎儿，各因素正常并相互适应，胎儿经阴道顺利自然娩出，为正常分娩。分娩期检查是医护人员对孕妇和胎儿进行的一系列检查，以监测其健康状况。在整个分娩过程中，如果有任何异常情况，医护人员须立即采取适当的措施，以保障母婴健康。

（一）产妇情况检查

1. 产道 是胎儿从母体娩出的通道，包括骨产道和软产道两部分。

（1）骨产道：指真骨盆，是产道的重要组成部分，其大小及形状与分娩关系密切。骨盆腔分为3个假想平面，包括骨盆入口平面、中骨盆平面、骨盆出口平面。

1）骨盆入口平面：即真、假骨盆的交界面，呈横椭圆形，共有4条径线。①入口前后径：指从耻骨联合上缘中点至骶岬前缘正中的距离，平均约为11cm，胎先露入盆与此径线关系密切。②入口横径：指左右髂耻缘间的最大距离，平均约为13cm。③入口左斜径：为左骶髂关节至右髂耻隆突间的距离。④入口右斜径：为右骶髂关节至左髂耻隆突间的距离，平均约为12.75cm。

2）中骨盆平面：为骨盆最小平面，呈纵椭圆形，有两条径线。中骨盆横径，又称坐骨棘间径，指两侧坐骨棘间的距离，正常值平均约为10cm，其长短与胎先露内旋转关系密切；中骨盆前后径，指耻骨联合下缘中点通过两侧坐骨棘间连线中点到骶骨下端间的距离，平均约为11.5cm。

3）骨盆出口平面：由两个不同平面的三角形组成，共有4条径线。出口前后径，指耻骨联合下缘到骶尾关节间的距离，平均约为11.5cm；出口横径，指两侧坐骨结节内侧缘的距离，又称坐骨结节间径，平均约为9cm，是胎先露部通过骨盆出口的径线，与分娩关系密切；出口前矢状径，指耻骨联合下缘至坐骨结节连线中点的距离，平均约为6cm；出口后矢状径，指骶尾关节至坐骨结节连线中点的距离，平均约为8.5cm。

（2）软产道：由子宫下段、宫颈、阴道及盆底软组织共同组成的弯曲管道。

1）子宫下段：由未孕时的子宫峡部形成，子宫峡部上界为宫颈管最狭窄的解剖学内口，下界为宫颈管的组织学内口。未孕时子宫峡部长约1cm，孕12周后逐渐伸展成为宫腔的一部分，随着妊娠的进展被逐渐拉长，至妊娠末期形成子宫下段。临产后，规律的宫缩使子宫下段进一步拉长达7～10cm。由于子宫体部肌纤维的缩复作用，上段肌壁越来越厚，下段肌壁被动牵拉而越来越薄。在子宫内面的上、下段交界处形成环状隆起，称生理性缩复环，生理情况时此环不能从腹部见到。

2）宫颈管消失及宫口扩张：临产后宫颈发生如下两个变化。①宫颈管消失。②宫口扩张。初产妇通常是先宫颈管消失，随后宫口扩张。临产后宫口扩张主要是子宫收缩及缩复向上牵拉的结果。临产前宫颈管长2～3cm，临产后由于宫缩牵拉及胎先露、前羊膜囊的直接压迫，使宫颈内口向上、向外扩张，宫颈管形成漏斗状，随后宫颈管逐渐变短、消失。宫缩使胎先露部衔接，在宫缩时前羊水不能回流，加之子宫下段的胎膜容易与该处蜕膜分离而向宫颈管突出，形成前羊膜囊，协助宫口扩张。宫口近开全时胎膜多自然破裂，破膜后胎先露部直接压迫宫颈，使宫口扩张明显加快。当宫口开全时，妊娠足月胎头方能通过。经产妇一般是宫颈管消失与宫口扩张同时进行。

3）阴道、骨盆底及会阴的变化：正常阴道伸展性良好，一般不影响分娩。临产后前羊膜囊及胎先露部将阴道上部撑开，破膜以后胎先露部直接压迫盆底，软产道下段形成一个向前、向上弯曲的筒状通道，阴道壁黏膜皱襞展平、阴道扩张变宽。肛提肌向下及两侧扩展，肌纤维逐步拉长，使会阴3～4cm厚变成2～4mm厚，以利胎儿通过。但由于会阴体部承受压力大，分娩时可造成裂伤。

2. 产力　是将胎儿及其附属物从子宫内逼出的力量。产力包括子宫收缩力（简称宫缩）、腹壁肌及膈肌收缩力、肛提肌收缩力。

（1）子宫收缩力：是临产后的主要产力，贯穿于整个分娩过程中。临产后的宫缩能迫使宫颈管消失、宫口扩张、胎先露部下降、胎盘和胎膜娩出。临产后正常宫缩的特点如下。

1）节律性：子宫节律性收缩是临产的重要标志。每次子宫收缩都是由弱渐强（进行期），维持一定时间（极期），一般30～40秒，随后从强渐弱（退行期），直至消失进入间歇期。间歇期一般为5～6分钟。随产程进展宫缩持续时间逐渐延长，间歇期逐渐缩短。当宫口开全后，宫缩可持续达60秒，间歇期仅1～2分钟。如此反复，直至分娩结束。

2）对称性和极性：正常宫缩起自两侧子宫角部，迅速向子宫底中线集中，左右对称，再以2cm/s的速度向子宫下段扩散，约15秒可均匀协调地遍及整个子宫，此为子宫收缩的对称性。宫缩以子宫底部最强最持久，向下逐渐减弱，此为子宫收缩的极性。子宫底部收缩力的强度是子宫下段的2倍。

3）缩复作用：每当宫缩时，子宫体部肌纤维缩短变宽，间歇期虽松弛，但不能完全恢复到原来长度，经过反复收缩，肌纤维越来越短，这种现象称缩复作用。缩复作用使宫腔容积逐渐缩小，迫使胎先露部下降，宫颈管消失及宫口扩张。

（2）腹壁肌及膈肌收缩力：简称腹压，是第二产程时娩出胎儿的重要辅助力量。宫口开全后，每当宫缩时，前羊水囊或胎先露部压迫骨盆底组织及直肠，反射性地引起排便动作，产妇主动屏气向下用力，腹壁肌及膈肌强有力地收缩使腹内压增高。腹压在第二产程末期配以宫缩时运用最有效，能迫使胎儿娩出，在第三产程亦可促使已剥离的胎盘娩出。过早用腹压易使产妇疲劳和宫颈水肿，致使产程延长。

（3）肛提肌收缩力：有协助胎先露部在骨盆腔进行内旋转的作用。当胎头枕部位于耻骨弓下时，能协助胎头仰伸及娩出。当胎盘娩出至阴道时，肛提肌收缩力有助于胎盘娩出。

3. 社会心理因素 分娩虽属生理过程，但对产妇确实可产生心理上的应激。产妇的社会心理因素可引起机体产生一系列变化从而影响产力，因而也是决定分娩的重要因素之一。对分娩疼痛的恐惧和紧张可导致宫缩乏力、宫口扩张缓慢、胎头下降受阻、产程延长，甚至可导致胎儿窘迫、产后出血等。所以在分娩过程中，应给予产妇心理支持，耐心讲解分娩的生理过程，尽量消除产妇的焦虑和恐惧心理，使产妇掌握分娩时必要的呼吸和躯体放松技术。

（二）胎儿情况检查

胎儿的大小、胎位及有无畸形是影响分娩及决定分娩难易程度的重要因素之一。主要通过超声检查并结合测量宫高来估计胎儿体重。一般估计的胎儿体重与实际出生体重相差在10%以内即视为评估较准确。分娩时，即使骨盆大小正常，但如果胎儿过大致胎头径线过长，可造成头盆不称导致难产。

1. 胎头各径线及囟门

（1）胎头各径线：主要有4条，双顶径、枕额径、枕下前囟径及枕颏径。双顶径可用于判断胎儿大小，胎儿一般以枕额径衔接，以枕下前囟径通过产道。胎头各径线的测量及长度见表4-1。

表4-1 胎头各径线的测量及长度

名称	测量方法	长度/cm
双顶径	两顶骨隆突间的距离，为胎头最大横径	9.3
枕额径	鼻根上方至枕骨隆突间的距离	11.3
枕下前囟径	前囟中央至枕骨隆突下方的距离	9.5
枕颏径	颏骨下方中央至后囟顶部的距离	13.3

（2）囟门：胎头两颅缝交界空隙较大处称囟门。大囟门又称前囟，是由两侧额骨、两侧顶骨及额缝、冠状缝、矢状缝形成的菱形骨质缺如部位。小囟门又称后囟，由两侧顶骨、枕骨及颅缝形成的三角形骨质缺如部位。囟门是确定胎方位的重要标志，在分娩过程中，颅缝与囟门使头颅骨板有一定的活动余地，胎头在通过产道时受到挤压，颅缝轻度重叠，使胎头变形、变小，有利于胎儿娩出。

2. 胎位 产道为一纵行管道，纵产式（头先露或臀先露）时，胎体纵轴与骨盆轴相一致，容易通过产道。头先露时，胎头先通过产道，较臀先露易娩出，通过触清矢状缝及前后囟，可以确定胎方位。其中枕前位更利于完成分娩机转，易于分娩，其他胎方位会不同程度增加分娩困难。臀先露时，胎臀先娩出，较胎头周径小且软，产道不能充分扩张，胎头后娩出时无变形机会，因此胎头娩出较臀部困难。未足月时胎头相对于胎臀更大，故更易发生后出头困难。肩先露时，胎体纵轴与骨盆轴垂直，足月活胎不能通过产道，对母儿威胁极大。

3. 胎儿心率、羊水监测 通过胎儿的心率变化可评估胎儿是否缺氧。常见的胎儿心率监测方法包括胎儿心音听诊器和电子胎儿监护仪。同时需要监测胎盘和脐带的情况，以确保它们能够为胎儿提供足够的营养和氧气。羊水质量可以反映胎儿的健康和发育情况，如是否有胎儿畸形、胎盘功能不全等问题。

（三）安全分娩前评估

1. 评估孕产妇情况　分娩期应当对产妇的健康情况进行全面了解和动态评估，加强对产妇与胎儿的全产程监护，积极预防和处理分娩期并发症，及时诊治妊娠合并症。

（1）接诊时详细询问孕期情况、既往史和生育史，进行全面体格检查。

（2）进行胎位、胎先露、胎心率、骨盆检查，了解宫缩、宫口开大及胎先露下降情况。

（3）辅助检查：①全面了解孕期各项辅助检查结果。②基本检查项目：血常规、尿常规、凝血功能。孕期未进行血型、肝肾功能、乙肝表面抗原、梅毒血清学检测者，应进行相应检查。③建议检查项目：孕期未进行人类免疫缺陷病毒检测者，入院后应进行检测，并根据病情需要适当增加其他检查项目。

（4）快速评估产妇健康、胎儿生长发育及宫内安危情况；筛查有无妊娠合并症与并发症，以及胎儿有无宫内窘迫；综合判断是否存在影响阴道分娩的因素；判断接诊的医疗保健机构根据职责及服务能力，能否承担相应处理与抢救，及时决定是否转诊。

（5）及早识别和诊治妊娠合并症及并发症，加强对高危产妇的监护，密切监护产妇生命体征，及时诊治妊娠合并症，必要时转诊或会诊。

2. 分娩期的保健指导

（1）产程中应当以产妇及胎儿为中心，提供全程生理及心理支持、陪伴分娩等人性化服务。

（2）鼓励阴道分娩，减少不必要的人为干预。

（3）做好产时产妇心理保健，缓解紧张情绪，提高产妇对分娩应激的应对能力，向产妇介绍分娩的有关知识，随时告知产程进展情况，鼓励产妇及时进食、进水，实行分娩镇痛，全程须进行熟练的技术支持。

二、各产程监护与保健要点

（一）产程概述

1. 临产　重要标志为有规律且逐渐增强的子宫收缩，持续30秒或以上，间歇5～6分钟，同时伴随进行性宫颈管消失、宫口扩张和胎先露部下降。用镇静药不能抑制临产。确定是否临产需严密观察宫缩的频率、持续时间及强度。

2. 总产程及产程　分娩全过程即总产程，指从规律宫缩开始至胎儿、胎盘娩出的全过程。

（1）第一产程：又称宫颈扩张期，指从规律宫缩开始到宫颈口开全（10cm）。第一产程又分为潜伏期和活跃期。潜伏期为宫口扩张的缓慢阶段，初产妇一般不超过20小时，经产妇不超过14小时。活跃期为宫口扩张的加速阶段，宫口开至4～5cm即进入活跃期，最迟至6cm才进入活跃期，直至宫口开全（10cm）。此期宫口扩张速度应≥0.5cm/h。

（2）第二产程：又称胎儿娩出期，指从宫口开全至胎儿娩出。未实施硬膜外麻醉者，初产妇最长不应超过3小时，经产妇不应超过2小时；实施硬膜外麻醉镇痛者，可在此基础上延长1小时，即初产妇最长不应超过4小时，经产妇不应超过3小时。值得注意的是，第二产程不应盲目等待至产程超过上述标准方才进行评估，初产妇第二产程超过1小时即应关注产程进展，超过2小时必须由有经验的医生进行母胎情况全面评估，决定下一步的处理方案。

（3）第三产程：又称胎盘娩出期，指从胎儿娩出到胎盘娩出。一般5～15分钟，不超过30分钟。

（二）各产程监护

1. 第一产程

（1）子宫收缩：包括宫缩频率、强度、持续时间、间歇时间、子宫放松情况。常用观察子宫收缩的方法包括腹部触诊及仪器监护。

1）腹部触诊：最简单也是最重要的方法。助产人员将手掌放于产妇的腹壁上，宫缩时可感到宫体部隆起变硬、间歇期松弛变软。

2）仪器监护：最常用的是外监护，将电子监护仪的宫腔压力探头放置于产妇腹壁宫体部，连续描记40分钟，可显示子宫收缩开始、高峰、结束及相对强度。10分钟内出现3～5次宫缩即为有效产力，可使宫颈管消失、宫口扩张和胎先露下降；10分钟内多于5次宫缩定义为宫缩过频。

（2）宫口扩张及胎先露下降：经阴道指诊检查宫口扩张和胎先露下降情况。消毒外阴，通过示指和中指直接触摸了解骨盆、产道情况，了解宫颈管消退和宫口扩张情况、胎先露高低、确定胎方位、胎先露下方有无脐带，并进行Bishop宫颈成熟度评分。胎头于活跃期下降加快，平均每小时下降0.86cm。阴道检查可触及坐骨棘，胎头颅骨最低点平坐骨棘时，以"0"表示；在坐骨棘平面上1cm时，以"－1"表示；在坐骨棘平面下1cm时，以"＋1"表示。

（3）胎膜破裂：一旦胎膜破裂，应立即监测胎心，并观察羊水性状（颜色和流出量），记录破膜时间，测量体温。若有胎心异常，应立即阴道检查排除脐带脱垂。破膜后应每2小时测量一次产妇体温，注意排查绒毛膜羊膜炎，根据临床指标决定是否启用抗生素预防或治疗感染。若无感染征象，破膜超过12小时尚未分娩可给予抗生素预防感染。

（4）胎心监测：胎心应在宫缩间歇期听诊，随产程进展适当增加听诊次数。高危妊娠或怀疑胎儿受累、羊水异常时，建议连续电子胎心监护评估胎心率、基线变异及其与宫缩的关系等，密切监测胎儿宫内情况。

（5）监测产妇情况并记录：第一产程宫缩时血压可升高5～10mmHg，间歇期恢复。产妇有不适或发现血压升高应增加测量次数，并给予相应处理。产妇有循环、呼吸等其他系统合并症或并发症时，还应监测呼吸、氧饱和度、阴道流血量、尿量等。

（6）排尿：鼓励产妇每2～4小时排尿一次，避免膀胱充盈影响宫缩及胎头下降，必要时导尿。

（7）精神支持：产妇的精神状态可影响宫缩和产程进展。支持产妇克服阵痛带来的无助和恐惧感，增强产妇对自然分娩的信心，调动产妇的积极性与助产人员密切合作，有助于分娩顺利进行。

2. 第二产程

（1）密切监测胎心：此期宫缩频而强，应增加胎心监测频率，每次宫缩过后或每5分钟监测一次，听诊胎心应在宫缩间歇期且至少听诊30～60秒。有条件者建议连续电子胎心监护，注意在每次宫缩后评估胎心率与宫缩的关系等，并区分胎心率与母体心率。若发现胎心异常，应立即行阴道检查，综合评估产程进展情况，尽快结束分娩。

（2）密切监测宫缩：第二产程宫缩持续时间可达60秒，间隔时间1～2分钟。宫缩的质量与第二产程时限密切相关，必要时可给予缩宫素加强宫缩。

（3）阴道检查：每隔1小时或有异常情况时行阴道检查，评估羊水性状、胎方位、胎头下降、胎头产瘤及胎头变形情况。胎头下降的评估务必先行腹部触诊，后行阴道检查，排除头盆不称。

（4）指导产妇用力：推荐产妇在有向下屏气用力的感觉后再用力，从而更有效地利用好腹压。胎头下降有异常时，需同时评估产妇用力方法是否有效，并给予正确指导。方法是让产妇双足蹬在产床上，两手握住产床把手，宫缩时深吸气后屏气，然后如排便样向下用力以增加腹压。于宫缩间歇期，产妇自由呼吸并全身肌肉放松。宫缩时，再做同样的屏气动作，以加速产程进展。

（5）接产准备：初产妇宫口开全、经产妇宫口扩张6cm以上且宫缩规律有力时，将产妇送上分娩床作分娩准备，提前打开新生儿辐射台预热。通常让产妇头高脚低位仰卧于产床上，两腿屈曲分开露出外阴部，消毒外阴部2～3次，顺序依次为大阴唇、小阴唇、阴阜、大腿内上1/3、会阴及肛门周围，臀下铺消毒巾。

（6）接产：向产妇做好分娩解释，取得产妇配合。接生者在产妇分娩时协助胎头俯屈，控制胎头娩出速度，适度保护会阴，让胎头以最小径线（枕下前囟径）缓慢通过阴道口，减少会阴严重撕裂。

3. 第三产程

（1）新生儿处理：具体如下。

1）一般处理：新生儿出生后置于辐射台上擦干、保暖。

2）清理呼吸道：用吸球吸去气道黏液及羊水，当确定气道通畅但仍未啼哭时，可用手抚摸新生儿背部或轻拍新生儿足底，待新生儿啼哭后，即可处理脐带。

3）新生儿阿普加（Apgar）评分及脐动脉血气测定：①Apgar评分，是用于快速评估新生儿出生后一般状况的方法，由5项体征组成，包括心率、呼吸、肌张力、喉反射及皮肤颜色。5项体征中的每一项授予分值0分、1分或2分，然后将5项分值相加，即为Apgar评分的分值（表4-2）。1分钟Apgar评分评估出生时状况，反映宫内的情况，但窒息新生儿不能等1分钟后才开始复苏。5分钟Apgar评分则反映复苏效果，与近期和远期预后关系密切。②脐动脉血气，代表新生儿在产程中血气变化的结局，提示有无缺氧、酸中毒及其严重程度，反映窒息的病理生理本质，较Apgar评分更为客观、更具有特异性。

表4-2　新生儿Apgar评分法

体征	0分	1分	2分
心率	无	<100次/分	≥100次/分
呼吸	无	浅慢，不规则	佳，哭声响亮
肌张力	松弛	四肢稍屈曲	四肢屈曲，活动好
喉反射	无反射	有些动作	咳嗽，恶心
皮肤颜色	全身苍白	身体红，四肢青紫	全身粉红

我国新生儿窒息标准：①5分钟Apgar评分≤7分，仍未建立有效呼吸；②脐动脉血气pH<7.15；③排除其他引起低Apgar评分的病因；④产前具有可能导致窒息的高危因素。以上①～③为必要条件。

4）处理脐带：剪断脐带后在距脐根上方0.5cm处用丝线、弹性橡皮圈或脐带夹结扎，残端消毒后用无菌纱布包扎，注意扎紧以防脐带出血。

5）其他处理：新生儿体格检查，将新生儿足底印及母亲拇指印留于新生儿病历上，新生儿手腕带和包被标明性别、体重、出生时间、母亲姓名。帮助新生儿早吸吮。

（2）协助胎盘娩出：正确处理胎盘娩出可预防产后出血。在胎儿前肩娩出后将缩宫素10～20U稀释于250～500ml生理盐水中快速静脉滴注，并控制性牵拉脐带，确认胎盘已完全剥离，以左手握住宫底，拇指置于子宫前壁，其余4指放于子宫后壁并按压，同时右手轻拉脐带，当胎盘娩至阴道口时，接生者双手捧起胎盘，向一个方向旋转并缓慢向外牵拉，协助胎盘、胎膜完整剥离排出。若在胎膜排出过程中发现胎膜部分断裂，可用血管钳夹住断裂上端的胎膜，再继续向原方向旋转，直至胎膜完全排出。

（3）检查胎盘、胎膜：将胎盘铺平，先检查胎盘母体面胎盘小叶有无缺损，然后将胎盘提起，检查胎膜是否完整，再检查胎盘胎儿面边缘有无血管断裂，及时发现副胎盘。

（4）检查软产道：胎盘娩出后，应仔细检查会阴、小阴唇内侧、尿道口周围、阴道及宫颈有无裂伤。若有裂伤，应立即缝合。

（5）预防产后出血：为减少产后失血量，应用缩宫素等宫缩剂结合按摩子宫加强子宫收缩，注意观察并精确测量出血量。

（6）观察产后一般情况：胎盘娩出2小时内是产后出血的高危期，有时被称为第四产程。应在分娩室观察产妇一般情况、面色、结膜和甲床色泽，测量血压、脉搏和阴道流血量。注意子宫收缩、宫底高度、膀胱充盈否、会阴及阴道有无血肿等，发现异常情况及时处理。产后2小时无异常，将产妇和新生儿送回病房。

（三）各产程保健措施

1. 第一产程保健要点

（1）充足的营养和水分：在分娩过程中，产妇可能会感到饥饿和口渴，应该提供易消化的食物和饮料，以保持产妇的能量和水分摄取均衡的饮食，确保蛋白质、维生素和矿物质的充足。但是，应避免进食过多或进食难以消化的食物，以免引起腹胀呕吐。

（2）适度的运动：在医生或保健机构的建议下进行适当的活动，如散步等。

（3）放松和休息：保持良好的睡眠，进行放松和休息以减轻压力。

2. 第二产程保健要点

（1）继续保持良好的营养和水分摄入。

（2）维持较为直立的体位，有利于胎儿下降。

（3）在医生或保健机构的指导下进行适度的运动。

（4）掌握恰当的呼吸技巧，以缓解不适症状。在顺产时，控制呼吸并配合医生的指导。

3. 第三产程保健要点

（1）关注新生儿情况，注意母婴早期接触。

（2）注意胎盘娩出情况和产后阴道流血量。

（3）专注于产妇的疼痛管理，如采用按摩、热敷或水疗等缓解疼痛。

4. 全程心理支持

分娩过程中，产妇可能会感到焦虑、紧张或害怕。实践冥想、深呼吸等放松技巧，可以帮助减轻分娩时的压力。同时家属和伴侣的支持，以及医护人员的鼓励和指导，对于缓解产妇的负面情绪非常重要。

第四节　产褥期保健

从胎盘娩出至产妇全身各器官（除乳腺外）恢复至正常未孕状态所需的一段时期，称为产褥期，通常为6周。产褥期为女性一生生理及心理发生急剧变化的时期之一，虽然属于正常生理范畴，但容易发生感染和其他病理状况。为了保护产妇及新生儿的健康，应了解产褥期的生理过程，观察产妇的临床表现，进行卫生宣教和保健，积极预防和处理各种异常产褥情况。

一、产褥期母体变化

产褥期母体的变化包括全身各个系统，以生殖系统变化最为显著。

（一）生殖系统的变化

1. 子宫 在胎盘娩出后子宫逐渐恢复至未孕状态的全过程称为子宫复旧，一般为6周，产褥期的子宫变化最大，主要为宫体肌纤维缩复和子宫内膜再生，同时还有子宫血管变化、子宫下段及宫颈变化等。

（1）宫体肌纤维缩复：子宫复旧不是肌细胞数目减少，而是肌浆中的蛋白质被分解排出，使细胞质减少致肌细胞缩小。被分解的蛋白质及其代谢产物通过肾脏排出体外。随着子宫体肌纤维不断缩复，子宫体积及重量均发生变化。胎盘娩出后，子宫体逐渐缩小，于产后1周子宫缩小至约孕12周大小，于产后6周恢复至妊娠前大小。

（2）子宫内膜再生：胎盘、胎膜从蜕膜海绵层分离并娩出后，遗留的蜕膜分为2层，表层发生变性、坏死、脱落，形成恶露的一部分自阴道排出；接近肌层的子宫内膜基底层逐渐再生新的功能层，内膜缓慢修复，约于产后第3周，除胎盘附着部位外，宫腔表面均由新生内膜覆盖，胎盘附着部位内膜完成修复需至产后6周。

（3）子宫血管变化：胎盘娩出后，胎盘附着面立即缩小，面积约为原来的一半。子宫复旧导致开放的子宫螺旋动脉和静脉窦压缩变窄，数小时后血管内形成血栓，出血量逐渐减少直至停止。

（4）子宫下段及宫颈变化：产后子宫下段肌纤维缩复，逐渐恢复为未孕时的子宫峡部。胎盘娩出后的宫颈外口呈环状如袖口。于产后2～3天，宫口仍可容纳2指。产后1周后宫颈内口关闭，宫颈管复原。产后4周宫颈恢复至未孕时形态。

2. 阴道 分娩后阴道腔扩大，阴道黏膜及周围组织水肿，阴道黏膜皱襞因过度伸展而减少甚至消失，致使阴道壁松弛及肌张力低。阴道壁肌张力于产褥期逐渐恢复，阴道腔逐渐缩小，阴道黏膜皱襞约在产后3周重新显现，但阴道至产褥期结束时仍不能完全恢复至未孕时的紧张度。

3. 外阴 分娩后外阴轻度水肿，于产后2～3天内逐渐消退。会阴部血液循环丰富，若有轻度撕裂或会阴侧切缝合，多于产后3～4天内愈合。

4. 盆底组织 在分娩过程中，由于胎儿先露部长时间的压迫，使盆底肌肉和筋膜过度伸展致弹性降低，且常伴有盆底肌纤维的部分撕裂，产褥期应避免过早进行重体力劳动。

（二）乳房的变化

孕期孕妇体内雌激素、孕激素、人胎盘催乳素升高，使乳腺发育、乳腺体积增大、乳晕加深，为泌乳做好准备。当胎盘剥离娩出后，产妇血中雌激素、孕激素及人胎盘催乳素水平急剧下降，抑制下丘脑分泌的催乳素抑制因子释放，在催乳素作用下，乳汁开始分泌。婴儿每次吸吮乳头时，来自乳头的感觉信号经传入神经到达下丘脑，通过抑制下丘脑分泌的多巴胺及其他催乳素抑制因子，使腺垂体催乳素呈脉冲式释放，促进乳汁分泌。

由于乳汁分泌量与产妇营养、睡眠、情绪和健康状况密切相关，保证产妇休息、足够睡眠和营养丰富饮食，并避免精神刺激至关重要。若此期乳汁不能正常排空，可出现乳汁淤积，导致乳房胀痛及硬结形成；若乳汁不足可出现乳房空软。

（三）循环及血液系统的变化

胎盘剥离后，子宫胎盘血液循环终止且子宫缩复，大量血液从子宫涌入产妇体循环，加之孕期潴留的组织间液回吸收，产后72小时内，产妇循环血量增加15%～25%，应注意预防心衰的发生。循环血量于产后2～3周恢复至未孕状态。

产褥早期血液仍处于高凝状态，有利于胎盘剥离创面形成血栓，减少产后出血量。纤维蛋白原、凝血酶、凝血酶原于产后2～4周内降至正常。

（四）消化系统的变化

孕期胃肠蠕动及肌张力均减弱，胃液中盐酸分泌量减少，产后需1～2周逐渐恢复。产后1～2天内产妇常感口渴，喜进流食或半流食。产褥期产妇活动减少，肠蠕动减弱，加之腹肌及盆底肌松弛，容易便秘。

（五）泌尿系统的变化

孕期体内潴留的多量水分主要经肾排出，故产后1周内尿量增多。孕期发生的肾盂及输尿管扩张，产后需2～8周恢复正常。在产褥期，尤其在产后24小时内，由于膀胱肌张力降低，对膀胱内压的敏感性降低，加之外阴切口疼痛、产程中会阴部受压迫过久、器械助产、区域阻滞麻醉等均可能增加尿潴留的发生。

（六）内分泌系统的变化

产后雌激素及孕激素水平急剧下降，至产后1周时已降至未孕时水平。人胎盘催乳素于产后6小时已不能测出。催乳素水平因是否哺乳而异，哺乳产妇的催乳素于产后下降，但仍高于非孕水平，吸吮乳汁时催乳素明显增高；不哺乳产妇的催乳素于产后2周降至非孕水平。

月经复潮及排卵时间受哺乳影响。不哺乳产妇通常在产后6～10周月经复潮，在产后10周左右恢复排卵。哺乳产妇的月经复潮延迟，有的在哺乳期间月经一直不来潮，平均在产后4～6个月恢复排卵。产后较晚月经复潮者，首次月经来潮前多有排卵，故哺乳产妇月经虽未复潮，却仍有受孕可能。

（七）腹壁的变化

妊娠期出现的下腹正中线色素沉着，在产褥期逐渐消退。初产妇腹壁紫红色妊娠纹变成银白色陈旧妊娠纹。腹壁皮肤受增大的妊娠子宫影响，部分弹力纤维断裂，腹直肌出现不同程度分离，产后腹壁明显松弛，腹壁紧张度需在产后6～8周恢复。

二、产褥期临床表现

产妇在产褥期的临床表现属于生理性变化。

1. 体温 产后体温多数在正常范围内。体温可在产后24小时内略升高，一般不超过38℃，可能与产程延长致过度疲劳有关。

2. 子宫复旧 胎盘娩出后，子宫圆而硬，宫底在脐下一指。产后第1日略上升至脐平，以后每日下降1～2cm，至产后1周在耻骨联合上方可触及，于产后10天子宫降至骨盆腔内，腹部检查触不到宫底。

3. 产后宫缩痛 在产褥早期因子宫收缩引起下腹部阵发性剧烈疼痛，称为产后宫缩痛。于产后1～2天出现，持续2～3天自然消失，多见于经产妇。

4. 恶露 产后随子宫蜕膜脱落，含有血液、坏死蜕膜等组织经阴道排出，称为恶露。恶露有血腥味，但无臭味，持续4～6周，总量为250～500ml。因其颜色、内容物及时间不同，恶露分为以下几种。

（1）血性恶露：色鲜红量多，有时有小血块，因含大量血液得名。镜下见多量红细胞、坏死蜕膜及少量胎膜。血性恶露持续3～4天。

（2）浆液恶露：色淡红，因含多量浆液得名。镜下见较多坏死蜕膜组织、宫腔渗出液、宫颈黏液、少量红细胞及白细胞且有细菌。浆液恶露持续10天左右，浆液逐渐减少变为白色恶露。

（3）白色恶露：因含大量白细胞，质黏稠，色泽较白得名。镜下见大量白细胞、坏死蜕膜组织、表皮细胞及细菌等。白色恶露约持续3周干净。

5. 褥汗 产后1周内皮肤排泄功能旺盛，排出大量汗液，以夜间睡眠和初醒时更明显，不属病态。但要注意补充水分，防止脱水及中暑。

三、住院期间保健

1. 产后出血 多发生在产后2小时内，故应在产房内严密观察产妇的生命体征、子宫收缩情况及阴道流血量，并注意宫底高度及膀胱是否充盈等。用弯盘放于产妇臀下收集阴道流血量。产后出血时，应积极寻找病因并做处理。

2. 观察子宫复旧及恶露 每天应于同一时间检查子宫底高度，测子宫底前应先排空膀胱，注意子宫有无压痛，同时观察恶露的量、颜色、有无臭味，如发生上述情况时，应予治疗。

3. 监测生命体征 产后1周内应每天测量体温2～3次。正常产褥期，大多数产妇体温在正常范围，少数产妇在产后24小时内可有体温升高，但不超过38℃。后初期循环血量增加，而心排血量未迅速下降，故出现反射性心率减慢，为60～70次/分。产后由于腹压降低，膈肌下降，呼吸深而慢，14～16次/分。正常产褥期血压正常。

4. 室内环境 产妇的休养室应保持整洁安静，室内空气流通，炎热季节预防产褥中暑。

5. 营养饮食 产后1小时可让产妇进流食或清淡半流食，产后1～2天逐渐改为普通饮食。食物应富有营养、足够热量和水分。若哺乳，应多进食蛋白质、热量丰富的食物，并适当补充维生素和铁剂，推荐补充铁剂3个月。

6. 排尿与排便 鼓励产妇产后尽早自行排尿，产后4小时即应帮助产妇排尿。如在产妇下腹膀胱区置热水袋，温开水缓慢冲洗外阴等，凡有排尿障碍者，应给予抗生素预防感染。产后易便秘，应鼓励产妇早活动，多食蔬菜。对便秘者可口服缓泻剂或肛用开塞露。

7. 清洁卫生 产妇褥汗多，应勤换内衣及被褥，每天用温水擦浴，但要防止受凉。饭前、哺乳前或大小便后应洗手。注意外阴清洁，产后4周内禁止盆浴，外阴部可用0.05%聚维酮碘溶液擦洗，每天2次。月经垫要经常更换，保持外阴清洁和干燥。如会阴伤口出现红肿等感染迹象，除用抗生素外，可行理疗、盆浴。

8. 哺乳及乳房护理 医务人员应帮助产妇做好乳房护理。第1次哺乳前，先用温开水清洗乳头及乳晕，以后每次哺乳前后，均用温水毛巾擦洗乳房及乳头。帮助正确哺乳。哺乳完毕后，应挤出一滴乳汁涂抹于乳头。乳头轻度皲裂者，仍可继续哺乳，哺乳后局部涂抗生素软膏或10%复方苯甲酸酊，下次哺乳前洗净。重度皲裂者，可借助乳头罩间接哺乳，或用吸奶器吸出乳汁。遇乳腺管不通者，可服用中药通乳，并用热毛巾湿敷，以防乳腺炎的发生。

9. 早期活动及产后体操 阴道分娩者，在产后6～12小时可下床少量活动，产后第2天即可随意活动；阴道难产或剖宫产者，可在产后第3天开始，由医护人员协助下床活动。产后体操有助于腹部及盆底肌肉恢复，减轻腹壁松弛，预防子宫脱垂、尿失禁。

10. 心理保健 产褥期心理保健对促进产妇的身心健康极为重要。医务人员应具有良好的医德、医风，掌握一定的心理学知识，关心产妇，有针对性地作出解释，态度和蔼、说话中肯，使产妇情绪安定，消除心理障碍。若经过心理指导，产妇精神症状继续加重或持续不愈，应及时请精神科医生诊治。

11. 新生儿保健 无特殊情况应母婴同室，还应积极做好住院期间的新生儿保健。新生儿出生后1小时内，实行早接触、早吸吮、早开奶；对新生儿进行全面体检和胎龄、生长发育评估，及时发现异常，及时处理。做好出生缺陷的诊断与报告；加强对高危新生儿的监护，必要时应当转入有条件的医疗保健机构进行监护及治疗；进行新生儿疾病筛查及预防接种；出院时对新生儿进行全面健康评估。对有高危因素者，应当转交当地医疗保健机构实施高危新生儿管理。

四、产后访视

产后访视是产后健康管理的重要环节，可以帮助产妇和家属更好地了解和应对产后恢复和育儿过程中的各种问题，促进母婴健康。产妇应按照医生的建议进行产后访视，并积极配合医护人员的指导，共同维护母婴健康。

1. 时间和次数 产后访视通常在产后第3天、7天、28天分别进行一次家庭访视，也可根据实际情况增加访视次数和频率。

2. 医护人员 产后访视一般由产科医生、助产士、护士或其他专业的医护人员完成。他们会根据需要提供产妇和新生儿的健康检查和相关指导。

3. 内容 了解产妇分娩情况、孕期有无异常及诊治过程。询问一般情况，观察产妇精神状态、面色和恶露情况，了解产妇精神心理状态。监测体温、血压、脉搏，检查子宫复旧、伤口愈合及乳房有无异常。产妇在孕期有合并症或并发症时，应作出相应的复查和处理，如子痫前期产妇血压高，产后应严密监测血压，复查尿蛋白，并给予指导、治疗，直至完全恢复正常。心脏病产妇产后应定期在心血管内科随诊。肝炎或肝功能不良的产妇应在内科医生的指导下积极治疗。提供喂养、营养、心理、卫生及避孕方法等指导。关注产后抑郁等心理问题。督促产后42天进行母婴健康检查。

4. 记录和评估 医护人员会记录产妇和新生儿的相关健康信息，如体重、体温、乳房状况等，并根据情况进行评估和处理。这有助于及时发现问题和提供相应的医疗和护理措施。

5. 家庭环境 产后访视一般在产妇的居家环境进行，以便更好地了解产妇和新生儿的真实状况，并提供更贴近实际情况的指导建议。

6. 产妇访视前的准备 在产后访视之前，产妇和家属应确保家中的环境整洁、安全，准备好必要的婴儿用品和哺乳用品。如果有任何特殊问题或担忧，应及时告知访视的医护人员。

7. 访视中的沟通 在产后访视期间，产妇和家属应充分沟通自己的疑问和遇到的问题，如实反映产妇和新生儿的健康。同时，也要倾听医护人员的建议和指导，认真学习育儿知识和技能。

8. 访视后的跟进 产后访视结束后，产妇和家属应按照医护人员的建议进行后续的护理和照顾。如果有任何问题或状况发生变化，应及时联系医护人员。

9. 特殊情况处理 如果产妇或新生儿在产后访视期间出现任何特殊情况或健康问题，医护人员会根据情况提供相应的处理措施或建议，可能需要进一步的医疗干预。

五、产后42天健康检查

产后42天健康检查政策是产妇在分娩后42天进行的一次全面健康检查，包括产妇和新生儿的健康检查；同时，产后42天检查还要提供健康教育、心理支持和家庭支持等方面的建议和指导。这项政策是为了确保产妇和新生儿的身体恢复情况、健康状况及育儿过程中的注意事项得到全面评估和指导。产妇应该按照医生的建议按时进行产后42天检查，包括预约时间、地点、所需准备等。在检查时，产妇需要提供个人健康状况和生育史等相关信息，并进行身体检查、实验室检查和评估。如果有任何问题或疑虑，医生会及时处理和治疗。

1. 病史和身体状况评估 医护人员首先会询问产妇的病史，包括产程、出血情况、产后恢复情况等。然后对产妇进行全面的身体检查，包括测量体温、血压、心率等生命体征，检查子宫恢复情况、伤口愈合情况等。

2. 乳房检查和哺乳指导 医护人员会检查乳房情况，包括乳房的充盈度、乳头的状况等，如果有乳房问题，会提供相应的处理和指导。同时，医护人员会为产妇提供正确的哺乳姿势、如何预防和处理乳房问题的指导。

3. 盆底功能评估 医护人员会对产妇进行盆底功能评估，以了解盆底肌肉的收缩力和功能状况。如果存在盆底问题，如尿失禁、排尿困难等，医护人员会提供相应的康复指导。

4. 产妇心理评估和支持 在检查中，医护人员还会关注产妇的心理状况，询问是否存在产后抑郁、焦虑等问题，并提供相应的心理支持和建议。如果需要，可以转诊到专业心理咨询师进行进一步评估和治疗。

5. 新生儿健康评估和护理指导 除了关注产妇的健康外，产后42天健康检查也会对新生儿进行健康评估，包括测量体重、身长、头围等，并了解新生儿的喂养情况、排便情况和睡眠情况等。同时，医护人员会提供新生儿的护理指导，包括洗澡、换尿布、新生儿疫苗接种等注意事项。

6. 健康教育和指导 在检查过程中，医护人员会为产妇和家属提供相关的健康教育和指导，包括饮食营养、防止感染、恢复运动等方面的知识。此外，还会提供育儿技巧和常见问题的解答。

知识拓展

盆底肌锻炼

盆底肌锻炼是一种旨在加强和改善盆底肌肉力量和功能的锻炼方法。

1. 凯格尔运动 是一种常用的盆底肌锻炼方法。做法是先仰卧、屈髋、屈膝，然后放松臀部、腰部、腹部，平静呼吸。接着，用力收紧盆底肌，收缩时间为10秒，再放松10秒，每次练习10次，每天做3～4组。随着训练的进行，可以逐渐增加收缩时间，但不要为了达到更长的时间而用其他肌肉代偿。

2. 骨盆卷动 是一种躺卧式的锻炼，通过轻微地卷动骨盆来锻炼盆底肌。

3. 臀桥 是一种躺在地上，通过抬起臀部来锻炼盆底肌的运动。

盆底肌锻炼对于女性尤其重要，因为盆底肌的松弛可能导致阴道松弛、性生活质量下降、尿频、小腹坠胀等症状，严重者甚至会出现尿失禁、子宫脱垂、膀胱直肠膨出等问题。因此，盆底肌的修复和锻炼是非常重要且必要的。产后妇女在恶露完全干净后至产后1年是修复盆底肌的最佳时间。而对于没有盆底不适症状的非产后女性，也应终生坚持盆底肌锻炼。

第五节 孕产期保健管理

妊娠风险评估与管理是孕产期保健的重要组成部分，是各级各类医疗机构对妊娠至产后42天的妇女进行妊娠相关风险的筛查、评估分级和管理，及时发现、干预影响妊娠的风险因素，防范不良妊娠结局，保障母婴安全。妊娠风险评估与管理包括妊娠风险筛查、妊娠风险评估分级、妊娠风险管理、产后风险评估与管理，工作流程图见图4-1。

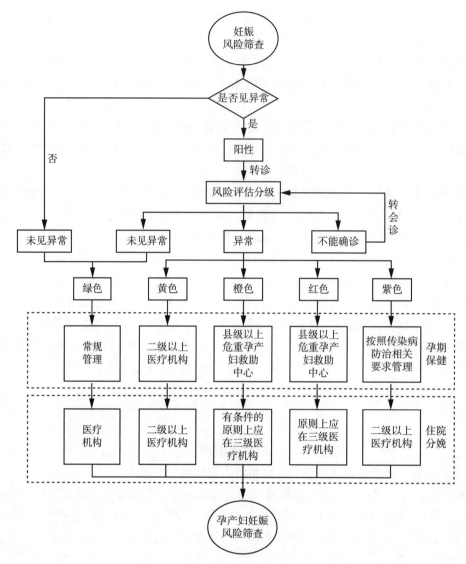

图4-1 妊娠风险评估与管理工作流程

一、妊娠风险评估与管理

（一）妊娠风险筛查

首诊医疗机构应当对首次建册的孕妇进行妊娠风险筛查，孕妇妊娠风险筛查见表4-3。孕妇符合筛查表中1项及以上情形的即认为筛查阳性。

表4-3 孕产妇妊娠风险筛查表

项 目	筛查阳性内容
1. 基本情况	1.1 年龄≥35岁或≤18岁
	1.2 身高≤145cm，或对生育可能有影响的躯体残疾
	1.3 体重指数（BMI）＞25或＜18.5
	1.4 Rh血型阴性

项　目	筛查阳性内容
2. 异常妊娠及分娩史	2.1 生育间隔＜18个月或＞5年 2.2 剖宫产史 2.3 不孕史 2.4 不良孕产史（各类流产≥3次、早产史、围产儿死亡史、出生缺陷史、异位妊娠史、滋养细胞疾病史、既往妊娠并发症及合并症史） 2.5 本次妊娠异常情况（如多胎妊娠、辅助生殖妊娠等）
3. 妇产科疾病及手术史	3.1 生殖道畸形 3.2 子宫肌瘤或卵巢囊肿≥5cm 3.3 阴道及宫颈锥切手术史 3.4 宫/腹腔镜手术史 3.5 瘢痕子宫（如子宫肌瘤挖除术后、子宫肌腺瘤挖除术后、子宫整形术后、宫角妊娠后、子宫穿孔史等） 3.6 附件恶性肿瘤手术史
4. 家族史	4.1 高血压家族史且孕妇目前血压≥140/90mmHg 4.2 糖尿病（直系亲属） 4.3 凝血因子缺乏 4.4 严重的遗传性疾病（如遗传性高脂血症、血友病、珠蛋白生成障碍性贫血等）
5. 既往疾病及手术史	5.1 各种重要脏器疾病史 5.2 恶性肿瘤病史 5.3 其他特殊、重大手术史，药物过敏史
6. 辅助检查*	6.1 血红蛋白＜110g/L 6.2 血小板计数≤100×10⁹/L 6.3 梅毒筛查阳性 6.4 HIV筛查阳性 6.5 乙肝筛查阳性 6.6 清洁中段尿常规异常（如蛋白、管型、红细胞、白细胞）持续2次以上 6.7 尿糖阳性且空腹血糖异常（孕24周前≥7.0mmol/L，孕24周起≥5.1mmol/L） 6.8 血清铁蛋白＜20μg/L
7. 需要关注的表现特征及病史	7.1 提示心血管系统及呼吸系统疾病 　　7.1.1 心悸、胸闷、胸痛或背部牵涉痛、气促、夜间不能平卧 　　7.1.2 哮喘及哮喘病史、咳嗽、咯血等 　　7.1.3 长期低热、消瘦、盗汗 　　7.1.4 心肺听诊异常 　　7.1.5 血压≥140/90mmHg 　　7.1.6 心脏病史、心衰病史、心脏手术史 　　7.1.7 胸廓畸形 7.2 提示消化系统疾病 　　7.2.1 严重食欲缺乏、乏力、剧吐 　　7.2.2 上腹疼痛，肝脾大 　　7.2.3 皮肤巩膜黄染 　　7.2.4 便血 7.3 提示泌尿系统疾病 　　7.3.1 眼睑浮肿、少尿、蛋白尿、血尿、管型尿 　　7.3.2 慢性肾炎、肾病史

续　表

项　目	筛查阳性内容
	7.4 提示血液系统疾病
	7.4.1 牙龈出血、鼻出血
	7.4.2 出血不凝，全身多处瘀点、瘀斑
	7.4.3 血小板减少、再生障碍性贫血等血液病史
	7.5 提示内分泌及免疫系统疾病
	7.5.1 多饮、多尿、多食
	7.5.2 烦渴、心悸、烦躁、多汗
	7.5.3 明显关节酸痛、脸部蝶形或盘形红斑、不明原因高热
	7.5.4 口干（无唾液）、眼干（眼内有摩擦异物感或无泪）等
7. 需要关注的表现特征及病史	7.6 提示性传播疾病
	7.6.1 外生殖器溃疡、赘生物或水泡
	7.6.2 阴道或尿道流脓
	7.6.3 性传播疾病病史
	7.7 提示精神神经系统疾病
	7.7.1 言语交流困难、智力障碍、抑郁、躁狂
	7.7.2 反复出现头痛、恶心、呕吐
	7.7.3 癫痫史
	7.7.4 不明原因晕厥史
	7.8 其他
	7.8.1 吸毒史

注：带*的项目为建议项目，由筛查机构根据自身医疗保健服务水平提供。

1. 筛查项目　筛查项目分为"必选"和"建议"两类项目。必选项目为对所有孕妇应当询问、检查的基本项目，建议项目由筛查机构根据自身服务水平提供。卫生计生行政部门在制定实施方案时可根据当地实际适当调整必选和建议检查项目。

（1）必选项目：①确定孕周。②询问孕妇基本情况、现病史、既往史、生育史、手术史、药物过敏史、夫妇双方家族史和遗传病史等。③体格检查：测量身高、体重、血压，进行常规体检及妇科检查等。④注意孕妇需要关注的表现特征及病史。

（2）建议项目：血常规、血型、尿常规、血糖测定、心电图检查、肝功能、肾功能；艾滋病、梅毒和乙肝筛查等。

2. 筛查结果处置

（1）对于筛查未见异常的孕妇，应当在其《母子健康手册》上标注绿色标识，按照要求进行管理。

（2）对于筛查结果阳性的孕妇，应当在其《母子健康手册》上标注筛查阳性。筛查机构为基层医疗卫生机构的，应当填写《妊娠风险筛查阳性孕产妇转诊单》，并告知筛查阳性孕妇在2周内至上级医疗机构接受妊娠风险评估，由接诊机构完成风险评估并填写转诊单后，反馈筛查机构。基层医疗卫生机构应当按照国家基本公共卫生服务规范要求，落实后续随访。

（二）妊娠风险评估分级

妊娠风险评估分级原则上应当在开展助产服务的二级以上医疗机构进行。孕妇妊娠风险评估详见表4-4。

表4-4　孕产妇妊娠风险评估表

评估分级	孕产妇相关情况
绿色 （低风险）	孕妇基本情况良好，未发现妊娠合并症、并发症

黄色
（一般
风险）
	1. 基本情况
	  1.1 年龄≥35岁或≤18岁
	  1.2 BMI＞25或＜18.5
	  1.3 生殖道畸形
	  1.4 骨盆狭小
	  1.5 不良孕产史（各类流产≥3次、早产史、围产儿死亡史、出生缺陷史、异位妊娠史、滋养细胞疾病史等）
	  1.6 瘢痕子宫
	  1.7 子宫肌瘤或卵巢囊肿≥5cm
	  1.8 盆腔手术史
	  1.9 辅助生殖妊娠
	
	2. 妊娠合并症
	  2.1 心脏病（经心内科诊治无须药物治疗、心功能正常）
	    2.1.1 先天性心脏病（不伴有肺动脉高压的房间隔缺损、室间隔缺损、动脉导管未闭；法洛四联症修补术后无残余心脏结构异常等）
	    2.1.2 心肌炎后遗症
	    2.1.3 心律失常
	    2.1.4 无合并症的轻度肺动脉狭窄和二尖瓣脱垂
	  2.2 呼吸系统疾病：经呼吸内科诊治无须药物治疗、肺功能正常
	  2.3 消化系统疾病：肝炎病毒携带（表面抗原阳性、肝功能正常）
	  2.4 泌尿系统疾病：肾脏疾病（目前病情稳定，肾功能正常）
	  2.5 内分泌系统疾病：无须药物治疗的糖尿病、甲状腺疾病、垂体催乳素瘤等
	  2.6 血液系统疾病
	    2.6.1 妊娠合并血小板减少 $[PLT（50\sim100）\times10^9/L]$，但无出血倾向
	    2.6.2 妊娠合并贫血（Hb 60～110g/L）
	  2.7 神经系统疾病：癫痫（单纯部分性发作和复杂部分性发作）、重症肌无力（眼肌型）等
	  2.8 免疫系统疾病：无须药物治疗（如系统性红斑狼疮、IgA肾病、类风湿关节炎、干燥综合征、未分化结缔组织病等）
	  2.9 尖锐湿疣、淋病等性传播疾病
	    2.10 吸毒史
	    2.11 其他
	
	3. 妊娠并发症
	  3.1 双胎妊娠
	  3.2 先兆早产
	  3.3 胎儿宫内生长受限
	  3.4 巨大儿
	  3.5 妊娠期高血压疾病（除外妊娠风险评估为红色、橙色的危重孕产妇）
	  3.6 妊娠期肝内胆汁淤积症
	  3.7 胎膜早破
	  3.8 羊水过少
	  3.9 羊水过多
	  3.10 孕≥36周胎位不正
	  3.11 低置胎盘
	  3.12 妊娠剧吐

续 表

评估分级	孕产妇相关情况
橙色（较高风险）	1. 基本情况 　1.1 年龄≥40岁 　1.2 BMI≥28 2. 妊娠合并症 　2.1 较严重心血管系统疾病 　　2.1.1 心功能Ⅱ级，轻度左心功能障碍或心脏功能（EF）40%～50% 　　2.1.2 需药物治疗的心肌炎后遗症、心律失常等 　　2.1.3 瓣膜性心脏病（轻度二尖瓣狭窄瓣口＞1.5cm²，主动脉瓣狭窄跨瓣压差＜50mmHg，无合并症的轻度肺动脉狭窄、二尖瓣脱垂、二叶式主动脉瓣疾病、马方综合征无主动脉扩张） 　　2.1.4 主动脉疾病（主动脉直径＜45mm），主动脉缩窄矫治术后 　　2.1.5 经治疗后稳定的心肌病 　　2.1.6 各种原因的轻度肺动脉高压（＜50mmHg） 　　2.1.7 其他 　2.2 呼吸系统疾病 　　2.2.1 哮喘 　　2.2.2 脊柱侧弯 　　2.2.3 胸廓畸形等伴轻度肺功能不全 　2.3 消化系统疾病 　　2.3.1 原因不明的肝功能异常 　　2.3.2 仅需要药物治疗的肝硬化、肠梗阻、消化道出血等 　2.4 泌尿系统疾病：慢性肾脏病伴肾功能不全代偿期（肌酐超过正常值上限） 　2.5 内分泌系统疾病 　　2.5.1 需药物治疗的糖尿病、甲状腺疾病、垂体催乳素瘤 　　2.5.2 肾性尿崩症（尿量超过4000ml/d）等 　2.6 血液系统疾病 　　2.6.1 血小板减少［PLT（30～50）×10⁹/L］ 　　2.6.2 重度贫血（Hb 40～60g/L） 　　2.6.3 凝血功能障碍无出血倾向 　　2.6.4 易栓症（如抗凝血酶缺陷症、蛋白C缺陷症、蛋白S缺陷症、抗磷脂综合征、肾病综合征等） 　2.7 免疫系统疾病：应用小剂量激素（如强的松5～10mg/d）6个月以上，无临床活动表现（如系统性红斑狼疮、重症IgA肾病、类风湿关节炎、干燥综合征、未分化结缔组织病等） 　2.8 恶性肿瘤治疗后无转移无复发 　2.9 智力障碍 　2.10 精神病缓解期 　2.11 神经系统疾病 　　2.11.1 癫痫（失神发作） 　　2.11.2 重症肌无力（病变波及四肢骨骼肌和延脑部肌肉）等 　2.12 其他 3. 妊娠并发症 　3.1 三胎及以上妊娠 　3.2 Rh血型不合 　3.3 瘢痕子宫（距末次子宫手术间隔＜18月） 　3.4 瘢痕子宫伴中央性前置胎盘或伴有可疑胎盘植入 　3.5 各类子宫手术史（如剖宫产、宫角妊娠、子宫肌瘤挖除术等）≥2次 　3.6 双胎、羊水过多伴发心肺功能减退 　3.7 重度子痫前期、高血压合并子痫前期 　3.8 原因不明的发热 　3.9 产后抑郁、产褥期中暑、产褥感染等

$$PLT（30～50）×10^9/L$$

评估分级	孕产妇相关情况
红色 （高风险）	1. 妊娠合并症 　1.1 严重心血管系统疾病 　　1.1.1 各种原因引起的肺动脉高压（≥50mmHg），如房间隔缺损、室间隔缺损、动脉导管未闭等 　　1.1.2 复杂先天性心脏病（如法洛四联症、艾森门格综合征等）和未手术的发绀型心脏病（SpO₂<90%）；Fontan 循环术后 　　1.1.3 心脏瓣膜病：瓣膜置换术后，中重度二尖瓣狭窄（瓣口<1.5cm²），主动脉瓣狭窄（跨瓣压差≥50mmHg）、马方综合征等 　　1.1.4 各类心肌病 　　1.1.5 感染性心内膜炎 　　1.1.6 急性心肌炎 　　1.1.7 风心病风湿活动期 　　1.1.8 妊娠期高血压性心脏病 　　1.1.9 其他 　1.2 呼吸系统疾病：哮喘反复发作、肺纤维化、胸廓或脊柱严重畸形等影响肺功能的疾病 　1.3 消化系统疾病：重型肝炎、肝硬化失代偿、严重消化道出血、急性胰腺炎、肠梗阻等影响孕产妇生命的疾病 　1.4 泌尿系统疾病：急、慢性肾脏病伴高血压、肾功能不全（肌酐超过正常值上限的1.5倍） 　1.5 内分泌系统疾病 　　1.5.1 糖尿病并发肾病Ⅴ级、严重心血管病、增生性视网膜病变或玻璃体积血、周围神经病变等 　　1.5.2 甲状腺功能亢进并发心脏病、感染、肝功能异常、精神异常等疾病 　　1.5.3 甲状腺功能减退引起相应系统功能障碍，基础代谢率小于-50% 　　1.5.4 垂体催乳素瘤出现视力减退、视野缺损、偏盲等压迫症状 　　1.5.5 尿崩症：中枢性尿崩症伴有明显的多饮、烦渴、多尿症状，或合并有其他垂体功能异常 　　1.5.6 嗜铬细胞瘤等 　1.6 血液系统疾病 　　1.6.1 再生障碍性贫血 　　1.6.2 血小板减少（<30×10⁹/L）或进行性下降或伴有出血倾向 　　1.6.3 重度贫血（Hb≤40g/L） 　　1.6.4 白血病 　　1.6.5 凝血功能障碍伴有出血倾向（如先天性凝血因子缺乏、低纤维蛋白原血症等） 　　1.6.6 血栓栓塞性疾病（如下肢深静脉血栓、颅内静脉窦血栓等） 　1.7 免疫系统疾病活动期，如系统性红斑狼疮、重症IgA肾病、类风湿关节炎、干燥综合征、未分化结缔组织病等 　1.8 精神病急性期 　1.9 恶性肿瘤 　　1.9.1 妊娠期间发现的恶性肿瘤 　　1.9.2 治疗后复发或发生远处转移 　1.10 神经系统疾病 　　1.10.1 脑血管畸形及手术史 　　1.10.2 癫痫全身发作 　　1.10.3 重症肌无力（病变发展至延脑肌、肢带肌、躯干肌和呼吸肌） 　1.11 吸毒 　1.12 其他严重内科、外科疾病等 2. 妊娠并发症 　2.1 三胎及以上妊娠伴发心肺功能减退 　2.2 凶险性前置胎盘，胎盘早剥 　2.3 红色预警范畴疾病产后尚未稳定
紫色 （孕妇患有传 染性疾病）	所有妊娠合并传染性疾病，如病毒性肝炎、梅毒、HIV感染及艾滋病、结核病、重症感染性肺炎、特殊病毒感染（H1N7、寨卡病毒等）

注：除紫色标识孕妇可能伴有其他颜色外，如同时存在不同颜色分类，按照较高风险的分级标识。

1. 首次评估 对妊娠风险筛查阳性的孕妇，医疗机构应当对照《孕产妇妊娠风险评估表》，进行首次妊娠风险评估。按照风险严重程度分别以"绿色（低风险）、黄色（一般风险）、橙色（较高风险）、红色（高风险）、紫色（孕妇患有传染性疾病）"5种颜色进行分级标识。

（1）绿色标识：妊娠风险低。孕妇基本情况良好，未发现妊娠合并症、并发症。

（2）黄色标识：妊娠风险一般。孕妇基本情况存在一定危险因素，或患有孕产期合并症、并发症，但病情较轻且稳定。

（3）橙色标识：妊娠风险较高。孕妇年龄≥40岁或BMI≥28，或患有较严重的妊娠合并症、并发症，对母婴安全有一定威胁。

（4）红色标识：妊娠风险高。孕妇患有严重的妊娠合并症、并发症，继续妊娠可能危及孕妇生命。

（5）紫色标识：孕妇患有传染性疾病。紫色标识孕妇可同时伴有其他颜色的风险标识。

医疗机构应当根据孕产妇妊娠风险评估结果，在《母子健康手册》上标注评估结果和评估日期。对于风险评估分级为"橙色""红色"的孕产妇，医疗机构应当填写《孕产妇妊娠风险评估分级报告单》，在3天内将报告单报送辖区妇幼保健机构。如孕产妇妊娠风险分类为红色，应当在24小时内报送。

2. 动态评估 医疗机构应当结合孕产期保健服务，发现孕产妇健康状况有变化时，立即进行妊娠风险动态评估，根据病情变化及时调整妊娠风险分级和相应管理措施，并在《母子健康手册》上顺序标注评估结果和评估日期。

（三）妊娠风险管理

各级医疗机构应当根据孕妇妊娠风险评估分级情况，对其进行分类管理。要注意信息安全和孕妇隐私保护。

1. 对妊娠风险分级为"绿色"的孕妇，应当按照《孕产期保健工作规范》及相关诊疗指南、技术规范，提供孕产期保健服务。

2. 对妊娠风险分级为"黄色"的孕妇，应当建议其在二级以上医疗机构接受孕产期保健和住院分娩。如有异常，应当尽快转诊到三级医疗机构。

3. 对妊娠风险分级为"橙色""红色"和"紫色"的孕妇，医疗机构应当将其作为重点人群纳入高危孕妇专案管理，合理调配资源，保证专人专案、全程管理、动态监管、集中救治，确保做到"发现一例、登记一例、报告一例、管理一例、救治一例"。对妊娠风险分级为"橙色"和"红色"的孕妇，要及时向辖区妇幼保健机构报送相关信息，并尽快与上级危重孕产妇救治中心共同研究制定个性化管理方案、诊疗方案和应急预案。

（1）对妊娠风险分级为"橙色"的孕妇，应当建议其在县级及以上危重孕产妇救治中心接受孕期保健服务，有条件的原则上应当在三级医疗机构住院分娩。

（2）对妊娠风险分级为"红色"的孕妇，应当建议其尽快到三级医疗机构接受评估以明确是否适宜继续妊娠。如适宜继续妊娠，应当建议其在县级及以上危重孕产妇救治中心接受孕期保健服务，原则上应当在三级医疗机构住院分娩。对于患有可能危及生命的疾病而不宜继续妊娠的孕妇，应当由副主任以上任职资格的医生进行评估和确诊，告知本人继续妊娠风险，提出科学严谨的医学建议。

（3）对妊娠风险分级为"紫色"的孕妇，应当按照传染病防治相关要求进行管理，并落实预防艾滋病、梅毒和乙肝母婴传播综合干预措施。

（四）产后风险评估与管理

医疗机构在进行产后访视和产后42天健康检查时，应当落实产妇健康管理服务规范有关要求，再次对产妇进行风险评估。如发现阳性症状和体征，应当及时进行干预。

二、信息管理与评价指标

（一）孕产期保健信息管理

通过定期收集和分析孕产期保健信息，对日常的孕产期保健工作进行监测与管理。目前我国孕产期保健信息主要有孕产妇保健、出生医学证明、孕产妇死亡监测、围产儿死亡缺陷监测、危重孕产妇医药监测等信息。

1. 各级各类医疗保健机构应当建立健全孕产期保健手册、产前检查登记、高危孕产妇登记、随访登记、分娩登记、转会诊登记、危重症抢救登记、死亡登记、统计报表等孕产期保健工作相关的原始登记。各种登记要规范、准确、齐全。发生孕产妇死亡及围产儿死亡应及时上报。

2. 各级妇幼保健机构应当根据管辖区域的需求，建立信息科（室）或指定专人负责辖区内信息的汇总、整理、上报工作。对收集的信息进行统计分析，向卫生行政部门提出建议。定期对各级医疗保健机构信息工作进行质量检查。组织召开信息管理例会，对信息相关人员进行培训。

3. 各级各类医疗保健机构应当指定专人负责机构内的信息收集，对信息进行审核，按照要求填报相应表卡，按照规定及时、准确报送同级妇幼保健机构。

4. 各级卫生行政部门应当不断完善辖区孕产期保健工作信息系统，改善信息收集方法，提高信息收集质量。充分利用信息资料进行分析，掌握地区孕产妇的健康情况，确定孕产期保健工作重点。

（二）孕产期保健工作评价指标

1. 孕期保健管理指标

（1）早孕建册率：指平均每百名活产中，孕13周（12周加6天）之前建册并进行第一次产前检查的产妇人数。该地该时间内活产数是指该地区统计时间段内妊娠满28周及以上（如孕周不清楚，可参考出生体重达1000g及以上），娩出后有心跳、呼吸、脐带搏动、随意肌收缩4项生命指标之一的新生儿数。

$$早孕建册率 = \frac{辖区内孕13周之前建册并进行第一次产前检查的产妇数}{该地该时间内活产数} \times 100\%$$

（2）孕期建册率：指平均每百名产妇中，在孕期按照有关规定由保健人员建册的人数。产妇数是指报告期内妊娠满28周及以上（如孕周不清楚，可参考出生体重达1000g及以上）的分娩人数。

$$孕期建册率 = \frac{该年该地区在孕期建立孕期保健册的产妇数}{某年某地区产妇总数} \times 100\%$$

（3）孕早期检查率：指平均每百名活产中，在孕13周之前（12周加6天）接受过产前检查的产妇数。

$$孕早期检查率 = \frac{该年该地区孕13周之前接受过产前检查的产妇数}{某年某地区活产数} \times 100\%$$

（4）产前检查率：指平均每百名活产中，在孕期接受过1次及以上产前检查的产妇数（仅做妊娠试验的初次检查，因临产入院进行的产前检查不统计在内）。

$$产前检查率=\frac{该年该地区接受1次及以上产前检查产妇数}{某年某地区活产数}\times100\%$$

（5）≥5次产前检查率：指平均每百名活产中，在孕期接受过5次及以上产前检查（其中孕早期1次、孕中期和孕晚期分别至少2次）的产妇数。

$$5次及以上产前检查率=\frac{该年该地区接受产前检查5次及以上的产妇数}{某年某地区活产数}\times100\%$$

（6）产后访视率：指每百名活产中，产妇出院后28天内接受过到家里进行产后访视的产妇人数。

$$产后访视率=\frac{辖区内产妇出院后28天内接受过产后访视的产妇人数}{该地该时间内活产数}\times100\%$$

（7）孕产妇系统管理率：指平均每百名活产中，接受孕产妇系统管理的产妇数。其中孕产妇系统管理产妇数是指该地区该统计年度内按系统管理程序要求，从妊娠至产后28天内有过早孕检查、至少5次产前检查、新法接生和产后访视的产妇人数。

$$孕产妇系统管理率=\frac{该年该地区接受孕产妇系统管理产妇数}{某年某地区活产数}\times100\%$$

（8）孕产妇人类免疫缺陷病毒检测率：指平均每百名产妇中，在孕期或产时接受人类免疫缺陷病毒检测的人数。产妇人类免疫缺陷病毒检测人数是指报告期内孕期至产时接受过1次及以上人类免疫缺陷病毒抗体检测的产妇人数（接受过多次检测的按1人统计）。

$$孕产妇人类免疫缺陷病毒检测率=\frac{该年该地区产妇在孕期或产时人类免疫缺陷病毒检测人数}{某年某地区产妇数}\times100\%$$

（9）孕产妇梅毒检测率：指平均每百名产妇中，在孕期或产时接受梅毒检测的人数。产妇梅毒检测人数是指报告期内孕期至产时接受过1次及以上梅毒检测的产妇人数（接受过多次检测的按1人统计）。

$$孕产妇梅毒检测率=\frac{该年该地区产妇在孕期或产时梅毒检测人数}{某年某地区产妇数}\times100\%$$

（10）孕产妇乙肝表面抗原检测率：指平均每百名产妇中，在孕期或产时接受乙肝表面抗原检测的人数。产妇乙肝表面抗原检测人数是指报告期内孕期至产时接受过1次及以上乙肝表面抗原检测的产妇人数（接受过多次检测的按1人统计）。

$$孕产妇乙肝表面抗原检测率=\frac{该年该地区产妇在孕期或产时乙肝表面抗原检测人数}{某年某地区产妇数}\times100\%$$

（11）产前筛查率：指平均每百名产妇中，在孕期接受出生缺陷产前筛查的人数。出生缺陷产前筛查人数是指报告期内在孕早期和孕中期（7～20周）用血清学方法对胎儿进行唐氏综合征（21三体）、18三体和神经管畸形这三种先天性缺陷和遗传性疾病筛查的孕产妇人数（暂不包括超声学筛查）。进行过多次筛查者按1人统计。

$$产前筛查率=\frac{该年该地区出生缺陷产前筛查产妇数}{某年某地区产妇数}×100\%$$

（12）产前诊断率：指平均每百名产妇中，在孕期接受产前诊断的人数，包括超声诊断、细胞遗传学诊断和分子遗传学诊断（不包括只做遗传咨询者）。

$$产前诊断率=\frac{该年该地区在孕期接受产前诊断产妇数}{某年某地区产妇数}×100\%$$

（13）住院分娩率：指平均每百名活产中，在具有助产资格和条件的医疗保健机构住院分娩的活产数。

$$住院分娩率=\frac{该年该地区住院分娩活产数}{某年某地区活产数}×100\%$$

（14）剖宫产率：指平均每百名活产中，接受剖宫产的活产数。

$$剖宫产率=\frac{该年该地区剖宫产活产数}{某年某地区活产数}×100\%$$

2. 孕产妇健康评价指标

（1）孕产妇贫血患病率：指平均每百名产妇中，在孕期和产后42天内至少接受一次血红蛋白检查，发现患有贫血的产妇人数。

$$孕产妇贫血患病率=\frac{该年该地区在孕产期患有贫血的产妇数}{某年某地区产妇数}×100\%$$

（2）孕产妇人类免疫缺陷病毒感染率：指平均每百名人类免疫缺陷病毒检测产妇中，感染人类免疫缺陷病毒的产妇人数。

$$孕产妇人类免疫缺陷病毒感染率=\frac{该年该地区产妇人类免疫缺陷病毒感染人数}{某年某地区产妇人类免疫缺陷病毒检测人数}×100\%$$

（3）孕产妇梅毒感染率：指平均每百名梅毒检测产妇中，感染梅毒的产妇人数。

$$孕产妇梅毒感染率=\frac{该年该地区产妇梅毒感染人数}{某年某地区产妇梅毒检测人数}×100\%$$

（4）孕产妇乙肝表面抗原阳性率：指平均每百名乙肝表面抗原检测产妇中，乙肝表面抗原阳性的产妇人数。

$$孕产妇乙肝表面抗原阳性率=\frac{该年该地区产妇乙肝表面抗原阳性人数}{某年某地区产妇乙肝表面抗原检测人数}×100\%$$

（5）孕产妇死亡率：指每10万活产数中孕产妇死亡人数。孕产妇死亡指妇女在孕期至分娩后42天以内，由于任何与妊娠或妊娠处理有关的或由此而加重了的原因导致的死亡，但不包括意外事故死亡。

$$孕产妇死亡率=\frac{该年该地区孕产妇死亡人数}{某年某地区活产数}\times10万/10万$$

（6）孕产妇死于产科出血的比例：指孕产妇死亡人数中，由于产科出血导致孕产妇死亡的比例。

$$孕产妇死于产科出血的比例=\frac{该年该地区孕产妇产科出血死亡人数}{某年某地区孕产妇死亡人数}\times100\%$$

（7）孕产妇死于产褥感染的比例：指孕产妇死亡人数中，由于产褥感染导致孕产妇死亡的比例。

$$孕产妇死于产褥感染的比例=\frac{该年该地区孕产妇产褥感染死亡人数}{某年某地区孕产妇死亡人数}\times100\%$$

（8）孕产妇死于妊娠高血压的比例：指孕产妇死亡人数中，由于妊娠高血压导致孕产妇死亡的比例。

$$孕产妇死于产妊娠高血压的比例=\frac{该年该地区孕产妇妊娠高血压死亡人数}{某年某地区孕产妇死亡人数}\times100\%$$

（9）低出生体重儿发生率：指每百名活产数中的低出生体重儿数。

$$低出生体重儿发生率=\frac{该年该地区低出生体重儿数}{某年某地区活产数}\times100\%$$

（10）早期新生儿死亡率：指每千名活产中早期新生儿死亡的人数。早期新生儿死亡指妊娠满28周及以上（如孕周不清楚，可参考出生体重达1000g及以上）的新生儿在出生后0～6天内死亡的人数。

$$早期新生儿死亡率=\frac{该年该地区早期新生儿死亡的人数}{某年某地区活产数}\times1000‰$$

（11）围产儿死亡率：每千名围产儿中，围产儿死亡数。围产儿死亡数包括死胎数、死产数、早期新生儿死亡数。

$$围产儿死亡率=\frac{该年该地区围产儿死亡数}{某年某地区活产数+死胎数+死产数}\times1000‰$$

（12）出生缺陷发生率：每万名围产儿中出生缺陷发生的例数。

$$出生缺陷发生率=\frac{该年该地区出生缺陷发生例数}{某年某地区活产数+死胎数+死产数}\times10\,000/万$$

第六节 预防艾滋病母婴传播

一、概述

艾滋病母婴传播（即艾滋病垂直传播）是我国15岁以下儿童感染人类免疫缺陷病毒的最主要途径，约90%儿童通过垂直传播感染艾滋病。全球艾滋病垂直传播率为15%～50%，其中发达国家为15%～25%，发展中国家为25%～35%。有调查显示，在未采取任何干预措施的情况下，我国艾滋病相对高发地区的艾滋病垂直传播率为33.3%～38.2%。经综合干预后，垂直传播率可降至2%以下。艾滋病垂直传播可导致婴儿死亡率上升、家庭的经济与精神负担增加、艾滋病孤儿增加等一系列严重的社会问题。

二、传播途径

艾滋病垂直传播途径主要有以下3种。①宫内传播：妊娠期人类免疫缺陷病毒可通过胎盘感染胎儿。不同孕期垂直传播率不同，孕晚期垂直传播率约为12%。②产程传播：胎儿在分娩过程中可通过接触母亲含有人类免疫缺陷病毒的血液或宫颈、阴道分泌物感染。目前认为产程中发生艾滋病垂直传播的危险性最大。③产后传播：人类免疫缺陷病毒感染母亲乳汁中含有人类免疫缺陷病毒，母乳喂养时间越长，婴幼儿感染艾滋病的危险越大。混合喂养的婴儿发生垂直传播的危险高于纯母乳喂养婴儿。

三、防治策略

联合国从四个层面确定了预防艾滋病垂直传播的防治策略。

1. 预防青年和育龄期妇女艾滋病感染 提供艾滋病检测咨询，帮助育龄妇女及早获知自身艾滋病感染状况，是预防艾滋病垂直传播最初级的预防措施。

2. 预防艾滋病感染的育龄期妇女非意愿妊娠 为艾滋病感染的育龄妇女提供有效的避孕措施，预防意外妊娠。

3. 预防孕产期的艾滋病垂直传播 为艾滋病感染的孕产妇提供抗人类免疫缺陷病毒药物治疗、安全助产服务、人工喂养等干预措施，有效预防艾滋病垂直传播。

4. 为感染人类免疫缺陷病毒的妇女和家庭提供综合关怀和支持 包括治疗和关怀护理、社会心理支持、人权和法律支持、社会经济因素支持。

四、预防措施

健康教育、艾滋病检测与咨询是我国目前预防艾滋病垂直传播采取的主要措施。

1. 健康教育 广泛开展预防艾滋病垂直传播的健康教育，通过健康教育活动向孕产妇及家庭、婚前保健人群传递预防艾滋病垂直传播的知识和信息。

2. 艾滋病检测与咨询 是预防艾滋病垂直传播的先决条件，也是最重要的内容之一。承担孕产期保健及助产服务的医疗保健机构，通过主动提供多种形式的艾滋病检测前和检测后咨询，向婚前保健人群及孕产妇传递预防艾滋病、艾滋病垂直传播危害及预防艾滋病垂直传播干预的信息，进行危险行为评估，建议并动员相应人群进行艾滋病抗体检测。对艾滋病抗体检测结果阳性者，帮助其分析感染状况及可能的危害，讨论采取预防艾滋病垂直传播的干预措施。

五、为艾滋病感染孕产妇提供干预措施

1. 抗反转录病毒药物干预 所有感染艾滋病的孕妇，无论其CD4$^+$T淋巴细胞计数多少或疾病临床分期如何，均应尽早终身接受抗反转录病毒治疗，可以降低艾滋病感染孕产妇体内病毒载量，减轻艾滋病病情，减少艾滋病垂直传播的概率。艾滋病感染母亲所生婴儿也应在出生后尽早（6小时内）预防性服用抗病毒药物。

2. 安全助产 为艾滋病感染孕妇及其家人提供充分的咨询，告知住院分娩对保护母婴安全和实施预防艾滋病母婴传播措施的重要作用，帮助其尽早确定分娩医院，尽早到医院待产。对于孕早、中期已经开始抗反转录病毒治疗、规律服用药物、无艾滋病临床症状，或孕晚期病毒载量＜1000拷贝/毫升，或已经临产的孕产妇，不建议施行剖宫产，避免紧急剖宫产。当病毒载量＞1000拷贝/毫升或分娩时病毒载量未知时，建议在孕38周计划剖宫产，以尽量减少围产期HIV传播。阴道分娩时，尽量避免可能增加艾滋病母婴传播危险的会阴侧切、人工破膜、使用胎头吸引器或产钳助产、宫内胎儿头皮监测等损伤性操作，减少分娩过程中艾滋病垂直传播的概率。

3. 产后喂养指导 对于艾滋病感染孕产妇所生儿童，提倡人工喂养，避免母乳喂养，杜绝混合喂养。应与艾滋病感染孕产妇及其家人就人工喂养的接受性、知识和技能、负担的费用，是否能持续获得足量、营养和安全的代乳品，及时接受医务人员的综合指导和支持等条件进行评估。对于具备人工喂养条件者尽量提供人工喂养，并给予指导和支持；对于因不具备人工喂养条件而选择母乳喂养的感染产妇，应做好充分的咨询，指导其坚持正确的纯母乳喂养，且在整个哺乳期间必须坚持抗反转录病毒治疗，喂养时间最好不超过6个月。

4. 婴幼儿艾滋病检测及保健 艾滋病感染妇女所生儿童，应于生后48小时、6周和3个月进行艾滋病核酸检测以进行感染早期诊断，两次核酸检测结果阳性，可诊断为HIV感染。早期诊断检测结果为阴性或未进行早期诊断检测的儿童，应于12月龄时进行HIV抗体筛查，筛查结果阴性者，排除HIV感染；筛查结果阳性者，应随访至满18月龄，并再次进行艾滋病抗体检测，如抗体检测结果仍为阳性者应及时进行补充实验，明确HIV感染状态。HIV感染儿童应纳入当地艾滋病综合防治系统。

HIV感染妇女所生儿童，应该享有常规儿童保健，定期享有常规儿童保健、定期进行生长发育监测、感染状况监测、营养指导、免疫接种、艾滋病检测等服务。

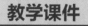

本章小结

教学课件

执考知识点总结

本章涉及的2019版及2024版公共卫生执业助理医师资格考试考点对比见表4-5。

表4-5　2019版及2024版公共卫生执业助理医师资格考试考点对比

单元	细目	知识点	2024版	2019版
孕产期保健	孕前保健	（1）健康教育与咨询	√	√
		（2）孕前医学检查	√	√
		（3）孕前保健指导	√	√
	孕期保健	（1）孕早期保健	√	√
		（2）孕中期保健	√	√
		（3）孕晚期保健	√	√
	分娩期保健	（1）检查与评估	√	√
		（2）各产程监护与保健要点	√	√
	产褥期保健	（1）住院期间保健	√	√
		（2）产后访视	√	√
		（3）产后42天健康检查	√	√
	孕产期保健管理	（1）妊娠风险评估与管理	新增	—
		（2）信息管理与评价指标	√	√
	预防艾滋病、梅毒、乙肝母婴传播	（1）概述	√	√
		（2）母婴传播的危害	√	√
		（3）预防策略	√	√
		（4）干预措施	√	√

拓展练习及参考答案

（霍伦田　密　卢小敏）

第五章　避孕节育保健

学 习 目 标

素质目标： 关注计划生育妇女的健康需求、情感需求、心理需求，做好计划生育保健的健康宣教；培养对于避孕期妇女的人文关怀。

知识目标： 掌握常用的避孕方法；熟悉避孕节育保健的服务与管理，避孕方法的选择与保健；了解避孕节育的定义与原理。

能力目标： 具备运用所学知识对避孕期妇女进行正确保健指导的能力；具备为不同人群选择合适的避孕措施的能力。

案例导入

【案例】

小王和小李夫妇长期分居两地，小王28岁，小李26岁，双方目前无妊娠的打算。因为工作原因，小王每月可回家探亲2～3天。

【问题】

小王和小李夫妇可选择的避孕方式有哪些？

第一节　概　述

一、避孕节育的保健

（一）节育保健的定义与重要性

1. 定义　计划生育保健通常称节育保健，是为非孕期的育龄夫妇提供的计划生育技术服务。具体而言，就是帮助育龄男女负责任的制订生育计划，采用可及、可负担、可持续、安全的避孕措施，减少意外妊娠。节育保健是生殖保健的重要内容，但不能代替全面的生殖健康。节育保健只有作为内容广泛、密切关注生殖健康的服务项目时，才能发挥更大的效应。

2. 重要性　妇女一生有30余年生育期，其中只有很少几年是孕产期，绝大多数时间在节育期。因此，此期保健势在必行。否则由于节育带来的各种问题或疾病将影响妇女生活中很长一段时期的心身健康。

（二）避孕的原理和方法

1. 原理 避孕是通过科学的方法来阻止或破坏正常受孕过程，以避免妊娠，防止生育。避孕的方法较多，主要是通过抑制精子与卵子产生、阻止精子与卵子结合及改变子宫内环境，以干扰受精卵着床和发育，控制生殖过程中的三个主要环节实现避孕。

2. 避孕方法 避孕方法需要对性生活及性生理无不良影响，并且双方均能接受，安全、有效、简便、实用，如宫内节育器、药物避孕及避孕套等外用避孕方法等。通过物理隔绝阴茎和子宫的接触，不仅能阻止精子和卵子结合，也可预防性病传播。

二、计划生育优质服务

1995年美国学者Judith Bruth提出计划生育优质服务概念，不仅从理论上将计划生育服务的内容融为一体，更重要的是将人性化服务的理念引入计划生育服务过程中，对改变计划生育服务者的思维方式、衡量评估服务质量具有深远的指导意义。其主要内涵如下。

1. 提供足够选择的避孕方法 满足不同对象的不同需求。要理解不同对象选择避孕方法的心态，提供足够选择的避孕方法，帮助服务对象比较需求与方法的适宜性，要尊重她（他）们的选择。

2. 提供信息和服务内容 对所采用的方法提供详尽的信息，鼓励对象提出问题并耐心解答，同时应该提供有关宣传资料。

3. 提高服务者的技术能力 服务人员具有能胜任服务的资历和技术能力，能准确地宣传避孕节育知识，提供适宜的避孕方法，并能进行医学随访等。

4. 良好的人际关系 在服务时要注意维护服务对象的尊严，遵循亲切、认真、严肃、守密的咨询守则并提供良好的服务环境。

5. 适当的综合服务 应该把计划生育技术提供与孕前保健、孕产期保健、生殖道感染防治和孕育健康的后代有机结合。

6. 服务的连续性 在对象选择了避孕方法后，提供周密的随访服务，或上门或应邀来诊，能够提高对象对避孕方法的满意度和续用率。随访的主要内容如下。

（1）询问使用时的感觉，是否适宜。

（2）了解使用方法是否正确，出现问题应评估其性质，并协助解决。

（3）如遇副作用，如头晕、恶心、月经失调、乳房胀痛、阴道出血等，应评估其严重程度，提出处理方案或转诊意见。

（4）如服务对象打算停用，应了解其原因，如仍继续避孕，则应了解并提供信息，以便继续选用其他避孕方法。

（5）指导宫内节育器妇女应定期检查，及时发现需取器的临床征象。妇女绝经半年应及时取器。

（6）如服务对象准备妊娠，应向其介绍如何停止避孕、恢复生育力，强调孕前保健、产前检查、孕期保健的重要性，以及如何处接受孕前及产前检查。

当限于条件，本级机构不能够满足对象的技术服务需求时，应针对不同情况提出转诊的建议，并尽力协助联系转诊单位，提供周到的服务。

第二节　避孕方法

一、常用的避孕方法

自从人类研制出避孕药具以来，尚无一种适合所有人的避孕方法。这就需要人们根据自身的实际情况，选择适合自己的避孕方法。避孕方法分为传统避孕方法与现代避孕方法。传统避孕方法是指利用人类根据自身的生理特点，采用禁欲等方法，达到避孕目的；现代避孕方法是指通过药具、手术等方法达到避孕目的。现代避孕方法的有效率远高于传统避孕方法。

（一）甾体激素避孕

甾体激素避孕（steroical hormonal contraception，SHC）是指应用以甾体激素为主要成分的药物的避孕方法，代表性药物为女用避孕药。甾体激素避孕率可达99.6%，是目前使用广泛、最成熟，避孕率最高的方法。

1. 种类　甾体激素避孕药物种类较多，有口服避孕药、避孕针和甾体激素缓释系统。口服避孕药又可分为复方短效口服避孕药和复方长效口服避孕药。

2. 避孕原理

（1）抗排卵：药物可直接或间接作用于靶器官，抑制排卵。

（2）抗着床：药物可通过改变输卵管蠕动频率，影响卵子和输卵管的同步变化，阻止受精卵着床。

（3）改变宫颈黏液性质：通过改变黏液的酸碱性，阻碍精子通过子宫颈。

（4）影响子宫内环境：使子宫内环境不利于受精卵的着床和发育。

3. 适应证及禁忌证

（1）适应证：凡有要求者，排除禁忌后均可采用此方法。

（2）禁忌证：①妊娠或可疑妊娠。②急、慢性肝炎，胆囊炎及肾病。③内分泌疾病，如糖尿病、肾上腺疾病及甲状腺功能亢进症等。④严重高血压及心血管疾病。⑤严重肿瘤或可疑癌者。⑥血栓、血管栓塞性疾病。⑦长期胃肠吸收不良，呕吐或腹泻而影响药物吸收者。⑧月经稀发、量少，常有闭经者。⑨服用与避孕药有相互影响的药物。⑩年龄40岁以上，35岁以上吸烟者或肥胖者慎用。

4. 复方短效口服避孕药

（1）优缺点

1）优点：避孕率高；对性生活影响小；停药后可立即妊娠，且对生育率无影响；可减轻痛经；预防宫外孕；治疗痤疮；预防妇科肿瘤。

2）缺点：需要每天服用药物，所以易漏服；早期可出现月经改变及类早孕反应；增加下肢深静脉血栓的风险。

（2）保健指导

1）为提高避孕成功率及减少副作用，需每天按时服药，建议每晚睡前服用。

2）避免漏服，一旦漏服应掌握补救方法。如果漏服1或2片，或延迟服用1～2天，应该立即补服1片，然后继续按常规服用；如果在第1周漏服3片或更多，或开始服药时间延迟3天或更长，应尽快服用1片，在随后的7天内禁欲或加用避孕套，如果在过去的5天内有性交，应该服用紧急避孕药物；如果在第3周内漏服3片或更多，应尽快补服1片，补服药物后的7天内禁欲或加用避孕套，继续服完活性片，并丢弃非活性片（或跳过未服用激素周）立即开始服用下一包装药，如果在过去的5天内有性交，应该服用紧急避孕药物；如果漏服了任何1片非活性片（即为28片包装中的最后7片），应丢弃漏服的非活性片，继续开始服用新一周期的活性片。

3）务必妥善保管，服药时应吞服，不要嚼碎，若出现受潮、变形、破损等情况则不能服用。

4）服药初期若出现少量不规则阴道流血、月经量减少或闭经、类早孕反应等副作用，可密切观察，无须特殊处理，如出现严重不适，应及时就医。

5）吸烟者应戒烟后再口服避孕药。

6）若口服避孕药期间需要同时服用其他药物，应在咨询医生意见后再决定是否服用或改用其他避孕措施。

5. 复方长效口服避孕药　需每月服用1～2片，避孕有效率可达98%以上。主要品种有复方炔雌醚–18–甲基炔诺酮片、复方炔雌醚–氯地孕酮月服片。因此药物含有大剂量雌孕激素，一次性服用可产生严重的副作用，故目前不作为推荐用避孕措施。

6. 探亲避孕药　主要有醋酸甲地孕酮片、左炔诺酮片、双炔失碳酯片等。因此避孕药含有大量孕激素，副作用较大，故目前已比较少用，不作为常规避孕措施。

7. 长效避孕针　可分为单纯孕激素与复方雌孕激素两类。其中单纯孕激素避孕针不含雌激素，且不影响哺乳，具有安全、高校及简便的优点，特别适合于产后避孕，有轻度子宫内膜异位或轻度高血压者及年龄在35岁以上的吸烟者同样可应用此避孕方法。

（1）种类：目前国内有单纯孕激素与复方雌孕激素两类注射液（表5-1）。

表5-1　常用长效避孕针剂

名称	剂量		剂型	用法
	雌激素	孕激素		
复方己酸孕酮避孕针	戊酸雌二醇5mg	己酸孕酮250mg	油剂	月经来潮第5天和第12天各注射1支，以后每次月经周期第10～12天肌内注射一支，一般于注射12～16天来月经
复方甲地孕酮避孕针	雌二醇3.5mg	甲地孕酮25mg	混悬液	
复方庚酸炔诺酮避孕针1号	戊酸雌二醇5mg	庚酸炔诺酮50mg	油剂	首次在月经第5天注射，以后每月一次
单纯孕激素避孕针	—	醋酸甲羟孕酮150mg	混悬液	一针可安全避孕3个月，一年只需注射4针

（2）优缺点

1）优点：①一次注射可避孕1～3个月，避孕率高达99%。②避免口服避孕药每天服药的缺点。

2）缺点：①服药后可出现月经量减少或闭经现象。②停药后生育力恢复较慢，需半年后方可妊娠。

（3）保健指导

1）注射前需充分摇匀药液，抽吸时要吸净，避免药量不足影响避孕效果。首次注射后需严密观察15分钟以上，预防过敏反应。

2）注射避孕针后，一般于12～16天后来月经。若超过1周仍未来，可口服短效避孕药，每天一片，至该周期应注射避孕针日期终止；若月经过多，药物治疗无效，可考虑行诊断性刮宫。

3）严格按照注射流程进行注射，否则可导致避孕失败。

4）服药初期若出现严重头痛、偏头痛、视力异常等症状，应立即停止注射并就医。

8. 甾体激素缓释系统　将甾体激素类避孕药物装在用高分子化合物材料制成的装载物中再置入人体，药物缓慢释放，从而发挥避孕作用。一般一剂缓释药物可避孕数年。主要品种有皮下埋植剂、阴道避孕环、避孕贴剂等。

（二）屏障避孕

屏障避孕主要是通过物理作用（机械阻挡）阻碍精子与卵子相遇，或应用化学制剂将精子在阴道灭活（化学屏障），或将两种机制结合，从而达到避孕的方法。该避孕措施可单独应用也可联合应用。由于屏障避孕仅在局部使用，无全身副作用，故近几年使用者不断增加。

1. 男用避孕套 又称安全套、阴茎套。是一种由优质天然乳胶制成的薄膜套状物。在性交前先将安全套套在阴茎上，然后收集射出的精液，阻止精子与卵子相遇，达到避孕的目的。正确使用有效率高达90%以上。

（1）使用方法：避孕套的使用步骤如下。①每次使用均选择一个新的、型号合适的避孕套；②坚持每次性交开始，阴茎勃起时即戴上避孕套；③戴套前捏瘪避孕套前方小囊，排除空气，贴紧阴茎头；④将已经卷好的男用避孕套，由龟头向阴茎根部缓缓滚动、展开直至阴茎根部；⑤射精后在阴茎未软缩前，按住套口边缘和阴茎一起退出；⑥检查避孕套小囊内是否有精液，察看避孕套有无破损；⑦用纸包裹避孕套丢弃到废弃物容器中，操作时手尽量避免接触精液或分泌物；⑧若避孕套滑脱或破损，应立即采取紧急避孕措施。

（2）优缺点

1）优点：①简便、安全，副作用小，经济，获取方便；②可作为其他避孕措施的补充或替代措施，特别适用于心、肝、肾等疾病而不能使用其他避孕措施者；③有助于预防性传播疾病；④预防宫颈癌；⑤可推迟男方性高潮，达到治疗早泄的目的。

2）缺点：①错误使用失败率较高；②双方需配合使用，不适用于勃起功能障碍及男方不合作者。

（3）保健指导

1）每次使用时需选择新避孕套，选择合适大小的型号，并正确佩戴。

2）若避孕套滑脱或破裂，需服用紧急避孕药。

3）勿使用已过期、破损的避孕套。

4）若使用后出现阴茎胀痛，可能跟乳胶过敏有关，可先用温水清洗，再涂抹醋酸氟轻松软膏，并服用马来酸氯苯那敏（扑尔敏）抗过敏治疗，并改用其他避孕措施。

5）若射精前避孕套滑落至女方阴道，应立即停止性交，并用手将套取出，并换一个新的避孕套。若在射精后避孕套滑落至女方阴道，应立即取出，并采取紧急避孕措施。

2. 女用避孕套 是由聚氨酯制成，长度跟男性避孕套相当，但更粗。性交后精液被收集至套内，阻止精子与卵子结合，达到避孕目的。

（1）优缺点

1）优点：安全，副作用小；不易破裂、滑动或脱落；对月经和哺乳无影响；预防性传播疾病。

2）缺点：价格较贵，且只能使用一次；使用方法复杂；易引起女方不适，故目前仍未得到大规模应用。

（2）使用及保健指导

1）每次使用时需选择新避孕套，并选择合适大小的型号，并正确佩戴。

2）可在性交8小时前，以及任何身体接触前将避孕套放入阴道。并选择合适体位，如蹲位、仰卧位，外露部分应覆盖阴唇。

3）若性交过程中出现避孕套被拉出或全部挤入阴道，应重新放置。

4）应在站立之前取出避孕套。若再次性交，需使用新避孕套。

5）安全丢弃，用纸包裹后丢到指定垃圾箱。

3. 杀精剂 是一组以壬苯醇醚为主要成分的避孕药。主要包含两种成分，活性成分有强大的杀精作用，惰性成分主要起支持杀精剂的作用。其避孕效果不十分理想，若在使用杀精剂的同时联合其他避孕措施，则可提高避孕效果。

（1）种类：根据剂型分类可分为片剂、薄膜、栓剂、凝胶、胶冻等。

（2）优缺点

1）优点：安全、简便，全身副作用较小；对月经、内分泌及哺乳无影响；特别适用于患有肝肾疾病、无法服用口服避孕药或放置宫内节育器（IUD）避孕，以及哺乳期妇女。

2）缺点：杀精剂溶解后易污染阴道，放置不便，少数妇女对杀精剂过敏，错误使用失败率较高。

（3）保健指导

1）使用前应仔细阅读说明书并正确使用。

2）部分人群对杀精剂较为敏感，停用以后可消除过敏症状。

3）避孕失败者应采取紧急避孕措施，若意外妊娠，应及时终止妊娠。

4）更年期、哺乳期妇女阴道分泌液少，药膜、药片溶解效果较差，避孕效果不好。

（三）自然避孕

自然避孕是根据人类的自然生理规律采用的避孕方法，无副作用，不影响内分泌，虽失效率较高，但目前仍有部分人群应用。主要包括易受孕期知晓法及哺乳闭经避孕。

1. 易受孕期知晓法 是妇女通过观察月经排卵前后一系列症状和体征，估算易受孕期的开始及终止日期，并在此期间采用禁欲或其他避孕措施而实现避孕目的的一种方法，又称安全期避孕。优点是无副作用，对生理干扰小，经济，无须使用其他避孕药具或手术，只需图标、日历及体温计。但若推算日期错误则其失败率较高。常用的推算方法有以下几种。

（1）日历法：包括标准日历法和日历节律法，主要通过连续记录月经周期日期，以明确易受孕期的开始和结束。主要适用于月经周期较规则、无其他特殊情况的女性。

1）使用方法：通常认为排卵前后3天为易受孕期，此段时期应禁欲或采用其他有效避孕措施。从高峰日第4天起，至下次月经来潮之日前均属于安全期。安全期又可再分为排卵前安全期和排卵后安全期。从月经干净那天到排卵期开始前的那段时间为排卵前安全期；从排卵期结束后到下次月经来潮为排卵后安全期。排卵后安全期比排卵前安全期相对更不易受孕。

2）保健指导：选用此方法需正确掌握安全期计算方法，并能识别排卵期症状和体征；生活、工作环境稳定，月经周期规律；掌握至少一种临时避孕方法。

3）正确掌握计算方法：根据以往6～12个月的月经周期，确定平均周期天数，并预算下次月经来潮日；预计下次月经来潮日减14天，为假定排卵日；在假定排卵日的前5天和后4天（总共10天）为危险期，其余日子为安全期。

4）注意事项：月经周期不规则的女性，因难以准确推算日期，故不推荐采用此种方法。很多因素如疾病、情绪紧张、环境变化、药物等可影响月经周期，故可影响此方法的避孕效果。

（2）基础体温测定法：基础体温是人体在较长时间（通常需5～6个小时）的睡眠后醒来，尚未进行任何活动之前所测量到的体温。正常育龄期妇女基础体温在月经周期中呈现规律性变化，即在排卵前体温较低，在排卵后体温升高0.3～0.5℃。基础体温测定法是在月经周期中通过基础体温的周期性变化规律，推算排卵期，并及时采取禁欲或其他避孕措施的方法。

1）测量方法：每天测量基础体温，并将其记录在体温单上，可以看到月经前半期体温较低，后半期体温升高的现象，这种曲线称为双相型体温曲线，提示卵巢有排卵。排卵期一般发生在体温上升前1天或体温由低到高的过程中，排卵后安全期即为基础体温升高第4天起直到下次月经来潮前，除此以外都不是安全期，性交时要采取避孕措施。

2）保健指导：基础体温测定需长期坚持，通常需连续测量3个月以上才能确定基础体温变化规律，不能坚持者不推荐使用。

3）注意事项：任何影响体温变化的疾病均不能使用；特殊阶段妇女，如产后、流产后、哺乳期、初潮后不久及近绝经期均不能使用。

（3）宫颈黏液观察法：澳大利亚的比林斯（Billings）夫妇通过研究观察与卵泡的生长、发育、成熟、排卵等过程相一致的宫颈黏液周期性变化，捕捉排卵时间，自我监测排卵，随后将其运用于避孕，作为日历法的补充。

1）方法：一个月经周期中宫颈黏液变化通常分为4个阶段。①月经期：通常为2～7天，具体时间因人而异但都较稳定。②干燥期：此期经期已结束，开始分泌黏液。③湿润期（易受孕期）：外阴逐渐由潮湿感过渡到湿润感，说明卵泡已接近成熟，分泌功能旺盛，以致外阴有湿润感。④排卵期：此期宫颈黏液分泌达到高峰，黏液清亮、润滑而富有弹性，如蛋清，有拉丝感，黏液出现的最后一天（高峰日）的前后48之间是排卵日，即为"易孕日"。

2）保健指导：月经期不宜性交，容易导致感染；干燥期早期夫妻可隔日晚上性交，一旦感觉湿润应禁欲或采取避孕措施，直至感觉干燥的第4天夜里才能性交。

2. 哺乳闭经避孕 此方法是利用产妇哺乳期及闭经状态进行避孕的一种方法。其原理为哺乳吮吸刺激抑制下丘脑垂体促性腺激素释放激素，导致卵巢滤泡发育不良，无排卵或黄体不健，达到在持续的哺乳过程中实现避孕的目的。

（1）方法：采用此法避孕必须完全符合以下三个条件。①闭经；②完全或接近全母乳喂养，即无论白天还是黑夜，随时用母乳喂养婴儿，每天哺乳6～8次，不添加任何辅食（包括水）；③产后4～6个月以内。以上三个条件任何一个发生变化，均应采用其他避孕措施。

（2）保健指导

1）避孕过程中，若出现了月经恢复、添加辅食喂养，或哺乳时间超过6个月，均应改用其他避孕措施。

2）以下几种情况，不应采用此方法避孕：感染，如母体患活动性病毒性肝炎、乳房开放性梅毒性损伤和HIV感染等；母体服用某些药物如利舍平、麦角胺、抗代谢药、环孢素、类固醇激素、溴隐亭、放射性药物、锂、抗凝药和改变情绪的药物等；新生儿不宜哺乳的情况，如需特殊护理的早产儿和低出生体重儿、新生儿代谢紊乱、先天性腭裂等。

（四）宫内节育器

宫内节育器（intrauterine device，IUD）又称避孕环，是一种安全、长效、经济、简便的避孕工具。将其置于子宫内，避孕效果可长达数年，取出后可很快恢复生育力。其原理是可改变子宫环境，阻碍受精卵着床，且铜离子还有杀精或受精卵的作用，所以是我国女性选用最多的一种避孕方法。

1. 适应证及禁忌证

（1）适应证：适合于所有自愿要求，且无禁忌证的育龄妇女。

（2）禁忌证：①妊娠或妊娠可疑者。②生殖器官炎症，未经治疗及未治愈者。③3个月以内有月经频发、月经过多或不规则阴道流血者。④子宫脱垂、子宫颈内口过松、重度撕裂（铜固定式IUD除外）及重度狭窄者。⑤生殖器官畸形，子宫腔<5.5cm或>9cm者。⑥有各种较严重的全身急、慢性疾患。⑦有铜过敏史者，不能放置含铜节育器。

2. 优缺点

（1）优点：一次放置长期避孕，不同的宫内节育器放置年限不一，有的可长达数十年；对性交无影响，取出后可很快恢复生育力；种类多，经济，放置后不需使用其他避孕措施。

（2）缺点：可出现不规律出血等不良反应，可能加重贫血及盆腔内感染。

3. 保健指导

（1）根据个体不同选择不同种类的宫内节育器。

（2）宫内节育器的放置和安装均需要由专业人士操作，并持证上岗。

（3）放置后需注意以下事项：休息两天，以防过度劳累；一周内禁忌搬运重物，以防宫内节育器滑脱或出血；勤换内裤，每天清洗外阴，避免盆浴；放置后禁止性交2周。

（4）宫内节育器放置后可能会出现少许流血及腹部不适等症状，无须特殊处理。若出现月经量过多、经期延长、经期缩短或不规则阴道流血、闭经等情况，应及时就医。

（5）宫内节育器年限到达，要及时更换。

（6）术后随访：应于术后1、3、6、12个月各随访一次，以后每年随访一次，以防宫内节育器脱落失败。

（五）紧急避孕

紧急避孕是性交时未采取任何避孕措施或避孕失败，为避免意外妊娠而采取的补救措施。紧急避孕不是常规避孕方法，其失败率高达2%，所以使用紧急避孕措施后需加用常规可靠的避孕措施，且不应反复使用。目前常用的紧急避孕手段包括激素类药物和宫内节育器（IUD）。采用何种避孕方法主要是根据发生无保护性交后的时间来决定，且需排除禁忌证。

1. 适应证及禁忌证

（1）适应证：①月经周期规律、身体健康的女性；②性交后72小时内；③避孕失败或可能失败的情况，如避孕套滑脱破裂、漏服避孕药2片以上、错误计算安全期、宫内节育器移位等；④妇女遭受性暴力伤害，且无可靠避孕措施。

（2）禁忌证：①已确诊妊娠或可疑妊娠妇女；②有血栓性疾病、严重偏头痛、异位妊娠等病史的妇女慎用雌 - 孕激素复合物（Yuzpe法）紧急避孕；③肾上腺皮质功能低下的妇女，不宜服用米非司酮紧急避孕；④有带铜宫内节育器的禁忌证；⑤一个月经周期中有多次性生活未避孕或避孕失败，若使用紧急避孕药可大大降低药物的有效率，避孕失败率也会升高。

2. 方法

（1）激素类紧急避孕药物：原理主要是抑制或延迟排卵、影响输卵管蠕动受精或妨碍受精卵植入子宫内膜。主要药物有米非司酮、左炔诺孕酮（LNG）、雌 - 孕激素复合物（Yuzpe法）等药物。

（2）放置含铜宫内节育器（IUD）：其原理为杀伤精子或阻碍受精卵着床。

3. 保健指导

（1）应在医生指导下选择合适的紧急避孕方法：未婚或未育妇女首选紧急避孕药，尽量不放置IUD，若需放置也应短时间置入；经产妇排除禁忌证后可直接放置IUD，并可长期使用；医院条件不允许应及时转诊。

（2）紧急避孕前应做好咨询工作，尤其要注意询问性交原因、日期、时间、本周期未保护性交的次数及日期等，过程中注意保护隐私。

（3）每个月经周期中只能使用一次紧急避孕方法。

（4）紧急避孕药的不良反应较多，主要包括以下几个方面。①恶心、呕吐，故建议睡前服用；②不规则阴道流血，一般无须特殊处理；③月经延迟，若延迟时间为1周，应做妊娠试验以排除妊娠；④其他不良反应，如乳房胀痛、头痛、头晕、乏力等。

二、避孕方法选择

（一）避孕方法选择的基本原则

避孕方法的选择应遵循易获得性、有效性、可接受性、经济性及安全性五项原则。

1. 易获得性 男女均有知情和享受避孕的权利；推广综合避孕方法，满足人们作出最适宜的选择；保证避孕咨询提供的服务是循证和标准的；经常性的管理和评估计划生育服务，确保服务是可及的。

2. 有效性 在一定程度上依赖于避孕方法自身的优缺点和效果，还在于服务对象使用前是否对该方法有完整准确的认识，使用过程中是否持续及正确的使用。

3. 可接受性 是男女双方对避孕方法的一致认可，并愿意实践。

4. 经济性 提供服务机构推荐避孕方法时要考虑消费者的经济承受能力，指导服务对象选择合适的避孕方法，从生活角度选择避孕措施。

5. 安全性 在计生服务各个环节，如医学检查、手术操作、无菌消毒技术等方面都要考虑安全性。

（二）不同人群避孕方法的选择

1. 不同人群与避孕

（1）青少年：可选择任何避孕方法，但应考虑年轻人的生理特点、经济承受能力、耐受性、性行为频率等因素。建议：①未婚、性活跃的青少年可以口服短效口服避孕药或使用避孕套；②已婚想推迟生育或加大生育间隔的青年可以采用长效避孕针；③短时间内若要备孕，不宜采用长效避孕针；④青少年因易冲动，故自然避孕方法失败率较高；⑤青少年对避孕药副作用耐受性较低，停药率比较高，应加强指导。

（2）新婚夫妇：避孕原则为高效、简便、不影响性生活、停用后短期内可恢复生育、不影响后代健康。建议：①初次性交可选择短效口服避孕药，夫妻双方适应后再改用其他避孕方法；②根据选择避孕药的要求，在新婚当月月经来潮后第1天或第5天开始服用；③新婚期内不宜选择宫内节育器及长效避孕药；④新婚期安全期避孕法易失败。

（3）产后妇女

1）纯母乳喂养产妇：①可以采用哺乳期闭经避孕，或注射单纯孕激素避孕针；②不宜口服雌孕激素配伍的避孕药，因避孕药中的雌激素会影响乳汁的分泌；③一旦月经恢复，或为婴儿添加配方奶或辅食，就应该开始选择屏障避孕或放置宫内节育器等效果可靠的避孕方法。

2）非纯母乳喂养产妇：①无论是否喂奶，月经是否恢复，都要坚持避孕，以放置宫内节育器为最佳选择；②宫内节育器在产后42天、顺产后3个月、剖宫产后6个月都可以放置；③不宜采用安全期避孕，是由于产后哺乳期卵巢功能尚在恢复中，基础体温变化无规律，易受孕期特征不出现或难于发现。

（4）中年以后妇女：妇女40岁以后卵巢功能减退，但仍可能排卵，所以仍有受孕的可能，所以中年以后妇女仍应避孕。①尽量选择屏障避孕；②45岁以上妇女，每天吸烟在15支以上者不宜使用避孕药。

2. 合并其他疾病的避孕

（1）肺结核：活动期不宜妊娠，应选择可靠的避孕方法。如患者仍在服用抗结核药物，而抗结核药物可降低避孕药的疗效，故不宜选择避孕药或避孕针，可选用屏障避孕方法，如避孕套、避孕药栓等。

（2）高血脂：口服避孕药可影响血脂代谢，增加血栓形成的风险，故应避免使用，可选择屏障避孕、自然避孕或放置宫内节育器。

（3）心脏病：若终生无生育计划，可采用绝育术，也可选择屏障避孕。不宜选择口服避孕药，因其可导致水钠潴留从而加重心脏负担。

（4）糖尿病：以自然避孕或屏障避孕方式为主。避孕药可影响葡萄糖的耐受性，故应避免服用。糖尿病患者容易感染，故也应避免放置宫内节育器。

（5）生殖道感染/性传播疾病：患有艾滋病、梅毒、淋病等性传播疾病者，宜选用避孕套并增加另一种避孕方法，既可避孕又可预防感染。

（6）艾滋病感染：既要考虑避孕，又要考虑预防感染。建议采用包括避孕套在内的两种避孕方法，又称双重避孕，也可以选择口服避孕药或放置宫内节育器。

知识拓展

人工流产

人工流产作为避孕失败的一种补救措施，在我国育龄妇女人工流产率约为62/1000。据统计，在我国已婚育龄妇女中，约27%的人曾经做过人工流产。未避孕和避孕失败是人工流产的主要原因，其中未婚者占很大比例。人工流产是一种有创手术，会给人工流产女性带来一定的、不可避免的副作用和并发症，造成生育功能严重的、不可逆的伤害。同时，人工流产术中、术后可能会造成出血、子宫穿孔、羊水栓塞、盆腔感染、宫颈粘连、月经异常、继发不孕等并发症和副作用。为了广大育龄女性的健康，应在不同的阶段选择合适的避孕方法，远离人工流产。

本章小结

教学课件

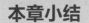

执考知识点总结

本章涉及的2019版及2024版公共卫生执业助理医师资格考试考点对比见表5-2。

表5-2　2019版及2024版公共卫生执业助理医师资格考试考点对比

单元	细目	知识点	2024版	2019版
避孕节育保健	避孕节育保健概述	（1）避孕节育定义与原理	√	—
		（2）服务与管理	√	—
	避孕方法选择与保健	（1）常用的避孕方法	√	—
		（2）避孕方法选择与保健	√	—

拓展练习及参考答案

（霍　伦）

第六章　更年期保健

素质目标： 关注更年期妇女的健康需求、情感需求、心理需求，做好更年期的健康宣教；培养对于更年期妇女的人文关怀。

知识目标： 掌握更年期的概念和相关生理变化，更年期常见的健康问题和保健要点；了解更年期保健的重要性。

能力目标： 具备观察和记录更年期生理、心理变化的能力；具备对更年期相关问题早期识别并进行积极干预的能力。

案例导入

【案例】

李女士，48岁。3个月前出现潮热、出汗，一天出现5～6次潮热，坐卧均不能缓解；月经周期不规律，忽长忽短。查体未见明显异常。自半月前开始，潮热、出汗持续时间明显较前延长，且每个小时都会发生；经期延长，经量增多。自行服用中药，效果欠佳。

【问题】

1. 李女士的症状（潮热、频繁出汗、月经周期不规律）可能是什么原因导致的？

2. 结合李女士的年龄和性别特征，制定什么样的预防性健康策略可以减少这类症状的发生或减轻其严重程度？

核心知识拆解

随着人类寿命的延长，绝经后期已成为妇女生命周期中最长的一个阶段，更年期是妇女由生育状态进入非生育状态的过渡阶段，是妇女从心理到生理都开始发生变化的阶段。因此，更年期健康管理工作越来越受到重视。但是目前在基层医疗机构，更年期妇女管理工作仍存在一些问题，如妇女自身及家庭成员对更年期相关问题认识不足、对更年期健康管理不重视，基层医生对更年期相关专业知识掌握不足、更年期管理工作开展不规范等。对更年期相关问题早期识别并积极干预，可以在减少更年期相关健康问题的同时为老年期健康奠定坚固的基础。

第一节 概　述

"更年期"一词自1896年提出以来，已沿用了百余年。从20世纪70年代起WHO就提出在科研和临床中用"围绝经期"来代替"更年期"一词，在1994年更是提出废除"更年期"的说法，推荐采用"围绝经期"这一专业术语，并将其具体定义为从卵巢功能开始衰退（即出现绝经相关内分泌变化和临床表现）至绝经后1年的时期。但围绝经期个体差异度较大，难以精确起止时间，只能笼统定义为40～60岁。在日常生活中和进行大众科普教育时，为了方便沟通理解，人们还是更倾向用"更年期"一词来表述。

一、更年期相关概念

1. 更年期（climacteric） 指卵巢功能从开始衰退到完全终止，即女性逐渐进入非生育状态的时期。每位女性进入更年期的时间和症状差异度较大，临床上无法具体确定围绝经期的时间。大多数女性更年期可开始于40岁，历时短则1～2年，长则10～20年。更年期一词时间范围较为模糊，因此进行专业性描述时，围绝经期一词能更加准确地表达绝经过程内分泌与临床表现的特征。

2. 围绝经期（perimenopausal period） 定义同更年期，此段时间包括绝经过渡期和绝经后1年，与绝经后期在时间上有1年的重叠。

3. 绝经（menopause） 指女性一生中的最后一次月经，是回顾性概念，一般需要在最后一次月经后1年以上才能确认。需要引起注意的是，绝经的重要意义并不是月经的有无，而是卵巢功能的衰竭。如单纯性子宫切除的女性，虽然不再有月经来潮，但如果其卵巢功能未衰竭，则不属于绝经。绝经可以分为自然绝经和人工绝经。

（1）自然绝经（natural menopause）：又称生理性绝经，指在无明显病理原因的情况下，由于卵巢功能完全丧失从而导致月经的永久性停止。由于目前无明确生物学指标可预测绝经的时间，所以在临床实践中，只有在停经时间>12个月才可以回顾性认定为自然绝经。

（2）人工绝经（induced menopause）：因手术切除双侧卵巢或者因放化疗等医源性原因导致的卵巢功能彻底丧失，月经停止。

4. 绝经过渡期（menopausal transition period） 指从生育期走向绝经的一段过渡时期，是从生物学上、内分泌改变及临床表现上开始出现趋于绝经的迹象直至绝经的时期。此期始点模糊，在临床实践中，常将月经出现明显改变作为始点，具体来说，指40岁以上妇女在一段时间内（如10个月内），连续出现2次以上明显的月经周期变化，且每次变化都大于等于7天。结束的标志是最后一次月经。

5. 绝经前期（premenopause） 末次月经前的整个生育时期。

6. 绝经后期（postmenopausal period） 指从绝经到生命终止的这段时期。这里的绝经除自然绝经外，还包括因手术、放化疗等原因终止卵巢功能的人工绝经。绝经后期的开始标志是最后一次月经，结束的标志是生命的终止。

二、更年期保健的重要性

随着社会的发展、人民生活水平的逐年提高，人们的保健意识也开始提升。第七次人口普查统计我国人口中女性约为6.8亿，其中50岁以上女性占比约1/3，预计到2030年我国50岁以上妇女将增加到2.8亿以上。中老年女性已经成为一个庞大的群体。我国女性的平均绝经年龄为49.5岁，80%以上的女性绝经年龄为44～54岁。更年期占据了妇女整个生命周期的1/3甚至1/2。所以无论是从人群数量还是从占据个人生命周期的长短来看，更年期妇女保健都应该引起家庭乃至整个社会的关注。

做好更年期妇女的健康管理，不仅可以促进更年期妇女的身心健康，还可以延缓老年退行性疾病的发生，为提高老年生活质量打下基础。

知识拓展

世界更年期关怀日

根据世界卫生组织估计，到2030年，全世界会有12亿以上的更年期妇女人口。世界更年期医学会选定10月18日为"世界更年期关怀日"，2023年世界更年期关怀日的口号是"优雅更年，芳华永驻"。这个口号旨在提高广大妇女的更年期保健意识，并促进公众对女性更年期健康的关注。该口号凸显了更年期妇女在生活中的优雅与从容，并倡导社会大众更加关注和尊重这一特殊生理阶段的妇女，帮助她们保持健康和活力。

第二节　更年期妇女的生理、心理特点

更年期妇女的生理和心理变化是伴随着卵巢功能的逐渐退化而出现的。卵巢的功能逐渐衰退，主要表现在卵巢所分泌的雌、孕激素的减少，垂体分泌的卵泡刺激素（FSH）及黄体生成素（LH）等一系列激素的变化。除了激素水平的变化外，卵巢的卵泡数量也会明显减少并伴随卵泡的发育不全，因此许多妇女在更年期还会出现无排卵性月经。

一、生理特点

更年期妇女的生理变化是卵巢功能衰退引起的内分泌改变和人体自然老化两者的共同作用。人体自然老化引起的生理变化较缓慢不易察觉，而卵巢功能衰退引起的女性生理变化则相对较为明显。

（一）内分泌系统

更年期妇女的激素变化除了雌激素减少外，还有孕激素、雄激素、FSH、LH、雄激素和其他内分泌激素的变化。

卵巢的卵泡数量不断减少，卵巢的分泌功能也随之减少，机体雌激素、孕激素都逐渐降低，对下丘脑和垂体的抑制作用减弱，从而导致下丘脑分泌的促性腺激素释放激素（GnRH）功能增强，垂体对促性腺激素释放激素的反应性也相应增高。垂体分泌的FSH及LH水平增高。更年期时妇女表现为FSH水平升高，LH变化不明显。性腺轴的反馈作用在绝经后消失，FSH和LH明显增高，并在绝经后3年左右达到峰值，LH可增高3倍左右，FSH可达到卵泡期的15倍。绝经后妇女血抑制素浓度明显下降，且较雌二醇下降早，所以成为反映卵巢功能衰退的敏感标志。抑制素有反馈抑制垂体合成分泌FSH的作用，并抑制GnRH对自身受体的调节，从而使抑制素浓度与FSH水平呈负相关。绝经后卵巢抑制素降低，而FSH升高。绝经后卵巢内虽仍有少量卵泡，但其对于促性腺激素刺激不敏感，所以性激素合成、

分泌量极少。雌二醇浓度降低，从绝经前的120pg/ml，绝经后下降至15pg/ml以下，且主要由雌酮和睾酮外周转化而来。

更年期女性血循环中雌激素从绝经前的以雌二醇为主，过渡到以雌酮为主。雌酮由雄烯二酮与睾酮在脂肪、肝、肾、脑等非内分泌腺部位芳香化而来。绝经后的卵巢继续产生相当量的雄激素，包括睾酮和雄烯二酮。卵巢雄烯二酮比育龄妇女减少50%，绝经后妇女的雄烯二酮80%由肾上腺皮质产生，20%由卵巢产生，所以绝经后几年内妇女体内仍能维持一定的激素水平，但以后随着肾上腺与卵巢产生的雄激素前驱物水平减少，尽管芳香化过程仍可进行，但雌激素水平逐渐下降，循环中的少量孕酮由肾上腺皮质产生。低雌激素血症引起生殖器官、尿道与乳房等雌激素依赖组织和器官的结构与功能的改变，也引起脂代谢、糖代谢与骨代谢的变化，可产生各种症状和疾病。

除了性激素外，更年期妇女的其他内分泌激素水平也发生了变化。由于卵巢雌激素反馈作用的削弱，在垂体促性腺激素分泌升高的同时，促甲状腺素（TSH）与促肾上腺皮质激素（ACTH）的分泌也相应升高，可引起甲状腺功能与肾上腺功能亢进。肾上腺皮质功能亢进可表现为血压升高、肥胖、血胆固醇升高及男性化症状。更年期妇女在这特殊时期表现出的临床症状与血清ACTH及甲状腺素（T_4）、三碘甲状腺原氨酸（游离T_3）升高有关。通过药物治疗，更年期妇女在临床症状好转的同时，体内ACTH和游离T_3、T_4含量明显下降。经统计发现，妇女绝经前后10年左右，糖尿病发生率明显高于男性，由此可以看出绝经对于胰岛B细胞功能有一定影响，且有实验证明绝经后妇女存在高胰岛素血症及胰岛素抵抗现象，表现为糖耐量降低、血糖升高、糖尿病发病率升高。

（二）生殖系统

雌激素对于妇女全身各系统来说都起着举足轻重的作用，妇女生殖系统各器官均为雌激素受体器官。更年期随着雌激素水平下降，妇女生殖系统各器官出现渐进式衰退萎缩。

1. 卵巢 在妇女衰老的过程中，下丘脑-垂体-卵巢轴之间的相互变化首先发生在卵巢。卵巢首先衰老，然后才是下丘脑和垂体的变化。绝经过渡期的显著标志是月经变得不规则，周期时长时短，此时的月经可以是有排卵月经也可以是无排卵性出血，导致月经不规则的原因是卵泡不易成熟。卵泡是卵巢的基本结构和功能单位，卵泡不可逆的减少导致绝经发生。妇女一生中卵泡数目不断减少，胎儿在母亲妊娠13周时始基卵泡出现在卵巢中，通过有丝分裂卵泡数目不断增加。出生时约有200万个始基卵泡，至青春期约有30万个，40岁降至约8300个。随着绝经过渡期的进展，卵泡的数量呈指数下降。从青春期到绝经期，仅有400个卵泡发育成熟、排卵，其余绝大多数自然闭锁。在卵泡数量下降的同时，作为卵巢功能衰退的结果，卵巢激素的产生起伏不定，对促性腺激素的敏感性也下降，卵泡对促性腺激素刺激的抵抗性逐渐增加，卵泡不能达到成熟。当卵泡减少时，卵巢形态有相应的老化改变，卵巢体积逐渐缩小，近绝经时体积缩小加快，绝经后卵巢重3～4g，仅为生育期的50%，衰老的卵巢皱缩，切面上未见或少见始基卵泡，以间质组织为主，内部多为纤维结构，有动脉硬化及老化色素斑沉着。

2. 子宫 进入更年期，雌激素水平下降后，宫体、宫颈的体积和重量都逐渐减少。子宫内膜不再出现周期性变化，呈白色，逐渐光滑、变薄，腺体及螺旋血管减少，宫颈口闭合紧，宫颈上皮变薄，易发生接触性出血。

3. 阴道 绝经后妇女因卵巢功能逐年减退，雌激素水平降低，阴道缩短、变窄、皱褶减少、壁变薄、弹性减弱、分泌减少，上皮细胞内糖原减少，阴道内pH升高，阴道内环境不再适合原来的优势菌嗜酸乳杆菌，其他致病菌过度繁殖，局部抵抗力降低，易出现老年性阴道炎。

4. 外阴 随着年龄增长，雌激素减退，外阴的脂肪和结缔组织减少，阴阜由隆起转为平坦，阴毛脱落，大小阴唇逐渐变薄萎缩，腺体分泌减少。外阴失去大部分胶原、脂肪和保留水分的能力，腺体萎缩、分泌减少，皮脂分泌减少，皮肤变薄、干、易裂。早期呈现充血性改变，壁脆易受伤和出血，有弥漫性或散在瘀斑；晚期外阴颜色苍白。

5. 盆底组织　妇女绝经后，雌激素长期不足会导致妇女支撑子宫的相关韧带弹性下降，盆底肌肉张力下降，从而易发生子宫脱垂、阴道前后壁膨出及尿失禁等情况。

（三）泌尿系统

由于卵巢功能逐渐衰退，雌激素分泌减少，导致内分泌紊乱，进而影响到泌尿系统。泌尿系统与女性生殖系统相邻，且尿道上皮及膀胱三角等部位存在雌激素受体，对雌激素的减少敏感。随着雌激素的减少，这些部位出现萎缩、膀胱容量减小、抗炎能力减弱，从而出现尿路反复感染等症状。

（四）心血管系统

雌激素对心血管系统有一定的保护作用，可以降低血中低密度脂蛋白含量，增加高密度脂蛋白含量，并抑制血小板的聚集。步入更年期后，雌激素对于心血管系统的保护作用减弱，雌激素水平下降，对心血管有保护作用的高密度脂蛋白也随之下降，不利于心血管系统的低密度脂蛋白升高，从而导致中老年妇女绝经后心血管系统疾病发生率较前增高。

（五）神经系统

神经系统中受更年期影响最明显的是自主神经系统，部分更年期妇女会出现出汗、潮热、心悸、情绪不稳定、注意力难以集中等表现。但自主神经系统变化的个体差异度较大，绝大多数中老年妇女的症状会随着时间推移而逐渐减退。

（六）运动系统

绝经后随着卵巢功能的衰退，雌激素逐渐下降，导致骨骼的微观结构发生变化，骨密度下降，骨脆性增加，中老年妇女容易出现骨质疏松症。骨质疏松症早期轻症者无明显临床表现，重症者可出现全身酸痛、脊柱变形、骨折发生概率明显增高等表现。一旦发生骨折，中老年妇女的生活质量将受到较大影响。

（七）其他

雌激素对于维持妇女的第二性征也起着重要的作用。雌激素降低后，中老年妇女出现乳房萎缩、皮肤粗糙、弹性下降、出现皱纹等表现。

二、心理特点

更年期是妇女生命周期中心理变化较为复杂的时期。掌握更年期妇女的心理特点并采取相应的措施进行调节和缓解，对中老年妇女身心健康有一定帮助。

1. 特点　更年期妇女心理变化的特点可以归纳为以下几点。

（1）情绪波动：由于体内激素水平的变化，更年期妇女容易出现焦虑、紧张、恐慌等情绪。她们可能会变得比较脆弱、敏感，并且情绪容易不稳定，有时会表现出易怒和紧张的情绪。

（2）孤独感和忧虑：更年期通常发生在45岁以后，这个阶段妇女的生活环境可能会发生变化，如孩子外出上学或工作、家人去世等，这些变化可能会引起她们的孤独感、忧虑和烦恼。

（3）自卑和自罪心理：部分妇女在更年期可能会面临生活方式的突然改变，如退休等。如果适应能力较差，就可能会出现强烈的自卑心理和自罪心理。

（4）记忆力减退和缺乏安全感：随着年龄的增大，更年期妇女的认知能力和记忆力可能会明显减退。这可能会导致她们总是怀疑自己做过的事情，心理上缺乏安全感，猜疑心理比较明显。

（5）精力与注意力下降：更年期妇女可能会感到精力和体力有所减退，并且注意力不集中，这可能会对她们的工作和生活造成一定的影响。

（6）悲观心理：有些更年期妇女可能会感到情绪低落、心灰意懒，对生活失去兴趣，甚至产生自杀的念头。

（7）心理疲劳：更年期妇女可能会感到精神痛苦，心中积压许多事情，表现为情绪低落、缺乏兴趣和活力，容易感到疲惫。

这些心理变化可能会对更年期妇女的日常生活和工作造成一定的影响。因此，建议她们在更年期养成良好的生活习惯，规律作息，培养兴趣爱好，并多与他人交流沟通，及时宣泄不良的心理情绪，以平稳度过更年期。同时，家人和朋友的理解和支持也是非常重要的。

2. 影响因素　影响更年期妇女心理的因素是多方面的，包括生理因素、遗传因素、社会心理因素及认知能力下降等。

（1）生理因素：更年期女性体内的雌激素和孕激素水平逐渐下降，这种变化直接影响神经系统的功能，导致情绪不稳定、焦虑、紧张等心理问题。

（2）遗传因素：如果母亲曾经有更年期情绪不稳定的表现，其女在更年期也容易出现类似的心理问题。这种遗传因素可能在一定程度上影响个体对更年期生理变化的心理反应。

（3）社会心理因素：生活变动（如子女离家求学、工作或家庭变故）与角色转变（如退休）均易导致更年期妇女心理受压，引发一系列情绪及心理问题。

（4）认知能力下降：表现为记忆力和注意力减退，更年期女性可能会遇到记忆力减退的问题，这可能导致她们在心理上缺乏安全感，猜疑心理加重。同时，注意力和精力的下降也会影响她们的工作和生活，从而产生挫败感和焦虑情绪。

综上所述，这些因素相互作用，共同影响着更年期女性的心理状态。因此，在更年期阶段，女性需要更加关注自己的心理健康，并寻求必要的支持和帮助。

第三节　更年期常见的健康问题及保健

中老年妇女进入更年期后，全身各器官、各系统生理功能逐渐衰退，中老年妇女将遇到一系列健康问题，其生活、事业等都将受到影响。而针对性地对常见的健康问题进行预防，可以明显提高绝经之后的老年生活质量。

一、更年期综合征

（一）症状

更年期综合征是妇女绝经前后出现的生理和心理的一系列不适，以血管舒缩症状和精神神经症状为主。更年期综合征个体差异性较大，症状轻重不一，持续 3 ～ 5 年后症状大多可以逐渐减轻。

1. 血管舒缩症状　有统计发现，更年期及绝经期女性潮热发生率超过50%，这一现象是由于雌激素波动所导致的血管舒缩症状，潮热伴有多汗是多数更年期综合征女性的主要表现，也是更年期最典型的症状，临床主要表现为晚间或情绪激动时的反复阵发性面颈部潮红伴有出汗，持续 1 ~ 3 分钟，严重时可一天内发作十余次，进而影响到正常工作生活。更年期妇女的血管舒缩症状是中老年妇女使用激素替代治疗的主要原因，也是治疗效果会有明显改善的症状。除了潮热、出汗外，部分妇女还会出现以收缩压升高为特点的血压波动。少数更年期妇女自觉出现心悸、心前区压闷感，查心电图无异常，口服硝酸甘油无改善，口服雌激素补充治疗后明显好转。

2. 精神神经症状 有研究显示，更年期妇女焦虑状态比例高于同年龄段男性。主要表现为焦虑不安或情绪低落、失眠、不能自我控制情绪等症状。

（二）保健措施

1. 广泛开展健康教育与咨询服务 依托社区基层健康服务团队，向中老年妇女及家属宣传更年期相关健康知识，使全社会和家庭成员给予更年期妇女更多关爱和关注，让更年期妇女平稳度过此阶段。

2. 建立良好的生活习惯 更年期妇女要合理饮食、定期锻炼、不抽烟不喝酒，调整好日常生活习惯，建立规律的作息。

3. 避免医源性绝经 做妇科手术时，需切除卵巢时应反复斟酌利弊，50 岁前应尽量保留卵巢。若因恶性肿瘤必须切除双侧卵巢，应考虑给予激素替代治疗。

4. 药物治疗 对于无性激素治疗禁忌证的妇女，可以考虑选择使用激素治疗缓解症状。中成药对于更年期症状缓解也有一定疗效。

二、无排卵性异常子宫出血

（一）症状

月经异常是更年期妇女的常见症状，主要表现为月经周期不规律（常见月经周期缩短）、经期持续时间延长、出血不止、月经淋漓不尽等。更年期妇女月经异常的主要原因是卵巢功能衰退使排卵出现障碍，因此这个时期的功能失调性异常子宫出血为无排卵性。基层医生进行更年期管理工作时，对于更年期月经周期不规律者，除关注卵巢情况外，还需要格外关注子宫内膜情况。这是因为更年期卵巢功能衰退，卵巢不再排卵，无孕激素分泌，子宫内膜不再受孕激素保护，长期单一雌激素刺激易导致子宫内膜出现病变，使子宫内膜癌发生率明显增高。

（二）保健措施

治疗原则为止血、纠正贫血，调整周期，防止复发。

1. 止血、纠正贫血 出血量不多，可采用孕激素进行"药物性刮宫"，其主要原理是使得单纯性增生的子宫内膜在孕激素的作用下转为分泌期内膜从而脱落。如果出血量较多，则需到妇科行刮宫治疗，刮宫术在止血的同时还应将刮出的子宫内膜送病理以排除子宫内膜器质性病变。

2. 调整周期 可以采用雌激素孕激素"序贯疗法"调整月经周期，此疗法可以预防功能失调性子宫出血再次发生，还可以延缓更年期症状。

3.防止复发 妇女应加强自我保健意识，定期体检，养成认真记录月经周期的习惯，一旦出现月经异常，应及时就诊；养成良好的生活习惯，注意膳食营养，预防贫血。更年期妇女就诊时，对就诊者及家属进行健康普及，告知功能失调性子宫出血的相关知识，提高其对于更年期保健的认识，预防生殖系统恶性疾病的发生。

三、骨质疏松症和骨关节病

（一）症状

妇女从更年期开始至绝经后10年内，骨代谢处于高转换状态，骨吸收大于骨形成，骨质逐渐丢失而导致骨质疏松症和骨质疏松性骨折。据文献报道，绝经后早期，前臂远端每年平均减少骨密度约3%，脊椎和股骨颈绝经后3年内平均每年减少骨密度2%～3%，早绝经的妇女较同龄妇女骨密度下降更快，平均每年骨密度减少3%～4%。绝经后女性骨折发生率为未绝经妇女的3～4倍，50岁以后骨折发生率骤然上升，身高降低者显著增多，这些表现与雌激素水平下降过程及程度一致。绝经后妇女可采用亚洲人骨质疏松自我筛查工具（OSTA）进行筛查。计算方法：OSTA指数＝［体质量（kg）－年龄（岁）］×0.2。其中OSTA指数＞-1为骨质疏松症低风险，OSTA指数为-4～-1是骨质疏松症中风险，OSTA指数＜-4为骨质疏松症高风险，自筛骨质疏松症高风险者应特别关注。

绝经后女性骨关节炎显著增多。雌激素对软骨有保护作用，可维持软骨稳态，绝经后雌激素下降导致中老年女性更容易出现关节炎症状，如关节疼痛是女性绝经后最常见的症状之一。

（二）保健措施

绝经后骨质疏松症的发生、发展和严重程度受到年龄、遗传、日常营养、生活方式、激素水平、环境因素等多种因素的影响。所以在预防保健时也要兼顾多个方面。目前尚未发现重建已经疏松骨质的方法，因此骨质疏松症的预防比治疗更加重要，因为一旦骨质结构发生变化就无法恢复如常。

1. 日常膳食及钙剂补充 更年期后妇女需要在日常膳食中摄入含钙量丰富的食物，如牛奶、豆制品等，如食物中的钙含量低于绝经后妇女所需量即1500mg，那么需额外补充钙剂。除此之外，维生素D的不足，也会导致骨质疏松，所以也可在医生的指导下补充维生素D。

2. 运动锻炼 适当运动可以增加肌肉的力量，增加骨质的厚度，降低骨质疏松后骨折的风险。推荐户外的运动，适当地进行日光照射，可以促进体内维生素D的合成，从而进一步维持体内钙的水平。

3. 改变生活方式 有研究表明每天大量饮用咖啡、浓茶等容易造成骨丢失速度加快，使骨质疏松症发生率增加。长期酗酒、吸烟的不良生活习惯也会导致骨质疏松症。因此想要延缓骨质疏松症的发展，必须改正这些不良生活习惯。

4. 激素补充 绝经后3年骨吸收达到峰值，因此建议在绝经早期开始进行性激素治疗。研究表明，雌激素可以有效预防骨丢失，减低骨质发生疏松的概率。孕激素可以与雌激素一起增加骨密度。

5. 其他 降钙素、双膦酸盐和甲状旁腺素等药物也可用于治疗骨质疏松，这些药物主要是通过抑制骨吸收、促进骨形成来治疗骨质疏松症的。

四、绝经泌尿生殖综合征

（一）症状

绝经后由于雌激素水平下降，导致阴道和泌尿生殖道上皮细胞的组织学和功能改变，超过一半的绝经后妇女会有泌尿生殖道萎缩相关症状，称为绝经泌尿生殖综合征（genitourinary syndrome of menopause，GSM）。生殖道症状包括阴道萎缩，外阴阴道疼痛、瘙痒、干涩、烧灼、刺激，性生活障碍，反复发作的萎缩性阴道炎等。尿路感染相关症状包括尿急、尿频、尿痛和反复尿路感染。

（二）保健措施

1. 尿路感染 治疗主要以抗炎、利尿为主，如反复发作可以加用雌激素替代治疗来降低反复发作率。

2. 老年性阴道炎 治疗以缓解症状和抑制细菌生长为主，同时可以阴道局部使用雌激素乳膏涂抹，增加阴道抵抗力。如反复发作也可口服雌激素预防。

五、心血管疾病

（一）症状

在影响绝经后妇女健康的问题中，心血管疾病居首位。心血管疾病危险因素分为不可改变因素和可改变因素两大类。①不可改变的因素：是年龄、性别和家族史。②可改变的因素：包括高血压、血脂异常、肥胖、糖耐量减低、糖尿病和久坐。其中高血压、血脂异常、肥胖、糖耐量减低、糖尿病等危险因素在更年期发生率明显增高。更年期妇女及绝经后妇女常见的心血管系统疾病包括动脉粥样硬化、冠心病、心律失常、高血压、脑卒中、心肌梗死等。

（二）保健措施

1. 性激素治疗 可以改善血清胆固醇水平、血管内皮功能、血糖、血压，降低心血管疾病的风险。有研究表明，从更年期开始使用雌激素治疗，对心血管有一定的保护作用。但是对于老年妇女或绝经超过10年的妇女，激素治疗反而会增加冠脉事件的风险。所以不建议60岁以上的妇女单纯因为预防冠状动脉疾病采用性激素治疗。

2. 注意饮食均衡 更适合更年期妇女的饮食是低热量、低脂肪、低盐、低糖的饮食。

3. 改变生活方式 吸烟会损伤血管内皮功能，增加冠心病、脑卒中等心脑血管疾病的风险。因此建议更年期妇女戒烟并减少二手烟暴露机会。更年期妇女可通过适当运动增强体质，缓解更年期症状，提高生活质量。

4. 体重管理 肥胖会导致心脑血管疾病发病率明显增高，体重的减轻能有效改善与肥胖相关的多种异常情况的出现。

5. 保持心情舒畅 心情紧张压力大，会使得血压升高，血中儿茶酚胺、游离脂肪酸升高，进而导致动脉粥样硬化。

6. 及时随诊 有血脂明显异常、心血管高度危险因素者，建议及时到心内科就诊，并在专科医生指导下进行对症治疗。

更年期妇女常见疾病除了以上这些，还会出现如盆底功能障碍性疾病及自主神经失调症状等，因此，要重视更年期妇女保健，让中老年妇女平稳度过这一时期，延缓老年退行性疾病的发生，提高晚年生活质量。

第四节　更年期妇女的社区健康管理

更年期妇女社区健康管理要以基层妇科医生或妇女保健医生为核心，与全科医生及上级医院专科医生一起努力，通过"基层首诊、双向转诊、急慢分治、上下联动"的诊疗模式，共同做好更年期妇女的健康管理工作，进而减少更年期不良事件的发生，促进更年期妇女身心健康，为老年期健康打下良好基础。

一、健康管理团队

相对于已经出现的健康问题，更年期妇女更多的是预防保健的需求。因此更年期的健康管理需要的是由基层妇科医生或妇女保健医生为核心成员，以中医科、康复科、内分泌科、骨科医生为主要成员，以营养科医生、心理科医生为补充成员，上级医院妇科医生作为支撑的多学科、多层次的干预团队。只有形成了更年期健康管理团队，各学科及上下级医院之间"上下联动、双向转诊"的管理机制，才能全面解决更年期妇女的健康问题。

二、健康管理目标

1. 提高更年期妇女自我保健知识水平及意识，对更年期有正确认识。
2. 使中老年妇女采纳更适合的健康生活方式，拥有积极向上的生活态度。
3. 提高基层对于更年期相关疾病的筛查率。
4. 使基层机构对于更年期相关问题能进行早期识别并积极干预。
5. 延缓和减少衰老性疾病的发生发展，为老年期妇女健康奠定坚实的基础。

三、健康管理内容

1. 建立健康档案　《国家基本公共卫生服务规范》要求对于更年期妇女应建立个人健康档案，即在居民健康档案中加入妇女更年期相关内容，包括月经史、孕产史、妇科检查情况、乳腺情况、激素检查结果、骨密度检查情况及更年期症状评分等。对于已建立的健康档案，要保证之后健康档案的连续、动态的记录，并能妥善管理，及时补充，充分运用。

2. 系统健康教育　基层预防保健机构可以开展形式多样的健康教育，可开展妇科门诊的面对面健康教育、设置社区宣传栏、开设健康教育讲堂、发放保健科普知识手册，还可采取更为广大人民群众喜闻乐见的短视频、公众号等自媒体宣传形式。宣传内容可以围绕更年期相关内容开展，可以介绍如何进行更年期常见疾病的预防与保健，如何对处于更年期的女性进行心理疏导等。

3. 定期健康体检　已经建立健康档案的妇女，每年需要完成不少于1次的健康体检，完成后基层健康管理团队应及时将体检结果记入档案，并对于体检结果进行分析，处理已出现的健康问题，对于健康隐患问题进行保健指导。告知更年期妇女如何进行健康自检，如出现一些特殊的妇科表现，如阴道流血、下腹疼痛、白带异常、外阴瘙痒、下腹肿块等，及时至妇科门诊就诊。

4. 一般保健指导

（1）生活方式指导：针对更年期的生理及心理变化，更年期妇女应采取健康的生活方式，改变不良生活习惯，如早睡早起，作息规律；三餐定时定量，营养均衡；与家人朋友正面沟通，保持心情开朗，乐观向上；积极参与社会活动，培养积极向上的兴趣爱好；戒烟限酒；不憋尿不久坐。

（2）适当控制体重：因为更年期妇女的新陈代谢较年轻时减缓，加上随着年龄增加活动量减少，部分更年期妇女体重明显增加。建议更年期妇女的体重指数（BMI）控制在 18.5～23.9，过低会增加更年期骨质疏松症风险，过高会增加心脑血管疾病风险。腰围超过80cm的腹型肥胖女性，内脏脂肪较多，出现代谢性疾病的风险明显增高。因此健康管理团队应该指导更年期妇女维持适宜的体重指数和腰围。

（3）饮食营养指导：更年期妇女饮食应该遵循定时定量、营养均衡的基本原则。①避免煎炸食物，控制高胆固醇食物摄入（<300mg/d），限制饱和脂肪酸摄入（<总热量的7%），避免反式脂肪酸摄入。②限盐（<6g/d），控糖（包括含糖饮料）（≤50g/d），少油（25～30g/d），限酒（酒精量≤15g/d）。③足量饮水（1500～1700ml/d）。④饮食结构多样，饮食中增加高纤维食物，注意粗细搭配，增加果蔬摄入，条件允许情况下每周可以选择吃2次以上鱼肉。

5. 补剂选择　成年人钙的推荐每日摄入量为800mg，而更年期后女性钙的推荐每日摄入量为1000mg。据统计调查显示，国内居民膳食每日钙摄入量平均值为366.1mg，因此更年期妇女每日还需补充400～600mg钙。推荐首先通过每日饮食补充所需钙，无法通过饮食获得每日所需钙的女性可以通过补剂来达到推荐的摄入量。

除了钙外，更年期妇女还需补充足够的维生素D，人体维生素D主要来源于自身合成，皮肤经过紫外线的照射，人体皮下的胆固醇可以形成维生素D。《中国居民膳食营养素参考摄入量（DRIs）2023版》建议更年期女性每日摄入维生素D的量为10～15μg。人体的维生素D可以通过食物补充。如合成不足，也可通过药物进行补充。

6. 运动指导　更年期女性应坚持每周3～5次、每次30分钟、每周累计150分钟以上中等强度的有氧运动。年龄的增长会导致更年期肌肉量的下降，建议除了有氧运动外，每周再进行2～3次以肌肉训练为主的无氧运动。指导更年期妇女坚持户外适量运动，用以调节神经功能，促进机体代谢。运动要量力而行，避免运动损伤，可根据个人情况在医生指导下进行运动方案调整。

7. 避孕指导　虽然更年期卵巢功能开始衰退，但仍可排卵。部分更年期妇女在避孕上有所松懈，易导致意外妊娠，所以仍需进行避孕及性健康指导。更年期妇女首选的避孕方式为屏障避孕和孕激素宫内缓释系统避孕，因为复方口服避孕药会导致体内孕、雌激素水平波动，所以因特殊情况需口服复方避孕药的妇女应在妇产科医生指导下使用。

8. 心理卫生指导　当家人、朋友或者更年期妇女本人发现自己有明显的心理变化时，可及时向心理医生寻求精神支持和疏导。基层健康管理团队应特别注意所负责区域中低收入、健康状况不佳、家庭事业有重大变故的更年期妇女，多注意其心理状态，及时进行指导，必要时转上级心理专科医院就诊。

9. 药物治疗　绝经激素治疗（menopause hormone therapy，MHT）可以有效减少或消除潮热、改善情绪、提高睡眠质量；减轻关节疼痛，延缓更年期骨关节炎的发展；减轻绝经泌尿生殖综合征症状，减轻急症和性交后膀胱炎的症状等。国际绝经学会（International Menopause Society，IMS）指出，采用MHT可改善绝经症状及预防骨质疏松，因此应该作为更年期及绝经妇女总体健康策略不可或缺的一部分。基层健康管理团队应知晓MHT的优缺点，为更年期妇女提供相应的医疗建议。

《绝经管理与绝经激素治疗中国指南（2018）》结合基层妇科诊疗特点，制定了以下绝经激素治疗的原则。

（1）基层医生需经过专科培训，掌握MHT适应证、禁忌证、启动时期、常用药物和方案、随访管理等内容后才可获得MHT处方权。MHT可以显著降低骨质疏松症妇女骨折发生率，同时也可以改善关节痛、情绪波动、睡眠障碍等其他绝经相关症状。

（2）MHT启动最佳时机为50～60岁或者绝经10年以内。

（3）当中老年妇女的年龄超过60岁或绝经超过10年，为了预防出现激素的不良反应，应该至上级医院由妇科专科医生评估后决定是否使用激素治疗。

（4）使用MHT之前要详细评估有无禁忌证及慎用情况。其中绝对禁忌证为血栓性疾病、严重肝肾功能不全、雌激素依赖性肿瘤（如乳腺癌、子宫内膜癌）、不明原因阴道流血、血卟啉症、耳硬化症及脑膜瘤（禁用孕激素）。存在慎用情况且MHT意愿强烈者，建议转诊上级医院由妇科专科医生评估后决定。

（5）MHT可由上级医院妇科医生根据个体的需求期望、个人史和家族史、相关检查结果等进行个体化制定。常见的治疗方案有单雌激素补充方案、雌孕激素序贯方案、雌孕激素连续联合方案或替勃龙治疗。

（6）仅为改善GSM症状且无全身症状或已过最佳启动时机时，无MHT禁忌证首选阴道局部雌激素治疗。使用超过一年者需要密切监测子宫内膜。

（7）应用MHT的妇女需在基层医疗机构进行随访，随访期间发现异常应立即转诊上级医院妇科就诊。在用药的第1、3、6、12个月分别进行一次随访，根据个体情况来调整方案，了解治疗效果，解释可能发生的乳房胀痛和非预期出血等不良反应，鼓励适合使用MHT的妇女坚持使用。满1年后每年随访1次。

四、健康管理流程

针对更年期妇女的特殊健康管理需求，基层医疗机构应当采取一套细致且系统的健康管理流程，其流程见图6-1。通过这样的流程管理，可以更好地了解和掌握更年期妇女的健康状况，还能及时发现问题，提供有效的解决方案，从而帮助她们顺利度过这一生理阶段。

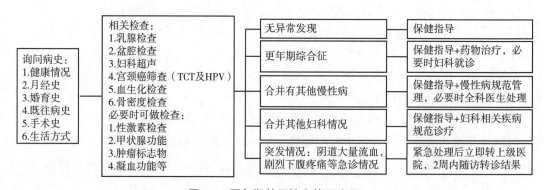

图6-1　更年期基层健康管理流程

1. 初步评估　包括个人情况及辅助检查。

（1）个人情况：重点询问月经情况，包括月经史、月经周期、月经持续时间、是否有痛经、绝经年龄等；还需关注近期健康状况，包括询问有无更年期妇女常见疾病的典型症状，如潮热、出汗、关节痛、阴道干燥等，有无情绪激动、焦虑、抑郁等问题，有无乳房异常感觉、异常阴道出血、白带异常、下腹部疼痛或包块等其他症状。更年期症状可通过更年期症状评分（Kupperman评分）进行量化。目前临床上常用的是经过改良的Kupperman评分标准（表6-1）。总评分0～5分为正常，6～15分为轻度，16～30分为中度，>30分为重度。

（2）辅助检查：包括一般状况、乳腺检查、盆腔检查、妇科超声、乳腺超声、宫颈癌筛查、血生化检查、骨密度检查等。条件允许的情况下，进行性激素、甲状腺功能、肿瘤标志物、凝血相关指标、营养状态、体成分分析等检查。

2. 分类处理　根据评价结果进行。

（1）突发阴道大量流血、下腹部剧烈疼痛者：急诊处理即可转诊上级医院，并在2周内随访转诊结果。

表6-1　改良Kupperman评分标准

症状	基本分	程度评分			
		0	1	2	3
潮热出汗	4	无	<3次/天	3～9次/天	≥10次/天
感觉异常	2	无	有时	经常有刺痛耳鸣、麻木感	经常且严重
失眠	2	无	有时	经常	经常且严重、需口服安眠药
焦躁	2	无	有时	经常	经常不能自控
忧郁	1	无	有时	经常，能自控	失去生活信心
头晕	1	无	有时	经常，不影响生活	影响生活
疲倦乏力	1	无	有时	经常	影响生活
肌肉关节疼痛	1	无	有时	经常，不影响功能	功能受限
头痛	1	无	有时	经常，能忍受	需服药
心悸	1	无	有时	经常，不影响生活	需治疗
皮肤蚁走感	1	无	有时	经常，能忍受	需治疗
泌尿道反复感染	2	无	偶尔	>3次/年，能自愈	>3次/年，需服药
性生活	2	正常	性欲低下	困难	性欲丧失

注：症状评分＝基本分×程度评分，各分数相加之和为总评分。

（2）未发现异常者：个人情况和辅助检查均无异常的人群，每年随诊，并在随诊时给予保健指导。保健内容包括饮食、运动、心理保健，钙和维生素D补充，妇科检查，慢性病筛查等。

（3）确诊更年期综合征者：除常规保健指导外，还应根据情况与患者充分沟通，选择合适的药物进行治疗，必要时妇科就诊。

（4）合并其他慢性病者：对于合并患有糖尿病、高血压、血脂异常等慢性病的更年期妇女，除给予保健指导外，还应采取慢性病规范管理，必要时转全科医生处理。

（5）合并其他妇科情况者：如宫颈疾病、异常子宫出血、盆底功能障碍等，除一般保健指导外，还应按照相关疾病规范诊疗，必要时转上级妇科专科医生处理。

3. 随访　对于更年期妇女，无异常情况下，基层健康团体应当常规每年随访至少1次。每次都需要对更年期妇女的健康状况进行重新评估，根据评估结果决定下一步处理方案。对于已转诊者要及时追访并记录在健康档案内，有条件的基层医疗机构可进行信息化管理。

本章小结

教学课件

执考知识点总结

本章涉及的2019版及2024版公共卫生执业助理医师资格考试考点对比见表6-2。

表6-2　2019版及2024版公共卫生执业助理医师资格考试考点对比

单元	细目	知识点	2024版	2019版
更年期保健	更年期保健概论	（1）概念	√	√
		（2）重要性	√	√
	更年期妇女生理及心理特点	（1）生理特点	√	√
		（2）心理特点	√	√
	更年期常见的健康问题及保健	（1）常见健康问题	√	√
		（2）保健要点	√	√

拓展练习及参考答案

（陈盛兰）

第七章 妇女常见疾病防治

学习目标

素质目标： 做好妇女常见疾病的健康宣教，提高妇女对妇科疾病的认识；培养对女性患者的人文关怀。

知识目标： 掌握常见妇科疾病的症状、诊断、治疗方法，以及各种常见妇科疾病的预防措施。

能力目标： 具备对妇女常见疾病早期识别并进行积极干预的能力。

案例导入

【案例】

李女士，45岁。1个月前出现性生活后宫颈异常出血，无发热、腹痛等不适。平时月经规律，无不良嗜好，其家族中有宫颈癌病例。医生建议进行宫颈癌筛查。

【问题】

1. 宫颈癌筛查有哪些方法？

2. 宫颈癌和HPV的关系是什么？

3. 妇女通过宫颈癌筛查，可以达到什么目的？

核心知识拆解

健康是妇女参与社会、经济和文化活动的基础，随着妇女社会地位的提高，她们的健康状况越来越受到关注。妇女常见病是发生在女性生殖器官或乳腺的常见疾病，主要包括宫颈疾病、乳腺疾病、生殖系统感染及其他生殖系统疾病。定期进行妇女常见疾病的普查、普治，能及早发现和及时治疗妇科常见病和多发病，并可及时控制某些疾病的进一步发展，降低死亡率，保障妇女健康。

妇女常见病防治的重点在不同时期有所不同。国家曾先后对性传播疾病、滴虫阴道炎、子宫脱垂及尿瘘、月经病及宫颈癌进行普查、普治，这些集中的、大规模地对严重危害妇女身心健康的常见妇科疾病的普查、普治，有效地降低了相关疾病的发病率。近年来，我国政府在全国范围内组织开展了农村地区"两癌"（宫颈癌、乳腺癌）检查项目，重点针对宫颈癌、乳腺癌、生殖道感染疾病进行防治工作。

妇女常见疾病防治是关系到妇女自身健康、家庭和社会和谐、医疗卫生事业发展等多方面的重要问题，需要全社会共同努力，加强宣传教育，提高妇女自我保健意识，共同促进妇女健康事业的发展。

第一节　妇女常见病筛查

一、筛查管理

在我国，妇女常见病筛查对象为20～65岁妇女，重点是35～64岁妇女，可根据实际情况确定筛查对象。妇女常见病筛查服务工作的开展一般由地区的总工会负责组织协调，会同当地卫生部门和妇联按照职责分工，发动各基层工会组织适龄女性参与筛查活动，由当地各基层社区卫生服务中心及卫生院提供技术服务，并做好后续的健康随访工作。

目前妇女常见病的筛查管理，包括筛查机构和人员要求、筛查对象、筛查时间和频率、方法等。同时根据不同疾病制定筛查方法和流程指南，主要包括子宫颈疾病、乳腺疾病这两种女性常见疾病的筛查。这些筛查管理办法可为后续的健康管理和医疗决策提供依据，从而提高妇女的健康水平，减少疾病负担。妇女常见病筛查工作流程见图7-1。

1. 筛查目的和意义　通过筛查可以及早发现和预防疾病，提高妇女健康水平，减少因疾病带来的经济负担。

2. 筛查机构和人员要求　规定进行妇女常见疾病筛查的机构和人员资质，并为医护人员提供教育和培训，确保他们掌握最新的筛查方法、技术和政策，保障筛查的质量和安全性。

3. 筛查对象　明确筛查对象的范围和标准，包括年龄、健康状况、生育史等、月经史等。

4. 筛查时间和频率　规定不同年龄段妇女常见疾病的筛查时间和频率，如乳腺X线检查（钼靶）、子宫颈细胞学检查等。

5. 筛查方法和手段　说明常用的筛查方法和手段，如乳腺触诊、乳腺X线检查（钼靶）、宫颈脱落细胞学检查等。

6. 档案管理　要求建立妇女健康档案，记录筛查结果和相关健康信息，以便进行后续的健康管理和医疗决策。

7. 筛查结果的告知和解释　规定筛查结果的告知方式和时间，以及提供必要的解释和后续指导服务，确保妇女能够理解和应对筛查结果。

8. 异常结果处理和转诊　规定异常结果的诊断、治疗和转诊流程，确保及时发现和处理潜在的健康问题。

9. 健康教育和管理　强调健康教育、生活方式调整和预防接种等在妇女常见疾病预防中的作用。

10. 监测和评估　制定监测和评估体系，对筛查效果进行评估和反馈，根据评估结果调整筛查策略和管理办法。

11. 责任和权利　明确筛查机构和妇女的责任和权利，确保妇女在筛查过程中的知情权、隐私权和选择权。并说明筛查费用的承担方式，包括是否纳入公共医疗保险、自费部分的费用等，以及是否提供免费或补贴的筛查服务。

12. 合作与协调　强调相关部门、医疗机构和社区之间的合作与协调，制定筛查项目的推广和宣传计划，提高妇女对筛查重要性的认识，鼓励她们参与筛查，共同推进妇女常见疾病的筛查和管理。

13. 质量控制和标准化　为了确保筛查的一致性和准确性，管理办法通常会包括质量控制措施，如定期对设备进行检查和校准，以及对筛查结果进行复核等。

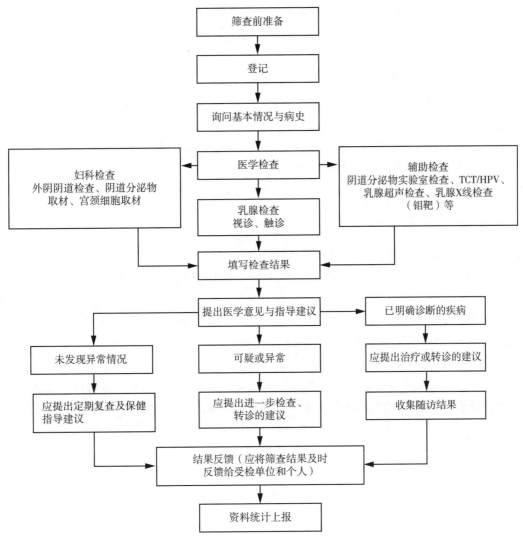

图7-1　妇女常见病筛查工作流程

二、宫颈疾病筛查

20～34岁妇女，如无特殊情况建议每2～3年进行1次宫颈细胞学筛查。35～64岁妇女建议每年进行1次宫颈细胞学检查。

（一）生殖道脱落细胞检查

1. 巴氏分级法　具体如下。

（1）巴氏I级：正常，为正常宫颈细胞涂片。

（2）巴氏Ⅱ级：一般属良性改变或炎症。临床分为ⅡA及ⅡB。ⅡB是指个别细胞核异质明显，但又不支持恶性。

（3）巴氏Ⅲ级：可疑癌，主要是核异质，表现为核大深染，性质尚难肯定。

（4）巴氏Ⅳ级：高度可疑癌，细胞有恶性特征，但在涂片中恶性细胞较少。

（5）巴氏Ⅴ级：具有典型的多量癌细胞。

巴氏分级法的缺点是Ⅰ、Ⅱ、Ⅲ、Ⅳ级之间的区别并无严格的客观标准，主观因素较多；对癌前病变也无明确规定，未能与组织病理学诊断名词相对应，所以巴氏分级法已基本被TBS分类法取代。

2. TBS分类法　国际癌症协会于1991年对子宫颈/阴道细胞学的诊断报告正式采用了TBS分类法。TBS描述性诊断报告主要包括以下内容。

（1）未见上皮内病变细胞和恶性细胞：①病原体，滴虫、假丝酵母菌、细菌、单纯疱疹病毒、衣原体。②非瘤样发现，反应性细胞改变，子宫切除术后的腺细胞、萎缩细胞。

（2）上皮细胞异常：①鳞状上皮细胞异常，不典型鳞状细胞、低级别鳞状上皮内病变、高级别鳞状上皮内病变、鳞状细胞癌。②腺上皮细胞改变，不典型腺上皮细胞、腺原位癌（AIS）、腺癌。③其他恶性肿瘤，原发于宫颈和宫体的不常见肿瘤及转移癌。

（二）子宫颈脱落细胞HPV检测

流行病学和分子生物学资料表明，高危型别HPV的持续感染是促使宫颈癌发生的最主要因素。因此HPV感染的早期发现、准确分型和病毒定量对于宫颈癌防治具有重要意义。

1. HPV的特性　HPV有多种基因型，不同基因型的HPV感染可导致不同临床病变。根据生物学特征和致癌潜能，HPV被分为高危型和低危型。高危型，如HPV 16、HPV 18、HPV 31、HPV 33、HPV 35、HPV 39、HPV 45、HPV 51、HPV 52、HPV 56、HPV 58、HPV 59、HPV 66、HPV 68等，与癌及癌前病变相关；低危型，如HPV 6、HPV 11、HPV 42、HPV 43、HPV 44等，主要与轻度鳞状上皮内病变和泌尿生殖系统疣、复发性呼吸道息肉相关。

HPV主要感染人体特异部位皮肤、黏膜的复层鳞状上皮，性接触为其主要的传染途径。性活跃妇女的HPV感染率最高，感染的高峰年龄在18～28岁，但大部分妇女的HPV感染期比较短，一般在8～10个月便可自行消失，只有10%～15%的35岁以上的妇女呈持续感染状态。这种持续感染HPV的妇女，患宫颈癌的风险升高。在妇女的一生中，可反复感染HPV，也可同时感染多种不同型别的HPV。

2. HPV感染与宫颈癌及其癌前病变　流行病学资料结合实验室的数据显示99.7%的宫颈癌中都能发现高危型HPV感染，但HPV感染与宫颈癌的发生有时序关系，从感染开始至发展为宫颈癌的时间间隔10～15年。

三、乳腺疾病筛查

乳腺疾病筛查是保障女性健康的重要措施，尤其是早期发现乳腺癌的重要手段。40岁以下妇女如无特殊情况，筛查方法以乳腺触诊和乳腺超声为主，每1～2年做1次乳腺超声检查。40岁及以上的妇女以乳腺超声和乳腺X线检查（钼靶）为主要筛查手段，建议每年做1次乳腺超声，每2年1次做乳腺X线检查（钼靶）。通过多种检查手段的结合，可以更早期、更准确地发现和诊断乳腺疾病。

（一）自我乳腺检查

自我乳腺检查是一种简单的检查方法，可以帮助女性发现乳腺异常，建议2～3个月进行一次，以熟悉自己的乳腺状况，注意有无肿块、皮肤凹陷、乳头溢液等异常情况。

1. 观察　面向镜子，双手自然下垂，仔细观察乳房的外观，注意是否有乳头凹陷或溢液等异常情况，乳房是否有变形、皮肤红肿、凹陷。双手抬高至头顶，再观察乳房外观是否有形状、大小或皮肤改变。

2. 触摸　躺在床上，将右手放在头后，用左手指尖的平坦部分，从乳房上方开始，沿着乳房的边缘做圆周运动。可以使用不同程度的压力，包括轻压、中压和深压，以检查不同的组织层次。监测整个乳房，包括乳头和乳晕周围的组织。注意寻找任何乳房组织、硬块、肿块和其他异常感觉，如肿胀、疼痛区域等。

3. 乳头检查　检查乳头是否有溢液，轻轻挤压乳头，观察是否有血液、浆液或其他异常溢液。

4. 双侧对比　检查完一侧乳房后，再检查另一侧乳房，注意对比两侧乳房是否有明显差异。

自我乳腺检查的最佳时间一般是月经干净后的第5～7天。如果发现乳房有任何异常或变化，应尽早向医生寻求专业意见和进一步检查。

（二）临床乳腺检查

由专业医生进行乳腺视诊、触诊等临床检查，观察乳腺的形态、皮肤状况、乳头、乳晕的变化等，并根据体格检查情况进一步做乳腺相关的辅助检查。

1. 乳腺超声检查　无辐射、价格低、无痛、可反复检查，适用于任何人群，包括儿童、哺乳期和妊娠期女性。一般检查乳腺有无肿块，肿块的大小、位置及其超声回声特点，用于鉴别肿块的良恶性，了解恶性肿瘤的侵及范围等。

2. 乳腺X线检查（钼靶）　适用于40岁以上女性，或对其他检查难以定性的情况进行进一步鉴别，可检查到乳腺内的微小钙化灶，对早期乳腺癌有较高敏感性。

3. 乳腺核磁共振　磁场和无线电波检查乳腺，对乳腺的软组织分辨率较高，可以发现更小的异常病灶。

4. 乳腺活检　在影像学检查发现异常的情况下，可能需要进行乳腺组织病理学检查，即通过取得乳腺组织样本，进行病理学分析，以判断是否存在乳腺癌。

哺乳期女性建议提前排空乳房，以提高数据准确度，有乳腺癌家族史或其他高风险因素的女性可能需要更频繁的筛查。

四、其他妇女常见病筛查

定期筛查是预防妇女常见疾病的重要措施，可以帮助早期发现和治疗疾病，提高治疗效果和生存率。除了以上提到的宫颈疾病、乳腺疾病，妇女常见的其他疾病筛查还包括如下几个。

1. 子宫肌瘤、卵巢囊肿筛查　对于有相关症状（如月经不规律、盆腔压迫感等）的妇女，建议进行相关影像学检查，如盆腔超声检查等。

2. 盆腔炎筛查　对于有盆腔炎症状（如下腹疼痛、白带异常等）的妇女，建议进行妇科检查及相关的实验室检查，如阴道分泌物细菌培养、C反应蛋白等。

3. 盆底功能障碍筛查　建议妇女进行相关的盆底功能评估，如盆底肌力量测定、尿流率测定等。

4. 骨质疏松症筛查　建议40岁及以上的妇女进行骨密度测定，然后根据检测结果决策后续的管理和治疗方案。

┌─ **知识拓展** ──────────────────────────────

宫颈癌消除行动计划

宫颈癌是全球最常见的妇科恶性肿瘤之一，在一些发展中国家甚至还是妇女死亡的重要原因，为了加速消除宫颈癌，需要实施以下行动计划。

1. 提高宫颈癌的认知和意识　开展有关宫颈癌的教育活动，向公众传达有关宫颈癌的风险因素、预防措施和早期发现的重要性。

└──────────────────────────────────────

2. 提供疫苗接种服务　推广宫颈癌疫苗接种，尤其是针对人乳头瘤病毒（HPV）的疫苗，HPV是宫颈癌的主要原因之一。

3. 提高筛查覆盖率　建立健全宫颈癌筛查机制，推广宫颈抹片检查和HPV DNA检测等方法，以便早期检测和治疗宫颈癌。

4. 加强医疗资源和卫生基础设施　提供充足的医疗资源和设备，确保宫颈癌患者得到及时的诊断和治疗。

5. 发展新的治疗方法和药物　加大宫颈癌相关研究的投入，开展临床试验，寻找新的治疗方法和药物，提高宫颈癌的治愈率和生存率。

第二节　妇科常见恶性肿瘤预防

妇科常见的恶性肿瘤包括宫颈癌、子宫内膜癌、卵巢癌等。

一、宫颈癌

宫颈部位发生的一种恶性肿瘤，与感染HPV病毒有关，其相关危险因素和预防方法见本章第一节的内容。

二、子宫内膜癌

子宫内膜癌是发生于子宫内膜的一组上皮恶性肿瘤，以来源于子宫内膜腺体的腺癌最常见，为女性生殖道三大恶性肿瘤之一，占女性全身恶性肿瘤的7%，占女性生殖道恶性肿瘤的20%～30%。近年来，子宫内膜癌发病率在世界范围内呈上升趋势。平均发病年龄为60岁，其中75%发生于50岁以上妇女。

1. 相关危险因素

（1）子宫内膜癌雌激素依赖型（Ⅰ型）：可能是在无孕激素拮抗的雌激素长期作用下，发生子宫内膜增生、不典型增生，继而癌变。子宫内膜增生主要分为两类：不伴有不典型的增生和不典型增生，前者属良性病变，后者属癌前病变，有可能发展为癌。Ⅰ型子宫内膜癌多见，均为子宫内膜样癌，患者较年轻，常伴有肥胖、高血压、糖尿病、不孕或不育及绝经延迟，或伴有无排卵性疾病、功能性卵巢肿瘤、长期服用单一雌激素或他莫昔芬等病史，肿瘤分化较好，雌、孕激素受体阳性率高，预后好。

（2）子宫内膜癌非雌激素依赖型（Ⅱ型）：发病与雌激素无明确关系。这类子宫内膜癌的病理形态属少见类型，如子宫内膜浆液性癌、透明细胞癌、癌肉瘤等。多见于老年妇女，在癌灶周围可以是萎缩的子宫内膜，肿瘤恶性度高分化差，雌、孕激素受体多呈阴性或低表达，预后不良。

2. 临床表现　子宫内膜癌主要的临床表现是阴道出血，一些女性以为是月经紊乱，偶然就诊才被发现。除了阴道出血外，还可能出现下腹部疼痛、阴道排出大量的水性液体。对于绝经后阴道出血、绝经过渡期月经紊乱，均应排除子宫内膜癌后再按良性疾病处理。

3. 诊断

（1）影像学检查：经阴道超声检查可了解子宫大小、宫腔形状、宫腔内有无赘生物、子宫内膜厚度、肌层有无浸润及深度，并可对异常阴道流血的原因作出初步判断，为选择进一步检查提供参考。典型子宫内膜癌的超声图像有宫腔内不均回声区，或宫腔线消失、肌层内有不均回声区。彩色多普勒显像可显示丰富的血流信号。其他影像学检查更多用于治疗前评估，MRI对肌层浸润深度和宫颈间质浸润有较准确的判断，腹部CT可协助判断有无子宫外转移。

（2）诊断性刮宫：是常用而有价值的诊断方法。常行分段诊刮，以同时了解宫腔和宫颈的情况。对病灶较小者，诊断性刮宫可能会漏诊。组织学检查是子宫内膜癌的确诊依据。

（3）宫腔镜检查：可直接观察宫腔及宫颈管内有无癌灶存在、癌灶大小及部位，直视下活检对局灶型子宫内膜癌的诊断和评估宫颈是否受侵更为准确。

4. 预防

（1）定期进行妇科检查和相关筛查，如子宫内膜活检等，可以及早发现异常，并及时进行治疗。

（2）重视绝经后妇女阴道流血和绝经过渡期妇女月经紊乱的诊治。

（3）避免药物滥用，正确掌握雌激素应用指征及方法。

（4）对有高危因素的人群，如肥胖、不育、绝经延迟、长期应用雌激素及他莫昔芬等，应密切随访或监测。

（5）保持心理健康：心理健康与身体健康密切相关。保持积极乐观的心态、减轻压力和焦虑可以降低患病风险。

三、卵巢肿瘤

卵巢肿瘤是常见的妇科肿瘤，可发生于任何年龄。其中恶性肿瘤，即卵巢癌早期病变不易发现，晚期病例缺乏有效的治疗手段，致死率居妇科恶性肿瘤首位。

1. 相关危险因素

（1）遗传因素：基因突变是卵巢肿瘤的主要遗传因素。其他家族遗传病如Lynch综合征、Peutz-Jeghers综合征等也与患卵巢肿瘤的风险增加有关。

（2）年龄：卵巢肿瘤的发生风险随着年龄的增长而增加，尤其是在更年期后。

（3）个人或家族病史：个人或家族中曾经有人患卵巢、乳腺、子宫或结肠癌，患卵巢肿瘤的风险较高。

（4）生育史：女性未曾妊娠，或晚年生育，以及经历不孕治疗的女性，患卵巢肿瘤的风险较高。

（5）激素暴露：长期使用口服避孕药或激素替代疗法，或曾接受过乳腺癌雌激素受体调节剂治疗的患者，可能会增加患卵巢肿瘤的风险。

（6）肥胖：肥胖与卵巢肿瘤的发生风险增加有一定关联。

2. 临床表现

恶性肿瘤早期常无症状。晚期主要为腹胀、腹部肿块、腹水及其他消化道症状；部分患者可有消瘦、贫血等恶病质表现；功能性肿瘤可出现不规则阴道流血或绝经后出血。妇科检查可扪及肿块，多为双侧，实性或囊实性，表面凹凸不平，活动差，常伴有腹水。三合诊检查可在直肠子宫陷凹处触及质硬结节或肿块。有时可扪及上腹部肿块，以及腹股沟、腋下或锁骨上肿大的淋巴结。

3. 诊断

（1）影像学检查：①超声检查：可根据肿块的囊性或实性、囊内有无乳头等判断肿块性质，诊断符合率＞90%。彩色多普勒超声扫描可测定肿块血流变化，有助于诊断。②磁共振、CT检查：磁共振可较好地判断肿块性质及其与周围器官的关系，有利于病灶定位及病灶与相邻结构关系的确定；CT可判断周围侵犯、淋巴结转移及远处转移情况。

（2）肿瘤标志物：①血清CA125，80%患者的血清CA125水平可升高，但不能单独用于早期诊断，更多用于病情监测和疗效评估。②血清AFP，卵巢未成熟畸胎瘤、混合性无性细胞瘤中含卵黄囊成分者，AFP也可升高。③血清β-hCG，对非妊娠性绒癌有特异性。④性激素：卵巢颗粒细胞瘤、卵泡膜细胞瘤产生较高水平雌激素，而浆液性、黏液性囊腺瘤或布伦纳瘤有时也可分泌一定量雌激素。

（3）腹腔镜检查：可直接观察肿块外观和盆腔、腹腔及横膈等部位，在可疑部位进行多点活检。

（4）细胞学检查：抽取腹水或腹腔冲洗液，以及胸腔积液，查找癌细胞。

4. 预防

（1）主要应用血清CA125检测联合盆腔超声检查，但目前还缺乏有循证医学依据的、适用普通人群的卵巢、输卵管及原发性腹膜癌筛查方案。

（2）建议有卵巢癌、输卵管癌、腹膜癌或乳腺癌家族史的妇女进行遗传咨询，对确定有基因突变者，美国国立综合癌症网络建议在完成生育后实施降低卵巢癌风险的预防性双附件切除。对有非息肉结直肠癌、子宫内膜癌或卵巢癌家族史的妇女，行Lynch Ⅱ型综合征相关的错配修复基因检测，对有突变的妇女进行严密监测。

（3）预防性输卵管切除。在实施保留卵巢的子宫切除术时，建议可同时切除双侧输卵管，以降低患卵巢癌的风险。

四、子宫肉瘤

子宫肉瘤恶性程度高，来源于子宫肌层、肌层内结缔组织和内膜间质，也可继发于子宫平滑肌瘤，多见于40～60岁以上妇女。根据不同的组织发生来源，分为单一间叶来源和混合性上皮间叶来源子宫肉瘤。

1. 相关危险因素　目前尚不明确子宫肉瘤的确切病因，但研究表明可能与以下因素有关。

（1）年龄：子宫肉瘤通常在更年期后发生，尤其是50岁以上的女性。

（2）遗传：研究表明，家族中出现子宫肉瘤的历史可能会增加个体罹患该病的风险。

（3）激素水平：由于子宫肉瘤与雌激素的长期刺激有关，使用含雌激素的激素替代疗法可能增加风险。

（4）子宫内膜异位症：是一种子宫内膜组织在子宫外生长的状况，它可能导致炎症和激素水平的改变，这与子宫肉瘤的风险增加有关。

（5）肥胖：与多种癌症的风险增加有关，包括子宫肉瘤。

2. 临床表现　无特异性，早期症状不明显，随着病情发展可出现下列表现。

（1）阴道不规则流血最常见，量多少不等。

（2）肉瘤生长快，子宫迅速增大或瘤内出血、坏死、子宫肌壁破裂引起急性腹痛。

（3）患者常诉下腹部包块迅速增大。

（4）可压迫膀胱或直肠，出现尿频、尿急、尿潴留、便秘等症状。晚期患者消瘦、贫血、低热或出现肺、脑转移相应症状。宫颈肉瘤或肿瘤自宫腔脱出至阴道内，常有大量恶臭分泌物。

3. 诊断　因子宫肉瘤临床表现与子宫肌瘤及其他恶性肿瘤相似，故术前诊断较困难。辅助检查可选用阴道彩色多普勒超声检查、盆腔磁共振、诊断性刮宫等，确诊依据为组织学检查。

4. 预防　鉴于子宫肉瘤的病因尚不明确，目前没有特定的预防措施来完全预防该疾病的发生。以下是一些有助于减少风险的措施。

（1）定期接受妇科检查，可以帮助早期发现异常情况。

（2）了解个人风险因素，对于有子宫肉瘤家族史的人群，需要与医生密切合作，以制定适合的预防策略。

（3）保持健康的生活方式，包括均衡饮食、适度运动、戒烟、戒酒等，有助于维持整体身体健康和免疫力，降低患癌风险。

（4）避免烟草接触，吸烟和吸入二手烟都与多种癌症的风险增加有关，包括子宫肉瘤。

知识拓展

女性肿瘤标志物检测

女性肿瘤标志物检测是一种用于检测和评估女性常见肿瘤的血液检测方法。通过检测血液中的特定蛋白质或化学物质，以判断是否有肿瘤的存在或是否有患肿瘤的风险。

1. CA125　是目前应用最广泛的卵巢癌肿瘤标志物，对卵巢癌的敏感性达80%以上。

2. CA15-3　是乳腺癌的肿瘤标志物，对乳腺癌的敏感性达60%以上。

女性肿瘤标志物检测的优点在于其非侵入性、简单易行、成本较低，可以在无症状的情况下早期发现肿瘤的存在或是否有患肿瘤的风险。但是，需要注意的是，肿瘤标志物检测并非万能，有些肿瘤可能不产生标志物，或者标志物的升高也可能并非肿瘤导致，需要结合临床表现和影像学检查等进行综合判断。

第三节　妇科常见生殖道感染的防治

妇女生殖道感染对广大妇女的身心健康造成了极大的困扰和痛苦，如外阴及阴道炎症、宫颈炎、盆腔炎是妇科常见的几种生殖道感染疾病，各年龄组均可发病。

妇女生殖道感染除了给个人带来不适和痛苦外，还可能导致严重后果，如不孕症、盆腔炎性疾病、宫颈病变、输卵管阻塞等。因此，及时诊断和治疗非常重要。本节主要针对目前有较好的防治措施，且防治意义较大的几类疾病进行阐述。

一、前庭大腺炎症

1. **基本概念**　前庭大腺位于女性两侧大阴唇后1/3深部，其有一管道开口于小阴唇和处女膜之间。因解剖部位的特点，在性生活、分娩及其他情况下污染外阴部时，病原体容易侵入而引起前庭大腺炎。生育期妇女多见，幼女及绝经后期妇女少见。

前庭大腺炎症由病原体侵入前庭大腺所致，本病常为混合感染，病原体复杂，主要病原体为葡萄球菌、链球菌、大肠埃希菌、肠球菌等。随着性传播疾病发病率的升高，淋病奈瑟菌及沙眼衣原体也成为常见病原体。前庭大腺炎症可分为前庭大腺炎、前庭大腺脓肿、前庭大腺囊肿。

发病初期常为前庭大腺导管炎，腺管开口往往因肿胀或渗出物凝聚而阻塞，分泌物积存不能外流，感染进一步加重，则形成前庭大腺脓肿。若脓肿消退后腺管阻塞，脓液吸收后被黏液分泌物替代，则形成前庭大腺囊肿。前庭大腺囊肿可继发感染，形成脓肿，并反复发作。

2. **临床表现**　前庭大腺炎、前庭大腺脓肿局部产生肿胀、疼痛、灼热感。检查见局部皮肤红肿、压痛明显，患侧前庭大腺开口处有时可见白色小点。若感染进一步加重，脓肿形成并快速增大，直径可达3～6cm，患者疼痛剧烈、行走不便，脓肿成熟时局部可触及波动感。少数患者可能出现发热等全身症状，腹股沟淋巴结可呈不同程度增大。当脓肿内压力增大时，由于表面皮肤黏膜变薄，脓肿可自行破溃。若破孔大，可自行引流，炎症较快消退而痊愈；若破孔小，引流不畅，则炎症持续存在，并反复发作。前庭大腺囊肿多为单侧，也可为双侧，若囊肿小且无急性感染，患者可无自觉症状，往往在体检时才被发现。

3. 干预措施

（1）药物治疗：急性炎症发作时，需保持局部清洁，可取前庭大腺开口处分泌物作细菌培养，确定病原体。常选择使用喹诺酮类或头孢菌素类与甲硝唑联合抗感染；也可口服清热、解毒中药，或局部坐浴。

（2）手术治疗：前庭大腺脓肿需尽早切开引流，以缓解疼痛。切口应选择在波动感明显处，尽量靠低位以便引流通畅，原则上在内侧黏膜面切开，并放置引流条，脓液可送细菌培养。无症状的前庭大腺囊肿可随访观察；对囊肿较大或反复发作者，可行造口术。

（3）预防措施：保持外阴清洁，每天用温水清洁外阴，避免使用刺激性清洁剂。避免不洁性行为，保持单一、固定的性伴侣，避免与多人发生性关系，以减少感染的风险。如果感到外阴瘙痒或不适，尽量避免过度抓挠以免加重感染。在排便、分娩或使用卫生棉条时，避免过度用力刺激前庭大腺。

二、滴虫阴道炎

1. 基本概念　滴虫阴道炎是由阴道毛滴虫引起的常见阴道炎症，也是常见的性传播疾病。月经前后阴道pH发生变化，月经后接近中性，隐藏在腺体及阴道皱襞中的滴虫得以繁殖，故滴虫阴道炎常于月经前后发作。滴虫能消耗或吞噬阴道上皮细胞内的糖原，阻碍乳酸生成，使阴道pH升高。滴虫能消耗氧，使阴道成为厌氧环境，易致厌氧菌繁殖，约60%患者同时合并细菌性阴道病。

2. 传播方式　经性生活直接传播是其主要传播方式。滴虫可寄生于男性的包皮皱褶、尿道或前列腺中，由于男性感染滴虫后常无症状，易成为感染源。也可经公共浴池、浴盆、浴巾、游泳池、坐便器、衣物、污染的器械及敷料等间接传播。

3. 临床表现　阴道毛滴虫能吞噬精子，影响精子在阴道内存活，导致不孕。滴虫不仅寄生于阴道，还常侵入尿道或尿道旁腺，甚至膀胱、肾盂，可以引发多种症状。主要症状是阴道分泌物增多及外阴瘙痒，间或出现灼热、疼痛、性交痛等。分泌物典型特点为稀薄脓性、泡沫状、有异味。分泌物呈灰黄色、黄白脓性是因其中含有大量白细胞，若合并其他感染则呈黄绿色；呈泡沫状、有异味是滴虫无氧酵解碳水化合物，产生腐臭气体所致。瘙痒部位主要为阴道口及外阴。若合并尿路感染，可有尿频、尿痛的症状，有时可有血尿。检查见阴道黏膜充血，严重者有散在出血点，甚至宫颈有出血点，形成"草莓样"宫颈；部分无症状感染者阴道黏膜无异常改变。

4. 诊断　根据典型临床表现容易诊断，阴道分泌物中找到滴虫即可确诊。最简便的方法是湿片法，在阴道侧壁取典型分泌物混于其中，立即在低倍光镜下寻找滴虫。显微镜下可见到呈波状运动的滴虫及增多的白细胞被推移。取分泌物前24～48小时避免性生活、阴道灌洗或局部用药。

5. 干预措施

（1）全身用药：初次治疗可选择甲硝唑2g，单次口服；或替硝唑2g，单次口服；或甲硝唑400mg，每天2次，连服7天。口服药物的治愈率达90%～95%。服用甲硝唑者，服药后12～24小时内避免哺乳；服用替硝唑者，服药后3天内避免哺乳。

（2）性伴侣的治疗：滴虫阴道炎主要由性行为传播，性伴侣应同时进行治疗，并告知患者及性伴侣治愈前应避免无保护性行为。

（3）避免不洁性生活，对密切接触的用品如内裤、毛巾等建议高温消毒。

三、外阴阴道假丝酵母菌病

1. 基本概念　外阴阴道假丝酵母菌病曾称念珠菌性阴道炎，是由假丝酵母菌引起的常见外阴阴道炎症。假丝酵母菌适宜在酸性环境中生长，其阴道pH通常＜4.5。假丝酵母菌对热的抵抗力不强，加热至60℃，1小时即死亡；但对干燥、日光、紫外线及化学制剂等因素的抵抗力较强。

发病的常见诱因有长期应用广谱抗生素、妊娠、糖尿病、大量应用免疫抑制剂及接受大量雌激素治疗等。消化道假丝酵母菌感染者的粪便污染阴道、穿紧身化纤内裤及肥胖使外阴局部温度与湿度增加，也是发病的影响因素。

2. 传播途径　主要为内源性传染，假丝酵母菌作为机会致病菌，除阴道外，也可寄生于人的口腔、肠道，这3个部位的假丝酵母菌可互相传染，也可通过性生活直接传染。少部分患者通过接触感染的衣物间接传染。

3. 临床表现　主要表现为外阴阴道瘙痒、阴道分泌物增多。外阴阴道瘙痒症状明显，持续时间长，严重者坐立不安，以夜晚更加明显。部分患者有外阴灼热痛、性生活痛及排尿痛，排尿痛是由于排尿时尿液刺激水肿的外阴所致。阴道分泌物的特征为白色稠厚，呈凝乳状或豆腐渣样。妇科检查可见外阴红斑、水肿，可伴有抓痕，严重者可见皮肤皲裂、表皮脱落；阴道黏膜红肿、小阴唇内侧及阴道黏膜附有白色块状物，擦除后露出红肿黏膜面，急性期还可见到糜烂及浅表溃疡。

4. 诊断　对有阴道炎症症状或体征的妇女，若在阴道分泌物中找到假丝酵母菌的芽生孢子或假菌丝即可确诊，对于治疗效果不好的难治性外阴阴道假丝酵母菌病病例，可采用培养法，同时行药敏试验。

5. 干预措施

（1）消除诱因：及时停用广谱抗生素、雌激素等药物，积极治疗糖尿病。患者应勤换内裤，用过的毛巾等生活用品用开水烫洗。

（2）单纯性外阴阴道假丝酵母菌病常采用唑类抗真菌药物治疗，可选用下列药物放置于阴道深部：①克霉唑制剂1粒（500mg），单次用药；或每晚1粒（150mg），连用7天。②咪康唑制剂，每晚1粒（200mg），连用7日；或每晚1粒（400mg），连用3天；或1粒（1200mg），单次用药。③制霉菌素制剂，每晚1粒（10万单位），连用10～14天。对未婚妇女及不宜采用局部用药者，可选用口服药物，常用药物为氟康唑150mg，顿服。

（3）注意事项：无须对性伴侣进行常规治疗。有龟头炎症者，需要进行假丝酵母菌检查及治疗，以预防女性重复感染。男性伴侣包皮过长者，需要每天清洗。症状反复发作者，需考虑阴道混合性感染及非白假丝酵母菌病的可能。

（4）随访：在治疗结束的7～14天，建议追踪复查。若症状持续存在或治疗后复发，可做真菌培养同时行药敏试验。对复发性外阴阴道假丝酵母菌病患者在巩固治疗的第3个月及第6个月时，建议进行真菌培养。

四、细菌性阴道病

1. 基本概念　细菌性阴道病是阴道内正常菌群失调所致的，以带有鱼腥臭味的稀薄阴道分泌物增多为主要表现的混合感染。正常阴道菌群以乳杆菌占优势。乳杆菌减少、阴道pH升高、阴道微生态失衡、其他微生物大量繁殖（主要有加德纳菌，还有其他厌氧菌如普雷沃菌、类杆菌、消化链球菌等，以及人型支原体感染）导致细菌性阴道病。

2. 临床表现　带有鱼腥臭味的稀薄阴道分泌物增多是其临床特点，可伴有轻度外阴瘙痒或烧灼感，性生活后症状加重。分泌物呈鱼腥臭味，是厌氧菌产生的胺类物质所致。分泌物呈灰白色、均匀一致、稀薄状，常黏附于阴道壁，但容易从阴道壁拭去。

3. 诊断 符合下列4项中的3项，即可诊断为细菌性阴道病，多数认为线索细胞阳性为必备条件。

（1）线索细胞阳性：镜下线索细胞数量占鳞状上皮细胞比例大于20%，可以诊断细菌性阴道病。线索细胞即为表面黏附了大量细小颗粒的阴道脱落鳞状上皮细胞，这些细小颗粒为加德纳菌及其他厌氧菌，使得高倍显微镜下所见的鳞状上皮细胞表面毛糙、模糊、边界不清，边缘呈锯齿状。

（2）匀质、稀薄、灰白色阴道分泌物，常黏附于阴道壁。

（3）阴道分泌物pH＞4.5。

（4）胺试验阳性：取阴道分泌物少许放在玻片上，加入10%氢氧化钾溶液1～2滴，产生烂鱼肉样腥臭气味，是胺遇碱释放氨所致。

4. 干预措施 治疗选用抗厌氧菌药物，主要有甲硝唑、替硝唑、克林霉素。甲硝唑可抑制厌氧菌生长而不影响乳杆菌生长，是较理想的治疗药物。

（1）全身用药：首选为甲硝唑400mg，口服，每天2次，连服7天；其次为替硝唑2g，口服，每天1次，连服3天；或替硝唑1g，口服，每天1次，连服5天；或克林霉素300mg，口服，每天2次，连服7天。

（2）局部用药：甲硝唑制剂200mg，每晚1次，连用7天；或用2%克林霉素软膏涂抹阴道，每次5g，每晚1次，连用7天。如在哺乳期，以选择局部用药为宜。

（3）细菌性阴道病复发者可选择与初次治疗不同的抗厌氧菌药物，也可试用阴道乳杆菌制剂恢复及重建阴道的微生态平衡。

五、萎缩性阴道炎

1. 基本概念 萎缩性阴道炎为雌激素水平降低、局部抵抗力下降引起的以需氧菌感染为主的阴道炎症。常见于自然绝经或人工绝经后的妇女，也可见于产后闭经、接受药物假绝经治疗者。绝经后妇女因卵巢功能衰退或缺失，雌激素水平降低，阴道壁萎缩、黏膜变薄，上皮细胞内糖原减少，阴道内pH升高，嗜酸的乳杆菌不再为优势菌，局部抵抗力降低，以需氧菌为主的其他致病菌过度繁殖，从而引起炎症。

2. 临床表现 主要症状为外阴灼热不适、瘙痒，阴道分泌物稀薄，呈淡黄色；感染严重者阴道分泌物呈脓血性，可伴有性交痛。检查时见阴道皱襞消失、萎缩、菲薄。阴道黏膜充血，有散在小出血点或点状出血斑，有时见浅表溃疡。

3. 诊断 根据绝经史、卵巢手术史、盆腔放射治疗史及临床表现，排除其他疾病可以诊断。阴道分泌物镜检见大量白细胞而未见滴虫、假丝酵母菌等致病菌。萎缩性阴道炎患者因受雌激素水平下降的影响，阴道上皮脱落细胞量少且多为基底层细胞。对于有血性阴道分泌物者，应与生殖道恶性肿瘤进行鉴别。

4. 干预措施 治疗原则为补充雌激素，增强阴道抵抗力；使用抗生素抑制细菌生长。

（1）补充雌激素：主要是针对病因的治疗，以增强机体抵抗力。雌激素制剂可局部给药，也可全身给药。局部涂抹雌三醇软膏，每天1～2次，连用14天。对需要性激素替代治疗的患者，可选用其他雌孕激素制剂连续联合用药。

（2）抑制细菌生长：阴道局部应用抗生素如诺氟沙星制剂100mg，放于阴道深部，每天1次，7～10天为1个疗程。

六、婴幼儿外阴阴道炎

1. 基本概念 婴幼儿外阴阴道炎是因婴幼儿外阴皮肤黏膜薄、雌激素水平低及阴道内异物等所致的外阴阴道继发感染。常见于5岁以下婴幼儿，多与外阴炎并存。

（1）婴幼儿外阴尚未完全发育好，不能遮盖尿道口及阴道前庭，细菌容易侵入。

（2）婴幼儿阴道环境与成人不同，新生儿出生后2～3周，母体来源的雌激素水平下降，自身雌激素水平低，阴道上皮薄，糖原少，pH升至6.0～8.0，乳杆菌没有成为优势菌，阴道抵抗力差，易受其他细菌感染。

（3）婴幼儿卫生习惯不良，外阴不洁、尿液及粪便污染、外阴损伤或蛲虫感染，均可引起炎症。

（4）阴道内误放异物，造成继发感染。常见病原体有大肠埃希菌及葡萄球菌、链球菌等，淋病奈瑟菌、阴道毛滴虫、白假丝酵母菌也为常见病原体。病原体常通过患病成人的手、衣物、毛巾、浴盆等间接传播。

2. 临床表现　主要症状为阴道分泌物增多，呈脓性。临床上多由监护人发现婴幼儿内裤有脓性分泌物而就诊。大量分泌物刺激引起外阴痛痒，患儿哭闹、烦躁不安或用手搔抓外阴。部分患儿伴有下尿路感染，出现尿急、尿频、尿痛。检查可见外阴、阴蒂、尿道口、阴道口黏膜充血、水肿，有时可见脓性分泌物自阴道口流出。病情严重者，外阴表面可见溃疡，小阴唇可发生粘连。

3. 诊断　婴幼儿语言表达能力差，采集病史常需详细询问患者监护人。结合症状及查体所见，通常可作出初步诊断。可用细棉拭子或吸管取阴道分泌物作病原学检查，以明确病原体；必要时做细菌及真菌培养。必要时还应做肛诊排除阴道异物及肿瘤。对有小阴唇粘连者，应注意与外生殖器畸形相鉴别。

4. 干预措施

（1）保持外阴清洁、干燥，减少摩擦。

（2）针对病原体选择相应口服抗生素治疗，或用吸管将抗生素溶液滴入阴道。

（3）若阴道内有异物，应及时取出；小阴唇粘连者外涂雌激素软膏后多可松解，严重者应分离粘连，并涂以抗生素软膏。

（4）父母应使用温水和无刺激性的洗液定期给婴幼儿清洗外阴区域，避免过热水浴。使用透气性好的材质尿布或内裤，并保持常换。当发现婴幼儿有外阴瘙痒、红肿、白带异常等症状时，应及时就医接受专业医生的诊断和治疗。

七、宫颈炎

1. 基本概念　宫颈炎是妇科常见疾病之一，包括子宫颈阴道部炎症及子宫颈管黏膜炎症。临床多见的宫颈炎指急性子宫颈管黏膜炎，若未经及时治疗或病原体持续存在，可导致慢性子宫颈炎。

1）急性宫颈炎：指宫颈发生急性炎症，包括局部充血、水肿，上皮变性、坏死，可由多种病原体引起，也可由物理因素、化学因素刺激或机械性宫颈损伤、宫颈异物伴发感染所致。

2）慢性宫颈炎：指宫颈间质内有大量淋巴细胞、浆细胞等慢性炎症细胞浸润，可伴有宫颈腺上皮及间质的增生和鳞状上皮化生，可由急性宫颈炎迁延而来，也可为病原体持续感染所致，病原体与急性宫颈炎相似。

2. 临床表现和诊断　宫颈炎患者大部分无症状；有症状者主要表现为阴道分泌物增多，呈黏液脓性，阴道分泌物刺激可引起外阴瘙痒及灼热感。此外，可出现经间期出血、性生活后出血等症状。

急性宫颈炎妇科检查见宫颈充血、水肿、黏膜外翻，有黏液脓性分泌物附着，甚至从宫颈管流出，宫颈管黏膜脆，容易诱发出血。慢性宫颈炎妇科检查可在糜烂样改变的基础上，同时伴有宫颈充血、宫颈息肉、宫颈肥大。

3. 干预措施

（1）急性宫颈炎主要为抗生素药物治疗。可根据不同情况采用经验性抗生素治疗及针对病原体的抗生素治疗。

（2）慢性子宫颈炎，需了解有无沙眼衣原体及淋病奈瑟菌的反复感染、性伴侣是否已进行治疗、阴道菌群失调是否持续存在，针对病因给予治疗。如无明确病原体感染者，一般无须抗生素或其他特殊治疗，以定期宫颈细胞学检查为主。如出现子宫颈息肉，一般行息肉摘除术，术后将切除息肉送组织学检查。

（3）保持个人卫生，每日清洗外阴部，避免不洁性生活，减少感染的风险；采取合适的避孕措施，减少意外妊娠和人工流产的次数；选择正规医疗机构进行分娩，减少宫颈损伤。

八、盆腔炎性疾病

1. 基本概念　盆腔炎性疾病指女性上生殖道的一组感染性疾病，主要包括子宫内膜炎、输卵管炎、输卵管卵巢脓肿、盆腔腹膜炎。炎症可局限于一个部位，也可同时累及几个部位，以输卵管炎、输卵管卵巢脓肿最常见。盆腔炎性疾病多发生在性活跃的生育期妇女，若未能得到及时、彻底的治疗，可导致不孕、输卵管妊娠、慢性盆腔痛、炎症反复发作，从而严重影响妇女的生殖健康。

2. 高危因素

（1）性活动：盆腔炎性疾病多发生于性活跃妇女，尤其是初次性生活年龄小、有多个性伴侣、性生活过频及性伴侣有性传播疾病者。

（2）性卫生不良：经期性生活、使用不洁月经垫等，均可使病原体侵入而引起炎症。此外不注意性卫生保健、反复频繁阴道冲洗者盆腔炎性疾病的发生率高。

（3）下生殖道感染：如淋病奈瑟菌性宫颈炎、沙眼衣原体性宫颈炎及细菌性阴道病，与盆腔炎性疾病的发生密切相关。

（4）子宫腔内手术操作后感染：如刮宫术、输卵管通液术、子宫输卵管造影术、宫腔镜检查等，由于手术致生殖道黏膜损伤、出血、坏死，导致下生殖道内源性病原体上行感染。

（5）邻近器官炎症直接蔓延：如阑尾炎、腹膜炎等蔓延至盆腔，病原体以大肠埃希菌为主。

（6）盆腔炎性疾病再次急性发作：盆腔炎性疾病所致的盆腔广泛粘连、输卵管损伤、输卵管防御能力下降，容易造成再次感染，导致再次急性发作。

3. 临床表现　常见症状为下腹痛、阴道分泌物增多。腹痛为持续性，活动或性生活后加重。若病情严重可出现发热甚至高热、寒战、头痛。月经期发病可出现经量增多、经期延长。若有腹膜炎，可出现消化系统症状，如恶心、呕吐、腹胀、腹泻等。伴有尿路感染可有尿急、尿频、尿痛症状。若有脓肿形成，可有下腹包块及局部压迫刺激症状。

妇科检查：阴道可见脓性臭味分泌物；子宫颈充血、水肿，子宫颈举痛；宫体稍大，有压痛，活动受限；子宫两侧压痛明显。若为单纯输卵管炎，可触及增粗的输卵管，压痛明显；若为输卵管积脓或输卵管卵巢脓肿，可触及包块且压痛明显不活动；宫旁结缔组织炎时，可扪及宫旁一侧或两侧片状增厚，或两侧宫骶韧带高度水肿、增粗，压痛明显；若有盆腔脓肿形成且位置较低时，则后穹隆触痛明显，可在子宫直肠陷窝处触及包块，并可有波动感。

4. 干预措施

（1）门诊治疗：若患者一般状况好，症状轻，能耐受口服抗生素，并有随访条件，可在门诊口服或肌内注射抗生素。如头孢曲松钠250mg，单次肌内注射；或头孢西丁钠2g，单次肌内注射；也可选用其他第三代头孢菌素类抗生素如头孢噻肟、头孢唑肟钠等。为覆盖厌氧菌，可加用硝基咪唑类药物，如甲硝唑0.4g，每12小时1次，口服14天。为覆盖沙眼衣原体或支原体，可加用多西环素0.1g，每12小时1次，口服10～14天；或阿奇霉素0.5g，每天1次，连服1～2天后改为0.25g，每日1次，连服5～7天。

（2）住院治疗：若患者一般情况差，病情严重，伴有发热、恶心、呕吐，或有盆腔腹膜炎，或输卵管卵巢脓肿或门诊治疗无效、不能耐受口服抗生素等，均应住院给予抗生素静脉滴注治疗；同时给予高蛋白、高维生素流食或半流食。补充液体，注意纠正电解质紊乱及酸碱失衡。高热时采用物理降温。尽量避免不必要的妇科检查以免引起炎症扩散。有腹胀者应行胃肠减压。抗生素控制不满意的输卵管卵巢脓肿或盆腔脓肿可行手术治疗。

（3）中药治疗：主要为活血化瘀、清热解毒，可使用银翘解毒汤、安宫牛黄丸等。

（4）注意性生活卫生，减少性传播疾病。对沙眼衣原体感染高危妇女筛查和治疗可减少盆腔炎性疾病发生率。

（5）公共卫生教育，提高公众对生殖道感染的认识及预防感染的重要性。

本章小结

教学课件

执考知识点总结

本章涉及的2019版及2024版公共卫生执业助理医师资格考试考点对比见表7-1。

表7-1　2019版及2024版公共卫生执业助理医师资格考试考点对比

单元	细目	知识点	2024版	2019版
妇女常见病防治	妇女常见病筛查	（1）筛查管理	√	√
		（2）筛查内容与方法	√	√
	妇科常见恶性肿瘤的预防	（1）相关危险因素	√	√
		（2）预防	√	√
	生殖道感染的防治	（1）基本概念	√	√
		（2）危害	√	√
		（3）干预措施	√	√

拓展练习及参考答案

（田　密）

第二部分　儿童保健学

第八章　体格生长发育

学习目标

素质目标： 树立热爱儿童、爱岗敬业的职业道德，热爱预防专业，有高度的责任感和同情心，能在操作中关心、安抚和保护好婴幼儿。

知识目标： 掌握体格发育指标的测量方法、正常值及推算方法，体格发育指标的正确标准；了解生长发育的规律、影响因素、监测与评价。

能力目标： 具备监测和记录小儿生长发育的能力，能用实例评价小儿生长发育。

案例导入

【案例】

女童，6个月，第一胎，足月顺产，生后状况良好，人工喂养。现体重8kg，出2颗牙，前囟1.5cm×1.0cm，能独坐片刻。

【问题】

1. 请用所学相关知识，判断该婴儿的身长、体重是否正常。

2. 在进行身长、体重测量时要注意什么？

3. 如何对该家长进行健康指导？

核心知识拆解

儿童是人类的未来，是社会可持续发展的重要资源。儿童时期经历胎儿期、婴儿期、幼儿期、学龄前期、学龄期和青春期6个人生发展的关键时期。为儿童提供必要的生长发育监测，最大限度地满足儿童的生存发展需要，促进儿童生长发育潜能的最大限度发挥，将为儿童一生的发展奠定重要基础。生长发育是指从受精卵到成人的成熟过程，儿童处于不断的生长发育过程中。体格生长是儿童各器官、系统的形体长大和形态变化，是量的变化。发育是细胞、组织、器官的分化与功能成熟，是质的变化。儿童的生长和发育密不可分，生长过程伴随着发育成熟，二者共同反映机体的动态变化。

第一节　生长发育的规律及影响因素

儿童的生长发育是连续、逐步发展的动态过程。在整个生长发育过程中，儿童在解剖生理结构、心理反应及临床疾病特点等各个方面都会随着年龄的增长而表现出相关的规律性。为了更好地服务临床小儿保健，将儿童生长发育过程人为地划分为7个时期，即胎儿期、新生儿期、婴儿期、幼儿期、学龄前期、学龄期、青春期。不同时期的儿童生长发育特点也不相同。

一、不同时期的儿童生长发育特点

（一）胎儿期（fetal period）

1. 定义 从受精卵形成到胎儿出生共40周左右（280天）为胎儿期。按胎龄可划分为胚胎阶段（孕0～8周）和胎儿阶段（孕9周至出生）。另外根据孕期保健的需要，胎儿期亦可分为孕早期（孕0～13周）、孕中期（孕14～27周）和孕晚期（孕28周至出生）。

2. 特点 此期胎儿完全依赖母体进行生长发育，孕母的身心健康对胎儿的存活和生长发育可以产生直接的影响；母亲妊娠期间如受外界不利因素（如营养缺乏、感染、严重疾病、心理创伤、药物和/或烟酒、接触放射性物质及毒品等）影响，可能影响胎儿的正常生长发育，导致胎儿发生各类严重不良后果。

不同时期的特点不同：①孕早期，特别是胚胎期，对致畸物质最为敏感，如受到外界各种不利因素的影响，可导致先天畸形、流产或宫内发育不良，故此期应加强孕期咨询、补充营养、慎用药物、进行高危妊娠检测处理等。②孕中期，胎儿组织、器官迅速生长，功能发育趋于成熟，但此期容易发生早产，极易发生多种病理状况，故应做好产前筛查。③孕晚期，胎儿的脂肪、肌肉均迅速增长，胎儿体重增加较明显，应加强孕期保健，注意合理营养，预防发生巨大儿和低出生体重儿。

（二）新生儿期（neonatal period）

1. 定义 从胎儿娩出脐带结扎开始至未满28天为新生儿期。此期其实属于婴儿期，但由于此期婴儿经历了巨大的变化，其生长发育和临床疾病方面具有非常突出的特殊性，且该时期的发病率和死亡率居儿童时期的首位，因此把婴儿早期的这一个特殊时期单独列为新生儿期，以方便临床工作。

（1）根据胎龄分类：①足月儿，指胎龄满37周至未满42周的新生儿。②早产儿，指胎龄未满37周的新生儿。③过期产儿，指胎龄满42周以上的新生儿。

（2）根据出生体重分类：①正常出生体重儿，出生体重2500～4000g。②低出生体重儿，出生体重<2500g，其中极低出生体重儿的出生体重<1500g，超低出生体重儿的出生体重<1000g。③巨大儿，出生体重>4000g。

（3）根据出生体重和胎龄关系分类：①适于胎龄儿，出生体重在同胎龄儿平均体重第10～90百分位者。②小于胎龄儿，出生体重在同胎龄儿平均体重第10百分位以下者，又称足月小样儿。③大于胎龄儿，出生体重在同胎龄儿平均体重第90百分位以上者。

（4）根据身后周数分类：①早期新生儿（0～7天）；②晚期新生儿（生后第2～4周末）。

（5）根据危险程度把以下情况者划分为高危新生儿，即已发生或可能发生危重疾病而需要监护的新生儿。①异常妊娠史：母亲糖尿病、妊娠期高血压疾病、Rh阴性、死产史、感染、吸烟、年龄过大或过小（>35岁或<16岁）。②异常分娩史：难产、手术产（产钳、吸引器，臀位产），使用过镇静镇痛药。③异常新生儿：Apgar评分<7分、脐带异常（脐带过短、脐带扭曲成麻花状等）、早产、巨大儿、畸形等。

2. 特点 此期婴儿脱离母体独立生活，但其各系统发育不成熟，适应外界环境的能力差；此外刚经历了早产、产伤、缺氧、感染、先天畸形等当头一棒，故此期的发病率和死亡率均很高，尤以早期新生儿（7天内新生儿）为最高。此期应加强围产期保健，提高助产水平，注意保暖，进行喂养指导，预防感染，建立新生儿访视，做好每位新生儿的疾病筛查如苯丙酮尿症（PKU）、甲状腺功能减退等。

（三）婴儿期（infant period）

1. 定义 自胎儿娩出到未满1周岁为婴儿期，其中包含了新生儿期。

2. 特点 婴儿期是儿童出生后体格运动和认知能力发育最迅速的时期，迎来了人生中的第一个生长高峰。此期对能量和营养素的需要量大，但各系统器官的生长发育持续进行，仍未发育成熟，难以适应对大量食物的消化、吸收，且来自母体的抗体逐渐消耗，自身免疫尚未建立起来，抵抗感染的能力弱，所以婴儿期容易发生消化功能紊乱、营养障碍性疾病、各种感染性和传染性疾病。婴儿在6个月后要从母乳喂养阶段过渡到辅食添加阶段，合理营养与均衡膳食对体格生长发育至关重要。进行定期体检，计划免疫。此外，婴儿期神经系统发育快，应该加强婴儿早期智力开发和情感关爱，提倡回应式育儿。

（四）幼儿期（toddler period）

1. 定义 自1周岁至满3周岁之前为幼儿期。

2. 特点 幼儿阶段的体格生长发育速度较第1年相对减慢，但仍有较明显的增长，所以对能量和营养素的需求量仍然相对较高，各系统器官的功能仍不完善，免疫能力仍低下。此期幼儿的智力发育迅速，语言发育从学说字词到能简单表达自己的意愿，独立意识增强，喜欢说"不"，需要家长的早期教育，认知发育和社会交往能力也有显著发展。幼儿的行为发育迅速，从站立、学走，到自如跑跳，活动范围扩大、接触社会事物渐多、好奇心强、对危险的识别和自我保护能力差，意外伤害发生率非常高，应注意防范。幼儿的饮食从2岁左右逐渐向成人食物转换，营养障碍性疾病多见，需要培养良好的饮食和行为习惯。此期，感染性和传染性疾病的发病率仍较高。

（五）学龄前期（preschool period）

1. 定义 自3周岁至6～7岁入小学前为学龄前期。

2. 特点 这时期的儿童进入幼儿园阶段，体格生长发育处于稳步增长状态，免疫功能逐渐成熟，此期应定期进行体格检查，开展五官保健，及时发现异常情况。学龄前期的儿童心理发育迅速，智力发育更加迅速，语言、思维、动作、认知、情绪情感等方面均有明显的发展变化，生活自理和社会交往能力得到锻炼。儿童的求知欲、模仿性和可塑性强，幼教机构应与儿童保健机构及家庭、社会相互配合，加强学龄前教育工作，共同促进儿童早期发展。但儿童对危险的识别和自我保护能力有限，意外伤害发生率仍高，自身免疫病（如风湿热、急性肾小球肾炎、肾病综合征等）和恶性肿瘤发病率增高。

（六）学龄期（school period）

1. 定义 自入小学（6～7岁）至青春期前为学龄期。

2. 特点 此期体格稳步、缓慢增长。除生殖系统以外，各系统器官发育均接近成人，认知能力逐渐完善，可进入小学接受教育；该期容易发生近视、龋齿、心理和行为障碍，自身免疫病和恶性肿瘤发病率较高。

（七）青春期（adolescence period）

1. 定义 从第二性征出现到生殖功能基本成熟、身高停止增长的时期称为青春期。青春期年龄范围一般为10～20岁，女童的青春期开始年龄和结束年龄都比男童早2年左右。青春期的进入和结束年龄存在较大个体差异，可相差2～4岁。

2. 特点　体格生长发育再次加速，迎来了人生中的第二次生长高峰；第二性征和生殖系统迅速发育，并逐渐成熟，性别差异明显。但该期的心理行为发育不成熟、社会经历不足与生理的变化、成熟不平行，神经内分泌调节功能不稳定，导致青春期心理矛盾状态，容易发生内分泌紊乱性疾病和心理行为障碍，学校和家庭应加强健康教育，关注儿童心理问题。

二、生长发育规律

儿童生长发育遵循一定的规律，掌握儿童生长发育的一般规律，有助于正确评价儿童的生长状况、及早发现异常情况并进行干预，对促进儿童的健康成长有着十分重要的意义。

（一）连续性、非匀速性和阶段性

儿童的体格生长是一个连续的过程，但不同年龄阶段的生长速度不尽相同，并非匀速生长。例如，出生后的第1年是体重和身长的第1个生长高峰，尤其是前3个月生长速度最快。到1岁时体重约为出生体重的3倍，身长约为出生身长的1.5倍。出生后的第2年生长速度逐渐减慢，趋于稳定，到青春期出现人生的第2个生长高峰，身高和体重再次迅速增加。

（二）程序性与不平衡性

生长发育受基因控制，是按照一定程序进行的，身体各部分形态发育遵循躯干先于四肢、下肢先于上肢、肢体近端先于远端的程序。如胚胎期最开始的第3周中枢神经系统开始形成，胚胎的第4周心血管和消化系统开始出现，胚胎第5周上肢和下肢开始分化出，胚胎6～8周手指、足趾开始发育。所以新生儿出生时头大身体小，肢体相对较短，头长约占身长的1/4，成人头长仅占身高约1/8。

儿童的各个器官系统发育不平衡，发育有先后、快慢不一（图8-1）。如神经系统发育最早，出生后2年内脑的发育最快，6～7岁时脑的重量已达成人的90%左右。淋巴系统出生后生长迅速，青春期前达到顶点，继而逐渐退化至成人水平。生殖系统发育较晚，青春期才迅速发育。而其他系统和器官，如心、肝、肾及肌肉的发育速度与体格生长的速度基本平行。

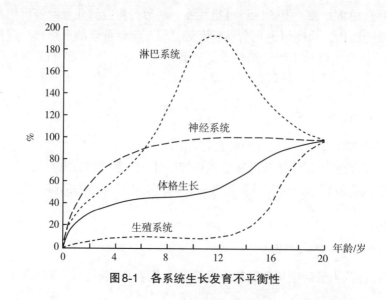

图8-1　各系统生长发育不平衡性

（三）个体差异

儿童生长发育虽有一定规律，但在一定范围内受遗传与环境的相互影响，生长发育可存在着较大的个体差异，即每个儿童都有自己的生长"轨迹"，其生长速度、水平、体型等都不会完全相同。如父母是高大身材的子女与父母是矮小身材的子女相比，虽然两者的身高相差很大，但都在正常范围内；儿童的生长发育没有绝对的"正常值"，不宜简单地以平均值为标准，或者将一个儿童与其他儿童比较，因此，儿童的生长发育标准应是一个范围。评价儿童的生长发育应考虑个体的不同影响因素，进行连续性观察，并进行横向和纵向的对比才能作出正确的判断。

（四）顺序性规律

婴儿的行为发育遵循由上到下、由近到远、由粗到细、由低级到高级、由简单到复杂的规律。例如，由上到下体现为婴儿出生后的运动发育为先学会抬头、然后抬胸，再学会坐、站立、行走；由近到远为婴儿从甩动上臂到手指的抓握，从大腿到足的运动；由粗到细指的是动作的精细程度，婴儿由最早的全掌抓握到拇、示指的拾取；由简单到复杂可以从婴儿的说话、画画理解，一般先学画直线后画圆圈、图形，由最开始的咿咿呀呀到句子等；由低级到高级指婴儿的思维发育经历由低级到高级的过程，如从具体的思维到抽象的思维，最具有代表性的是儿童的躲猫猫游戏，总的来说婴儿生后的认知行为发育是从会看、听、感觉事物、认识事物，发展到有记忆、思维、分析、判断。

此外，各国儿童青少年体格发育长期变化趋势随社会经济发展呈相似的发展模式。近40年来，随着社会经济状况的快速发展，中国儿童青少年体格发育水平也显著提高，城乡差距已明显缩小，生长迟缓率显著下降。身高和体重的增长、性发育的提前等在早期的数十年均呈现长期增长趋势，但是达到一定限度后，在部分经济发达国家中，人群的体格生长趋势已呈现停滞现象，月经初潮年龄亦无明显提前，提示人群的遗传潜力已得到充分发挥，平均身高已趋于稳定。

知识拓展

儿童体格生长

2015年第5次全国7岁以下儿童体格发育调查数据显示，中国营养良好儿童的线性生长已达到相对稳定阶段，生长潜力已得到较充分发挥，之前4次全国调查儿童身高长期增长趋势现已呈现减缓甚至停滞趋势。总体上，我国儿童体格生长的长期增长趋势有所减缓，这与改革开放40多年来我国的社会经济飞速发展趋势相符，提示我国儿童的体格生长水平在遗传潜力得到充分发挥后，生长发育水平也将趋于稳定。与此同时，伴随肥胖率的快速上升，青春期启动年龄普遍提前，因"青春发育"就诊的儿童也不断增加。

三、生长发育的影响因素

儿童生长发育受生物学因素和环境因素共同影响，有一定的个体差异。生物学因素决定生长发育的可能性；环境因素决定生长发育的现实性，可对生物学因素起加强或暴露、减弱或掩盖的作用。

（一）生物学因素

1. 遗传因素 父母双方的遗传因素决定儿童生长发育的"轨迹"、躯体特征、外貌、潜力、发展趋向和限度等方面。

2. 性别因素 不同性别的儿童生长发育有其各自的规律与特点，造成生长发育的差异。

3. 内分泌因素 生长激素、甲状腺激素和性激素等，通过调节物质代谢水平来调控骨骼、肌肉生长和成熟。

（二）环境因素

1. 营养因素 是保证儿童生长发育的物质基础，且年龄越小受营养的影响越大；营养素供给比例恰当，儿童生长的潜力可得到最好的发挥。如胎儿宫内营养不良，可引起胎儿宫内发育迟缓和生长发育障碍，低出生体重儿及早产儿发生率增加，甚至出现胎儿脑发育不良、先天缺陷等不良结局；如生后长期缺乏营养素（特别是生后2年内），可影响儿童生长发育，导致机体免疫、内分泌、神经调节等功能降低。相反，如儿童能量摄入过多，可引发儿童期肥胖问题，成年后发生代谢综合征及心血管相关性疾病的概率增加。因此，必须保证儿童营养均衡，以促进儿童正常生长发育。

2. 疾病因素 各种急、慢性疾病对儿童生长发育都有着直接影响，但影响程度取决于疾病的种类、涉及的部位、病程的长短、疾病的性质和严重程度，一般急性感染常使体重不增或减轻，而慢性疾病可同时影响体重和身高的增长。

3. 物理或化学因素 孕期受到X线照射、吸烟、酗酒、感染、药物和环境污染的影响，或儿童因疾病应用激素、细胞毒性药物、抗甲状腺素药物，或环境污染（如甲醛、铅、镉和一氧化碳、二氧化硫、可吸入颗粒物等污染）等的影响，可直接或间接影响儿童生长发育。

4. 社会因素 国家和地区经济发展水平、医疗保健服务质量和教育体制影响着儿童生长发育。通常来说，经济发达地区儿童的生长发育水平较经济落后地区有明显优势，完善的医疗保健服务和良好的教育体制是促进儿童生长发育的保障。

5. 其他因素 良好的居住环境（如居住环境阳光充足、空气清新、水源清洁、无噪声等），配合健康的生活习惯、科学护理、积极的体育锻炼和充足户外活动等，对儿童生长发育起着重要的促进作用。此外，良好的家庭氛围及父母稳定的情绪（如父母职业、受教育程度、家庭经济状况和家庭氛围）等对儿童生长发育均有一定的影响。

知识拓展

成人疾病的胎儿起源（FOAD）假说

20世纪90年代初，英国环境流行病学家David Barker教授首次提出成人疾病的胎儿起源（fetal origins of adult disease，FOAD）假说，该假说是讨论健康与疾病的发育起源。该假说认为：胎儿在宫内时，其母体遭遇的营养缺乏，会使得其自身的器官组织的结构和自身的生长代谢过程发生适应性的调节。该假说起源于1944—1945年荷兰饥荒时期，由于食物的匮乏，很多人出现了营养不良，其中也包括孕妇。几十年过去了，那些在饥荒时期孕育出生的儿童已经长大。20世纪90年代，英国的David Barker教授对饥荒时期的24 114名孕妇的营养状况进行研究时发现，孕期营养缺乏的孕妇所生育的后代，心血管疾病、糖代谢异常、高血压病、中心性肥胖和血脂异常等一系列代谢性疾病的发生率明显高于其他人群。

孕妇的营养状况不仅反映孩子出生时的健康指标，而且会影响他今后一生的健康，这是近年来国内外专家通过大量流行病学研究后形成的最新的医学概念。如果这个时期内，孕妇的营养缺乏情况不能得到很及时的纠正，那么这种适应性的调节，将会影响胎儿器官组织的生长发育，其肺、肝、胰和血管等组织和器官的代谢结构将会发生永久性的改变，造成成年后的某些疾病发生。

第二节 0～6岁儿童体格生长的常用指标

衡量儿童体格生长的指标应选用有人群代表性、便于测量与统计分析的计量指标。体格生长指标可用数值表示，为连续变量，且在人群中通常呈正态分布或偏正态分布。常用的儿童体格生长指标有体重、身高（身长）、头围、胸围、坐高（顶－臀长）等。

一、体重

1. 概念 体重（weight）为各系统、器官和体液的总重量。因体液和体脂的变化大，体重是最易波动的体格指标，是反映儿童近期营养状况的最灵敏指标，可了解其近期的营养及生长状况，因此常作为生长监测的指标。此外，体重也是临床计算儿童用药量、输液量的重要依据。

2. 体重增长规律 新生儿的出生体重与性别、胎次、胎龄及宫内营养状况紧密相关。据我国2015年9市城区调查结果显示，正常足月女婴出生体重平均为（3.26±0.4）kg，男婴为（3.38±0.4）kg，这一结果与世界卫生组织的参考值一致。出生后体重增长应为胎儿宫内体重增长的延续。部分新生儿生后第1周内由于摄入不足、胎粪排出、体表水分丢失等原因，可出现生理性体重下降，下降范围为原有体重的3%～9%，一般于生后3～4天至最低点，以后逐渐回升，至生后7～10天恢复至出生时的体重（但早产儿体重达到出生时体重的速度较慢）。若母亲能给婴儿及时按需哺乳，可减轻生理性体重下降。如果体重下降超过出生体重的10%或至第10天还未恢复到出生时的体重，则为病理状态，应积极寻找原因。

小儿体重为非等速增长，年龄越小，体重增长越快。生后第1年体重增长迅速，为第1个生长高峰；随着年龄的增长体重增长速度逐渐减慢，进入青春期后，体重增长再次加速，呈现第2个生长高峰。体重在出生后前3个月增长最快，一般为每月增长600～1000g，3～6个月每月增长600～800g。1岁以内是婴儿体重增长最快的时期，即所谓的"第1个生长高峰"，通常3～4个月时的体重是出生时体重的2倍（6kg），1岁时为出生时的3倍（9kg），2岁时为出生时的4倍（12kg）。2岁以后至青春前期体重增长趋于稳定，每年约增长2kg左右。进入青春期后，体重增长呈现第2个生长高峰，年增长4.0～5.0kg，持续2～3年。

3. 体重估算公式 评价某一小儿的生长发育状况时，以个体儿童自身体重增长为依据，应连续定期监测其体重，及时发现体重增长的异常，并找出原因。当无条件进行体重测量时，为便于医务人员计算儿童的用药量和静脉输液量，可用以下公式简单估算儿童体重：

$$1～6个月龄婴儿体重（kg）＝出生体重（kg）＋月龄×0.7（kg）$$
$$7～12个月龄婴儿体重（kg）＝6（kg）＋月龄×0.25（kg）$$
$$2岁至青春期前体重（kg）＝年龄（岁）×2＋7（或8）$$

二、身高（身长）

1. 概念 身高（身长）（height or length）指头顶至足底的长度，代表头部、脊柱与下肢骨骼长度的总和。3岁以下儿童仰卧位测量，测量值为身长；3岁及以上儿童立位测量，测量值为身高。身高（身长）是反映儿童长期营养状况和骨骼发育最合适的指标。身高受种族、遗传、环境等因素影响较大，不易受短期疾病和暂时营养失调的影响，所以身高主要反映儿童长期、远期的营养与生长状况。儿童测量身高（身长）前应脱去外衣、鞋、袜、帽。

2. 身高（身长）增长规律 和体重增长规律相似，年龄越小，身高（身长）增长越快，婴儿期和青春期同样出现2个生长高峰。正常足月新生儿出生时身长约50cm。生后第1年增长最快，增长25～27cm，出生后前3个月身长增长11～13cm，约等于后9个月的总增长值；1岁时婴儿身长约为75cm，是出生时的1.5倍。生后第2年身长的增长速度较第1年逐渐减慢，平均年增长为10～12cm，2岁末小儿身长为85～87cm。2岁后到青春期前儿童身高每年增长速度趋于平稳，增加5.0～7.5cm。进入青春期后，受内分泌激素的影响，身高增长呈现第2个高峰（女性比男性早2年）。在身高增长第2个高峰时期，女性身高增长6～11cm，平均增长9cm；男性身高增长7～12cm，平均增长10cm。女性约18岁、男性约20岁时身高停止增长。

3. 身高（身长）估算公式 2～10岁儿童的身高可用以下公式简单估算：

$$2 \sim 10 \text{岁儿童身高（cm）} = \text{年龄（岁）} \times 7 \text{（cm）} + 77 \text{（cm）}$$

> **知识拓展**
>
> ### 追赶性生长
>
> 追赶性生长又称补偿性生长。正常小儿的生长发育总是沿着自己特定的轨道前进，但是当受到疾病、营养不良、激素缺乏等因素的影响时，小儿的生长发育可偏离其自然生长发育轨道，导致生长发育落后，一旦影响因素被去除后，将以超过同龄儿童正常速度的方式生长发育，并迅速调整到原有的生长轨道上来，这种现象称为追赶性生长。追赶性生长最关键的生长是在致病因子移除之后及推后的1年时间，此时全面的营养、轻松愉快的心情对追赶性生长的进行起着至关重要的作用。追赶性生长对促进儿童生长发育具有重要的现实意义，可促使人们主动采取各种措施来消除儿童生长发育过程中的不利因素，而并非消极地等待生长的自然恢复。

三、头围

1. 概念 头围（head circumference）指自眉弓上缘经枕骨结节绕头1周的最大围径，其大小反映脑和颅骨的发育。儿童头围大小及头型与遗传、疾病相关。

2. 头围增长规律 头围增长与体重和身高（身长）增长一样，年龄越小，增长越快，生后第1年增长的速度最快。正常足月新生儿出生时头围平均为34cm，1岁内增长迅速，生后前3个月头围增长6～7cm，约等于后9个月头围增长的总和，1岁时儿童头围为46cm。1岁后增长速度减慢，2岁时约48cm，15岁时54～58cm，接近成人水平，故头围测量在2岁内最有价值。头围过小提示脑发育不良，过大或增长过快则要怀疑脑积水或脑肿瘤。

四、其他指标

（一）胸围（chest circumference）

1. 概念 经胸部乳头下缘和两肩胛下角水平环绕胸一周的围度，其大小代表胸廓与肺的发育。

2. 胸围增长规律 正常足月新生儿出生时胸围约32cm，比头围小1～2cm，随后胸围值逐渐赶上头围值，一般在1岁时与头围值相等，大约为46cm，之后超过头围；第二年增长速度明显减慢，约增长3cm，以后每年平均增长约1cm。1岁左右头围与胸围的增长在生长曲线上形成头围、胸围的交叉，此交叉时间与儿童营养、爬的训练和胸廓锻炼有关。

3. 胸围估算公式　随着年龄增长，胸廓的横径增加，1岁至青春前期胸围应大于头围（胸围约为头围＋年龄-1cm）；青春期胸围增长迅速，并出现性别差异。

测量胸围时，儿童两手自然下垂，将软尺0点固定于一侧乳头下缘（乳腺已发育的女孩，固定于胸骨中线第4肋），将软尺紧贴皮肤，经两侧肩胛下角回到0点，取平静吸气、呼气的平均数值。

（二）坐高（顶-臀长）（sitting height or crown-rump length）

1. 概念　指头顶至坐骨结节的长度，可受臀部软组织厚度的影响。坐高代表脊柱和头颅的发育，可间接反映下肢与躯干的比例。3岁以下儿童仰卧位测量称为顶-臀长，3岁以上儿童站立位测量称为坐高。

2. 坐高（顶-臀长）增长规律　不同年龄阶段，头、脊柱和下肢的增长速度及所占身高的比例不同。婴儿期头部生长最快，脊柱次之；到青春期时，下肢生长最快。由于下肢随年龄的增长生长速度加快，因此坐高占身高的比例也随之下降。出生时坐高占身高的66%，4岁时占身高的60%，至14时占身高的53%，此百分数显示了身躯上、下部比例随年龄的改变，比坐高的绝对值更有意义。

3岁以内儿童测量顶-臀长时，先脱去鞋帽，仰卧于测量板，助手或家长将婴幼儿的头顶紧贴测量板的顶端并固定，测量者一手握住婴幼儿双踝关节并上提，使髋关节成90°，一手推动滑板紧贴至坐骨结节，读数。3岁以上的儿童测量坐高时，儿童身体先前倾使低部紧靠量板，再挺身坐直，大腿靠拢紧贴凳面，与躯干成直角，向下移动头顶板与头顶接触，读数。

（三）上臂围（upper arm circumference）

1. 概念　自肩峰与鹰嘴连线中点绕上臂一周的长度，其大小代表上臂肌肉、骨骼、皮下脂肪和皮肤的生长发育，是反映儿童营养状况的指标。

2. 上臂围增长规律　1岁以内上臂围的围度增长迅速；1～5岁增长缓慢，增长1～2cm。在无条件测量儿童体重和身高的地区，可测量上臂围值以筛查5岁以下儿童的营养状况。上臂围＞13.5cm为营养良好，12.5～13.5cm为营养中等，＜12.5cm为营养不良。

（四）指距（span）

1. 概念　两上肢向左右平伸时两中指尖的距离，代表上肢骨的生长。

2. 指距与身高（身长）的关系　正常人指距一般比身高（身长）稍短。如果指距大于身高1～2cm，对诊断长骨的异常生长有参考价值，如蜘蛛样指（趾）（马方综合征）。

知识拓展

马方综合征

　　马方综合征为一种遗传性结缔组织疾病，为常染色体显性遗传。患病特征为四肢、手指、脚趾细长不匀称，身高明显超出常人，伴有心血管系统异常，特别是合并的心脏瓣膜异常和主动脉瘤。为何马方综合征被号称为"天才病"呢？由于该类患者通常拥有异于常人的体格，似乎是上天给予他们的礼物，令他们在各个领域发挥出色（如美国著名女子排球运动员弗-海曼、国家男排队员朱刚），所以患此病者在某方面可谓"天才"；但又似乎是对他们开的一个玩笑，使这份"礼物"总是被早早"收回"。据调查，该病的患者常因动脉瘤破裂和充血性心力衰竭而猝死。未经治愈的患者平均寿命为男性30岁左右，女性40岁左右，该病应早期发现、早期治疗。

（五）骨骼（skeleton）

1. 颅骨 脑颅主要由额骨、顶骨、颞骨和枕骨组成，并由具有弹性的纤维组织连接。在头颅的发育过程中，除头围外，尚需根据囟门和骨缝闭合时间来衡量颅骨和大脑的发育。

新生儿出生时颅骨未闭合，形成颅缝和囟门，闭合情况可反映颅骨的骨化过程，囟门分前囟、后囟（图8-2）。前囟为顶骨和额骨形成的菱形间隙，出生时对边的中点连线1.5～2.0cm，以后数月内随着颅骨的发育稍增大，6个月后逐渐骨化缩小，一般在12～18个月闭合，个别儿童可推迟到2岁左右闭合。前囟检查在儿科临床很重要，闭合过早多见于头小畸形；闭合过晚多见于佝偻病、脑积水、先天性甲状腺功能减退症等。同时前囟也是观察婴儿颅内疾病的一个窗口，前囟饱满见于颅压增高，如脑炎、脑膜炎、颅内出血等；前囟凹陷主要多见于脱水、极度营养不良。后囟是两块顶骨和枕骨形成的三角形间隙，出生时已近闭合或残留很小，一般在生后1～2个月完全闭合。颅骨骨缝在出生时稍分开，额缝常在2岁内骨性闭合，其余骨缝一般在20岁左右骨性闭合。

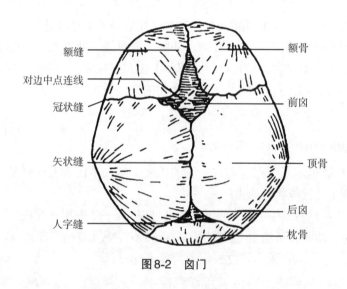

图8-2 囟门

2. 脊柱 脊柱由肌肉和韧带连接椎骨组成。脊柱是躯体的主要支架，其增长代表脊椎骨的发育。出生后第1年脊柱发育快于四肢，1岁以后四肢生长快于脊柱。出生时脊柱无弯曲，新生儿呈轻微后凸。3月龄左右随着婴儿抬头动作的发育出现颈椎前凸，此为脊柱第1个生理性弯曲即颈曲；6～7月龄婴儿会坐后，胸椎出现后凸，形成第2个生理性弯曲即胸曲；1岁左右儿童开始行走时出现腰椎前凸，出现第3个生理性弯曲即腰曲；至儿童6～7岁时脊柱的生理性弯曲才被韧带所固定。生理弯曲是人类的特征，有加强脊柱弹性的作用，有利于身体的平衡。因此，儿童不正确的坐、立、走姿势和骨骼疾病均可引起脊柱的畸形。

3. 长骨 长骨的发育主要依靠干骺端的软骨逐渐骨化和骨膜下成骨的作用，使长骨增长、增粗，骨骺与骨干的融合标志着长骨生长发育停止。长骨的生长和成熟与体格生长密切相关，受遗传、内分泌激素（生长激素、甲状腺素和性激素）和营养影响。长骨干骺端次级骨化中心是胎儿出生后长骨增长的重要部位，正常儿童长骨干骺端的软骨次级骨化中心随着年龄的增长按一定时间和顺序有规律地出现，通过X线检查长骨干骺端骨化中心的出现时间、数目、形态变化，可判断骨骼发育情况和骨骼发育年龄，即骨龄（bone age）。骨龄反映儿童发育成熟程度较实足年龄更为准确，临床上有重要价值。

一般摄左手X线片以了解儿童腕骨、掌骨、指骨的发育。出生时腕部无骨化中心，生后3个月左右出现头状骨、钩骨；约1岁出现下桡骨骺；2～3岁出现三角骨；3～5岁出现月骨、大小多角骨；5～6

岁出现舟骨；6～7岁出现尺骨骺；9～10岁出现豌豆骨。腕部骨化中心共10个，10岁时出齐，1～9岁腕部骨化中心数约为其"年龄（岁）＋1个"。儿童患有生长激素缺乏症、甲状腺功能减退症及肾小管酸中毒等疾病时表现为骨龄明显落后，而患真性性早熟、先天性肾上腺皮质增生症等疾病时表现为骨龄超前。

（六）牙齿（teeth）

牙齿的生长与骨骼的发育有一定关系，是骨成熟的一个粗指标。人的一生先后有两副牙齿，即乳牙和恒牙。

1. 乳牙萌出　乳牙共20颗，出生时乳牙已完全矿化，但未萌出，萌出时间个体差异很大，与遗传、内分泌和食物性状紧密相关，早者4个月开始出牙，晚者可至10～12个月，若13月龄后仍未出牙称为乳牙萌出延迟。全副乳牙约在3岁内出齐。出牙顺序为先出上下切牙，然后是尖牙和磨牙（图8-3）。2岁以内乳牙数目约等于月龄减4～6。

2. 恒牙发育　恒牙的牙胚在乳牙下，从新生儿时期开始矿化。6岁左右，在第二乳磨牙之后长出第一对恒牙（第一磨牙），即出现24颗牙齿。然后基本按从前至后的顺序逐个替换同位乳牙。12岁左右长出第二磨牙，18岁以后出现第三磨牙（即智齿，也有人终生不长此牙）。恒牙一般20～30岁时出齐，共28～32颗。

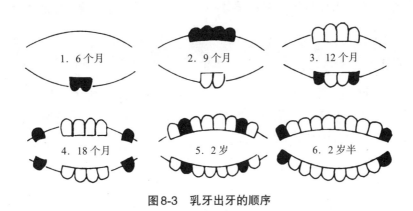

图8-3　乳牙出牙的顺序

第三节　生长发育评价

儿童处于生长发育的快速的阶段，身体形态及各部分比例变化均较大。通过对儿童生长发育水平、速率、趋势、匀称程度及各个指标间的相互关系进行评价，用以了解个体或群体儿童的生长发育状况、发展趋势，并可用于诊断儿童生长发育偏离或障碍，评价营养状况，及时发现问题，给予适当的指导和干预，对促进儿童健康生长具有重要意义。

一、评价原则

正确评价儿童的体格生长应做到以下几点。

1. 选择恰当的生长标准或人群参考值

（1）正常足月出生儿生长标准：建议参照2015年中国9市7岁以下儿童的体格发育数据制定的中国

儿童生长参照标准，或者2006年世界卫生组织（WHO）儿童生长标准。进行国际比较时则采用WHO的儿童生长标准。

（2）早产儿生长标准：通常采用的方法如下。①矫正胎龄40周前按照2013年修订的Fenton早产儿生长曲线图（分性别）或参照正常胎儿宫内生长速率进行评估；②矫正胎龄40周后参照正常婴幼儿的生长标准进行评估；③早产儿使用矫正年龄，一般矫正到24月龄。

2. 选用准确的测量工具和规范的测量方法　必须采用统一、标准、准确的测量工具和方法。

3. 定期评估与监测儿童生长状况　在进行儿童生长发育评价时，不能仅凭一次测量就下结论，应进行定期、纵向、动态观察，前后比较，综合评价。

4. 选择适宜的体格生长指标　最重要也是最常用的形态指标为身长（身高）和体重，3岁以下儿童应常规测量头围，其他常用指标还有坐高（顶－臀长）、胸围、上臂围等。

二、评价方法

儿童人群的体格生长数值多为正态或偏正态分布，常见的统计学方法有均值离差法、百分位数法和中位数离差法等。通常将$\bar{X}\pm 2S$或第3～97百分位（$P_3\sim P_{97}$）之间视为正常范围，也可以用等级表示评价结果。无论采用何种统计学方法进行体格生长的评价时都应注意，儿童的体格生长存在个体差异，不应将中间值作为评价个体或群体体格生长的"正常值"或"标准值"，不宜追求所谓的"达标"。

（一）均值离差法

适用于正态分布资料，正常儿童生长发育状况多呈正态分布，因此，常采用均值离差法来衡量儿童体格生长水平。是以均值$\bar{X}$为基值，标准差（SD）为离散距，$\bar{X}\pm 2SD$表示含95.4%的总体，以$\bar{X}\pm 2SD$为正常范围，超出此范围者为异常。

（二）百分位数法

当测量值呈偏正态分布时，百分位数法能更准确地反映所测数值的分布情况，更能准确地进行分级评价。将参照人群体格测量值按大小顺序排列，求出与某些百分位相对应的值。该方法是以第50百分位数（P_{50}）为中位数，其余百分位数为离散距，以此来划分儿童体格生长的等级。一般以第3和第97百分位为界值点，其中P_3代表第3百分位数值，P_{97}代表第97百分位数值，从$P_3\sim P_{97}$包括了总体的94%。

（三）中位数离差法（标准差法）

以中位数（M）为基值，根据实测数值在中位数值上、下所处的加减标准差（SD）位置，来评价体格生长水平。根据离差范围的不同，常将$M\pm 1SD$和$M\pm 2SD$作为界值点，评价分为六等级划分法、五等级划分法和三等级划分法（表8-1）。中位数加、减2个标准差之间为正常范围，任何一种指标评价为"下"均为营养不良。例如，年龄别体重（W/A）评价为"下"称为"低体重"或"体重低下"；年龄别身高（H/A）评价为"下"称为"生长迟缓"；身高别体重（W/H）评价为"下"称为"消瘦"。如果W/H评价为"中上"称为超重，评价为"上"称为肥胖。

表8-1　标准差法等级划分法

等级	< M−2SD	M−2SD ~ M−1SD	M−1SD ~ M	M ~ M + 1SD	M + 1SD ~ M + 2SD	> M + 2SD
六等级	下	中下	中低	中高	中上	上
五等级	下	中下			中上	上
三等级	下					上

（四）曲线图法

不同年龄的体格测量数值以标准差或百分位数的形式用表格列出，仅便于查询，但却不够直观。以儿童的年龄或身长（身高）为横坐标，以生长指标（如体重、身长、身高、头围、BMI）为纵坐标，绘制成曲线图（growth chart），能直观、快速地了解儿童的生长情况。生长曲线图在儿童保健和儿科临床工作中使用广泛，不仅可以评价生长水平，还可以看出生长趋势，及时发现生长偏离现象，便于医生指导家长使用。

（五）指数法

指数法是根据人体各部位间的比例关系，制定出特定的指数来评价儿童营养、体型等状况，其中最重要、应用最广泛的为体重指数（BMI）。体重指数（BMI）＝体重（kg）/［身高（m）］^{2}。不同年龄和性别的儿童，其BMI正常值不同，评价时应查阅相应的标准。

三、评价内容

儿童体格生长的评价内容主要包括生长水平、生长速度和发育匀称度3个方面。

（一）生长水平

生长水平指个体儿童生长情况在同年龄同性别人群中所处的位置，即该儿童生长的现况水平。将某一年龄时点所获得的某一项体格生长测量值（横断面测量）与参照值比较，得到该儿童在同质人群（同年龄与同性别）中所处的位置，即为该儿童该项体格生长指标在此年龄的生长水平，评价结果常以等级表示。生长水平评价简单易行、直观形象，但仅代表儿童已达到的生长水平，不能代表儿童体格生长的过程即个体的生长"轨迹"，也不能预示该儿童的生长趋势。此外，由于早产儿体格生长有允许"落后"的年龄范围，即此年龄范围后应"赶上"正常足月儿的生长，故对早产儿进行生长水平评价时，应矫正早产儿的胎龄到40周胎龄后再评价，一般体重到24月龄、身长到40月龄、头围到18月龄后不再矫正。

生长水平评价的常见指标如下。

（1）年龄别体重（W/A）：主要反映目前或近期的营养状况，是反映和评价儿童体格生长状况与营养水平最敏感、最可靠、最易获得的指标。当数值低于一定的界值点为低体重，当数值超过一定的界值点为超重。在群体水平上，该指标单独使用不能准确反映存在的营养问题，需要与其他指标联合使用。

（2）年龄别身高（H/A）：主要反映过去、长期、慢性的营养状况，是反映和评价儿童个体生长水平和营养状况较为稳定的指标。当数值低于一定的界值点为生长迟缓。

（3）身高别体重（W/H）：是反映近期急性营养状况的敏感指标。该值低于一定的界值点为消瘦，超过一定的界值点为超重、肥胖。

（二）生长速度

纵向观察儿童的生长速率，不仅可了解儿童的生长轨迹，还能早期发现可能的异常情况。对某一单项体格生长指标进行定期连续测量（纵向观察），所获得的该指标在一定时间内的增长值，即为该项指标的生长速度。这种纵向观察儿童的生长速度不仅可以掌握儿童自身的生长"轨迹"，而且体现了一定的个体差异。生长速度的评价较生长水平更能真实反映儿童的生长状况，定期体格检查是生长速度评价的关键，能够早期发现生长偏离的情况，也便于向家长解释。建议监测频率：6月龄内每月一次，6～12月龄每2个月一次，1～2岁每3个月一次，2～6岁每6个月一次，高危儿应适当增加生长监测的次数。目前一般多采用最为简单、直观的生长监测图。

儿童生长监测图是将不同性别、年龄组儿童的体重、身长（身高）值（以中位数离差法或百分位法）标在坐标纸上绘制的图，其横坐标是年龄，纵坐标是体重、身长（身高）。图中参考曲线最上端一条为第97百分位，最下端一条为第3百分位。生长监测评价的结果及意义如下。

1. 正常 如果绘制的生长曲线呈上升趋势且与监测图中正常参考曲线平行，则此上升曲线表示小儿生长正常、身体健康。

2. 低偏 绘制的生长曲线虽呈上升趋势，但与监测图中正常参考曲线相比上升缓慢（低于正常参考曲线升高的趋势）。此上升曲线表明小儿体重、身长（身高）增长不够，预示体重将不增或下降，必须引起重视，寻找原因。

3. 不增 与监测图中正常参考曲线相比，儿童的生长曲线无上升趋势，表明这时期体重、身长（身高）没有增加，须积极寻找原因。

4. 下降 绘制的生长曲线呈向下的趋势，表明这时期体重、身长（身高）没有增加或已经减少，提示小儿生长停滞，可能正处于某种危险之中（近期内患过病或目前正在患病），应及时就医明确原因并采取有效的措施进行纠正。

5. 增长过速 与监测图中正常参考曲线相比，绘制的生长曲线上升迅速（高于正常参考曲线升高的趋势）。持续或明显的增长过速（除外疾病恢复期的追赶性生长），须注意预防营养过剩引起的超重、肥胖，此外还需考虑是否合并内分泌代谢性疾病。

（三）发育匀称度

匀称度分为体型匀称和身材匀称，通过体重/身高（身长）可反映儿童的体型和人体各部分的比例关系，采用多项生长指标进行综合评价。

1. 体型匀称 反映体型生长的比例关系。①身高别体重：体重（kg）/身高（cm），表示相对于目前身高的体重信息，可间接反映身体的密度与充实度。是判断2岁内儿童营养不良和超重肥胖的常用指标之一。②年龄别体重指数：体重指数（BMI）＝体重（kg）/[身高（m）]^2，是单位面积中所含的体重数，可间接反映体型的匀称度。BMI是综合利用身高、体重来评价营养状况的方法，与身体脂肪存在高度相关性，BMI有年龄、性别的特点，对于评价2岁及以上儿童是否超重肥胖要优于身高别体重。

2. 身材匀称 亦为躯干-下肢比例，反映下肢的生长情况。常用坐高（顶-臀长）/身高（身长）的比值表示，将实际测量计算结果与参照人群值比较，小于等于参照值为匀称，大于参照值为不匀称。躯干-下肢比例的评价结果有助于判断内分泌及骨骼发育异常疾病。

本章小结

教学课件

执考知识点总结

本章涉及的2019版及2024版公共卫生执业助理医师资格考试考点对比见表8-2。

表8-2　2019版及2024版公共卫生执业助理医师资格考试考点对比

单元	细目	知识点	2024版	2019版
体格生长发育	生长发育的规律及影响因素	（1）生长发育规律	新增	—
		（2）生长发育影响因素	新增	—
	0～6岁儿童体格生长的常用指标	（1）体重	√	√
		（2）身高（身长）	√	√
		（3）头围	√	√
		（4）其他指标	√	√
	生长发育评价	（1）评价指标	√	√
		（2）评价方法	√	√
		（3）评价内容	√	√

拓展练习及参考答案

（江晓丽）

第九章　神经心理发育

案例导入

【案例】

小明，男，3岁，是一名活泼可爱的幼儿园小朋友。最近，他的父母注意到小明在与其他小朋友交流时似乎有些困难，经常需要重复说话才能让小明理解。此外，小明在完成一些需要精细动作的游戏时，如串珠和拼图，也表现出了一些困难。父母担心这些行为不正常，于是决定带小明去医院进行评估。

在医院，儿科医生对小明进行了一系列的神经心理发育评估，包括语言理解、表达能力和精细动作协调等方面的测试。评估结果显示，小明在语言理解和表达方面确实存在一些延迟，而在精细动作方面也有一定的困难。医生建议小明的父母为他安排早期干预服务，并提供了一些在家进行的练习和活动建议，以帮助小明在这些领域取得进步。

【问题】

1. 根据小明的情况，他是否需要接受早期干预服务？如果是，这些服务可能包括哪些内容？

2. 小明的父母如何在家中支持他的神经心理发育？

3. 除了早期干预，还有哪些因素可能对小明的神经心理发育产生积极影响？

第一节 神经系统发育

神经系统的发育是儿童心理发育的物质基础，它对儿童的认知、情感、行为模式及学习能力的形成都起着至关重要的作用。神经系统的健康发展不仅关系到儿童当前的身体和心理状态，更对其未来的整体发展产生深远影响。

一、脑发育的可塑性

脑发育的可塑性是指大脑在生命早期对于内外环境变化的适应能力。这种可塑性使得大脑能够在关键时期通过学习和经验来优化其结构和功能。在胎儿期，神经系统的发育领先于其他系统，尤其是在出生后的前几年，脑发育的速度极为迅速。新生儿出生时脑重约为390g，仅占成人脑重的1/3。然而，在出生后的9个月，脑重就能增加一倍，达到约660g。到了3岁，儿童的脑重可达900～1000g，约为成人脑重的2/3。到了6～7岁，儿童的脑重接近成人的90%。这一过程中，大脑神经细胞的数量在出生时已基本与成人相同，约为1000亿，但细胞之间的连接和分化仍在继续。到了3岁，大脑皮质的六层结构才基本完成。而到了8岁，大脑的结构和功能已接近成人水平。这一时期的大脑发育显示出极强的可塑性，表明早期经验对儿童大脑结构和功能的塑造具有决定性作用。

脑发育的可塑性是神经系统发育研究中的一个重要概念，它揭示了大脑在生命早期对于经验的敏感性和适应性。这种可塑性不仅体现在大脑结构的改变上，也体现在功能的发展和优化上。在儿童早期，大脑的神经元通过突触的形成和消除，不断地调整和重组，以适应外部环境的变化和学习的需求。

在结构层面，可塑性表现为神经元之间连接的增加或减少。当儿童参与新的学习活动或经验时，相关的神经网络会通过形成新的突触连接而得到加强。相反，那些不经常使用的连接可能会逐渐减弱甚至消失。这种"用进废退"的原则是大脑可塑性的基本表现之一。

功能上，可塑性表现为大脑处理信息的能力的提高。随着儿童对特定任务的熟练程度的提高，相关的大脑区域会变得更加活跃和高效。例如，学习音乐的儿童在经过一段时间的训练后，其大脑负责听觉处理和手指运动的区域会显示出更强的活动。这种功能性的可塑性使得大脑能够更好地适应复杂的认知和行为任务。

值得注意的是，大脑的可塑性并非无限。它在生命的不同阶段有不同的表现，通常在儿童早期最为显著。在这个关键时期，适当的刺激和经验对于大脑的健康发展至关重要。家长和教育者应当提供丰富的学习资源和环境，以促进儿童大脑的全面发展。

此外，大脑的可塑性也与个体的心理健康和适应能力密切相关。积极的支持和鼓励可以帮助儿童建立自信，克服困难，而负面的经历和压力可能会对大脑发育产生不利影响。因此，创造一个支持性和积极的环境，对于培养儿童的心理韧性和应对未来挑战的能力同样重要。

综上所述，大脑的可塑性是一个动态的、复杂的过程，要求在儿童成长的各个阶段提供适宜的支持和刺激。这样做不仅能够促进儿童大脑的健康发育，还能够为他们的未来学习和生活奠定坚实的基础。

二、环境对脑发育的影响

大脑发育并非随着婴儿年龄的增长而自然成熟，它需要外界环境的刺激和影响。适宜的环境刺激能够促进脑细胞的发育，增强神经网络的连接，从而提高大脑的功能。外界刺激的频繁和强度直接影响着大脑的发展速度。例如，丰富的社交互动、适当的学习挑战和多样化的感官体验都能够激发大脑的潜能，促进神经网络的形成和强化。相反，缺乏刺激的环境可能会导致大脑发育的迟缓甚至退化。

因此，抓住儿童出生后前几年的关键时期，进行早期教养和教育干预是至关重要的。家长和教育者应当提供一个充满爱、鼓励和刺激的环境，以支持儿童大脑的健康发育。这包括提供丰富的语言交流、认知游戏、艺术创作和社会互动等活动。通过这些活动，儿童不仅能够发展语言和认知技能，还能够培养情感和社交能力。

此外，营养也是影响儿童神经系统发育的重要因素。均衡的饮食，特别是富含蛋白质、脂肪酸、维生素和矿物质的食物，对儿童大脑的发育至关重要。家长应当确保儿童获得足够的营养，以支持其神经系统的健康和发育。

第二节　运动语言行为发育

一、运动发育

儿童运动能力的发展是其神经精神发育的重要体现，它不仅与大脑的形态及功能紧密相关，还与脊髓和肌肉的功能有着不可分割的联系。运动发育不仅反映了儿童的生理成熟度，而且对其认知、社交和情感发展都有着深远的影响。良好的运动发育能够促进儿童的神经精神发育，帮助他们更好地适应环境，提高生活质量。

（一）运动发育的规律

儿童运动的发育具有一定的顺序性和规律性，这些规律有助于理解和预测儿童在不同年龄阶段应达到的运动里程碑。

1. 从泛化到集中　儿童最初的动作是全身性的、不精确的，随着大脑和神经系统的成熟，这些动作逐渐分化为局部的、精确的动作。儿童的动作从最初的不协调状态逐步发展到协调和有目的的行为。

2. 从上到下　儿童动作的发展遵循自头端向足端的规律。这意味着儿童首先学会控制头部的动作，然后是躯干、手臂，最后是腿部和脚部的动作。

3. 从近到远　儿童动作的发展从身体中部开始，越接近躯干的部位动作发展越早。随着运动能力的提高，儿童的动作逐渐向肢体远端发展，如手指和脚趾。

4. 先正后反　儿童通常先学会正面的动作，然后是反面的动作。例如，他们先学会向前走，然后才是向后走；先学会向前伸手，然后才是向后伸手。

（二）大运动发育程序

大运动发育是指儿童的全身活动，包括翻身、爬行、站立和行走等。这些活动对于儿童的独立性和探索能力至关重要。

1～2个月：儿童开始尝试俯卧抬头，这是他们第一次尝试控制头部的动作。

3个月：儿童能够俯卧抬头至90°，这表明他们的颈部肌肉正在加强。

4个月：儿童的竖头稳定，这意味着他们的头部控制能力已经相当成熟。

6～7个月：儿童学会坐立，这是他们向移动性的过渡。

8～9个月：儿童开始爬行，这是他们探索环境的重要方式。

12～15个月：儿童能够独立行走，这是他们运动能力发展的一个重要里程碑。

1岁半：儿童会扶栏杆上楼梯，这显示了他们对空间和高度的认识。

2岁：儿童能够奔跑和双脚跳，这些活动增强了他们的协调性和平衡感。

3岁：儿童能够双脚交替上楼梯，这是他们运动技能进一步精细化的表现。

4岁：儿童能够单脚跳，这要求更高的身体协调性和控制能力。

（三）精细动作发育程序

精细动作发育是指儿童使用手和手指进行的细致动作，这些动作对于手眼协调和认知发展至关重要。

6个月：儿童开始伸手抓取面前的玩具，这是他们第一次尝试有目的地抓握。

8个月：儿童会双手传递物品，这表明他们的手眼协调能力正在提高。

9个月：儿童能够两手握着积木对敲，这是他们理解物体属性和尝试简单问题解决的开始。

10个月：儿童能用拇指和示指对指取小物品，这是精细动作技能发展的重要标志。

1岁：儿童会握笔乱画，可以试着叠积木，这显示了他们的创造力和建构能力。

1岁半：儿童能叠4块积木，这是他们空间认知和手眼协调能力进一步发展的表现。

2岁：儿童能叠6～7块积木，并能一页一页地翻书，这表明他们的注意力和顺序性有所提高。

3岁：儿童能叠10块积木，并会串珠子，这些活动进一步锻炼了他们的精细动作能力和耐心。

二、语言发育

语言作为人类独特的交流和思维工具，其发展对于儿童的认知、社交和情感成长具有至关重要的作用。语言发育是一个复杂的过程，涉及听觉器官、发音器官和大脑功能的完善。在这一过程中，任何一项功能的异常都可能导致语言障碍。正常儿童的语言发展主要包括发音、理解和表述三个方面。

在儿童早期，语言的发展经历了从咿呀作语到初步理解的阶段。这一阶段，儿童通过模仿和接收周围环境中的声音，逐渐建立起对语言的基本认识。2个月大的儿童已经能够发出元音，这是他们语言能力的起始点。4个月大时，儿童会对声音产生反应，会转头寻找声源，这表明他们的听觉定位能力正在发展。8个月大时，儿童对叫自己名字的反应表明他们的听力理解能力有所提高。10个月大的儿童能够通过招手来表示"再见"，或拍手表示"欢迎"，这些动作显示了他们开始理解并运用简单的社交规则。

1岁以前，儿童的语言能力主要以接收和理解为主，他们能够听懂一些简单的指令和词汇。进入1岁以后，儿童开始尝试发出有意义的词语。大约在1岁时，儿童会有意识地叫出"爸爸"或"妈妈"，这是他们语言发展的一个重要里程碑。1岁半的儿童能够说出一个身体部位的名称，这表明他们的词汇量正在逐渐增加。到了2岁，儿童能够说出2～3个字的短句，并开始使用代词"我"，这显示了他们的自我意识和语言表达能力的提升。3岁时，儿童能够背诵简单的歌谣，并能够识别不同的性别，这表明他们的语言理解和表达能力已经达到了一个新的水平。

第三节　心理发展

心理发展使儿童能够对环境有更全面的理解。例如，他们能够将看到的物体与触摸到的感觉结合起来，形成对物体整体特性的认识。感觉整合还涉及对动作和平衡的感知，这对于儿童的运动技能和协调性发展至关重要。

一、感知觉

在婴儿神经心理发育的过程中，感知觉作为一个基础的心理过程，对于婴儿认识世界和形成初步的认知能力起着至关重要的作用。通过日常的照顾和互动，婴儿的视、听、嗅、味和触觉得到了丰富的刺激，这些刺激对于他们的认知发展具有不可或缺的作用。

（一）视感知

视觉刺激为儿童提供了与环境联系的重要信息，尤其在婴儿期，视觉系统的发育极为迅速。新生儿的视力尚未完全发育，但随着时间的推移，他们的视觉能力逐渐增强。2个月大的婴儿目光能跟随物体移动90°，显示出他们的视觉追踪能力正在发展。到了4个月，婴儿目光能够跟随物体移动180°，这表明他们的视觉范围和协调性有了显著提升。6个月大时，婴儿目光能够跟随落地的物体，这一能力的发展有助于他们理解物体的移动和空间关系。

为了进一步促进婴儿的视觉发展，家长和教育者可以通过提供各种颜色、形状和大小的玩具来刺激婴儿的视觉感知。此外，通过移动物体和玩"藏猫猫"等游戏，可以增加婴儿的视觉体验，激发他们的好奇心和探索欲望。

（二）听感知

听觉是婴儿感知世界的另一个重要途径。1个月大的婴儿对铃声已有反应，这表明他们的听力已经开始工作。4个月时，婴儿能够转动头部寻找声源，这一行为的发展显示了他们对声音的定位能力。8个月大的婴儿能够迅速寻找声源，这进一步证明了他们听觉系统的成熟和对声音的敏感度。

正常儿童的听觉强度为0～20dB，而听觉障碍的程度根据听觉强度的不同而有所区分。轻度听觉障碍的儿童听觉强度在20～40dB，中度听觉障碍在40～60dB，重度听觉障碍在60～80dB，极重度听觉障碍则大于80dB。对于有听觉障碍的儿童，家长和教育者应当提供适当的支持和干预，如使用助听器或进行特殊的语言训练，以帮助他们更好地理解和参与周围的世界。

（三）触感知

触觉是婴儿通过皮肤感知外界刺激的能力，它对于婴儿探索环境和理解物体特性非常重要。随着年龄的增长，儿童皮肤感觉的灵敏度和定位能力逐步提高。手部皮肤在感知周围物体中起到了极其重要的作用。2～3岁的儿童已经能够辨别各种物体的软硬、冷热等属性，这是他们认知发展的重要成就。到了5～6岁，儿童能够区别相同体积但重量不同的两个物品，这表明他们的触觉分辨能力已经相当成熟。

为了促进儿童触觉的发展，家长和教育者可以通过提供不同材质和温度的物品让儿童触摸和探索。此外，通过组织各种触觉游戏，如"猜猜看"等活动，可以增加儿童的触觉体验，提高他们的感知能力和认知水平。

二、注意

注意是心理活动的重要组成部分，它涉及个体对特定信息的指向和集中。当个体的心理活动集中在某一事物上时，称之为注意。注意并非一种孤立的心理过程，而是贯穿于感觉、知觉、记忆、思维等心理过程始终的共同特征。它是认知过程的起点，对于个体的信息处理、学习和日常适应都至关重要。

（一）注意的定义

注意是心理活动的指向和集中，它使得个体能够在众多刺激中筛选出重要的信息，并对其进行深入的加工和处理。注意的这种选择性使得个体能够在复杂多变的环境中有效地进行认知活动。

（二）注意的分类

注意可以分为无意注意和有意注意两种类型。无意注意是自然发生的，不需要个体的意志努力，通常由外部刺激的新颖性、强度或情感色彩等因素引起。例如，当环境中突然出现一个响亮的声音时，人们往往会不自觉地转头去看。有意注意则是个体有目的地、有意识地集中注意力的过程，它需要个体的意志努力和自我控制。

（三）注意的发展特点

儿童的注意力发展经历了从无意注意到有意注意的过程。3岁以前的儿童主要表现为无意注意，他们的注意力容易被外界刺激所吸引，具有无目的和无预见的特点。随着年龄的增长，儿童逐渐发展出有意注意的能力。

在1～2个月大时，婴儿的注意力主要是无条件的定向反射，他们对周围环境的反应还非常初级。到了3～4个月，婴儿开始能够较长时间地注意一个新鲜事物，显示出初步的注意力集中能力。6～7个月大的婴儿对鲜艳的物体和声响产生定向反应，能够准确地转头寻找声源，这表明他们的注意力和定向能力有了显著的提升。

随着儿童年龄的增长，他们的注意力持续时间和集中程度不断提高。1岁左右的儿童不仅能够注意当前感知的事物，还能对成人语言所描述的事物产生兴趣。2岁时，儿童的注意力进一步发展，他们能够倾听故事和歌谣，显示出对语言信息的关注和理解。

学龄前儿童开始能够控制自己的注意力，而学龄初期的儿童集中注意力的时间可以达到20分钟左右。到了10～12岁，儿童集中注意力的时间可以进一步延长至25～30分钟，这表明他们的自我控制和认知能力有了显著的发展。

三、记忆

记忆作为心理过程中的一个重要环节，是对个体经历过的事物的反映和保持。它使得人们能够存储和回溯过去的经验，从而影响当前的行为和未来的决策。记忆的形成和发展是儿童心理成长的关键部分，对学习、认知和情感发展都有着深远的影响。

（一）记忆的定义

记忆是大脑对信息进行编码、存储和提取的过程。它允许个体保留对经历过的事物的印象，无论是感觉、思想、技能还是情感体验。记忆的准确性和持久性因人而异，受到多种因素的影响，包括注意力、情绪状态、环境因素和生理条件。

（二）记忆的分类

记忆主要分为两种形式：再认和回忆。再认是指当原来感知过的事物再次出现时，个体能够确认自己确实以前感知过它。回忆则是在没有直接提示的情况下，过去感知过的事物在头脑中的重现。这两种记忆形式各有特点，再认通常较为容易，而回忆则需要更多的认知努力。

（三）记忆的发展特点

儿童的记忆能力随着条件反射的建立和发展而逐渐形成。婴幼儿首先出现的记忆形式是再认。例如，5～6个月的婴儿能够再认出妈妈的脸，这是他们最初的记忆表现。然而，这种再认的保持时间较短，如果婴儿与母亲分离一段时间后，他们可能就不再认得妈妈。随着年龄的增长，儿童的再认能力逐渐增强，1岁的婴儿能够再认出10天前的事情，而3岁的儿童则能够再认出几个月前的事情。回忆能力也在逐渐发展，1岁的婴儿开始出现回忆，而4岁的儿童能够回忆起1年前的事情。

记忆的发展是一个逐渐成熟的过程，它与儿童大脑的发育密切相关。在儿童早期，记忆的容量和持久性有限，但随着儿童进入学龄前期，他们的记忆能力显著提高。学龄前儿童能够通过重复和练习来加强记忆，而学龄儿童则能够运用更多的记忆策略，如组织、分类和联想等。

四、思维

思维是人类认知活动中最为复杂和高级的过程之一，它是对客观事物在人脑中概括和间接的反映。婴幼儿期是思维发生和初步发展的关键时期，这一时期的思维发展对儿童的智力成长和未来的学习具有深远的影响。

（一）思维的定义

思维是人脑对信息进行加工、组织和解决问题的心理过程。它不仅包括对感知信息的处理，还包括对抽象概念的理解和运用。婴幼儿期的思维特点是直接与感知和动作相联系，随着年龄的增长，思维逐渐转向利用直观形象和抽象概念。

（二）思维的分类

儿童的思维可以分为三种类型：感知动作思维、具体形象思维和抽象逻辑思维。感知动作思维是最低级的思维形式，与直接的感知和动作密切相关，思维在动作中进行。具体形象思维依靠直观的表象和具体形象的联想进行，是儿童在学龄前期的主要思维方式。抽象逻辑思维则是最高级的思维形式，依赖于抽象概念和理论知识，通过判断和推理进行思维。

（三）思维的发展特点

2～3岁的儿童开始产生感知动作思维，这是思维的低级形式。在这个时期，儿童通过直接的感知和动作来认识世界，如通过抓取、摸索来了解物体的特性。随着儿童成长，大约在3岁，具体形象思维开始发展，这是在感知动作思维的基础上形成的。具体形象思维使儿童能够利用积累的事物表象进行思考，为后续的抽象逻辑思维打下基础。在5～7岁时，儿童的思维活动中已经出现了抽象逻辑思维的萌芽，这种思维形式在人类思维中占据重要地位，语言在其中起着至关重要的作用。儿童思维的发展经历着从感知动作思维到具体形象思维，再到抽象逻辑思维的过程。年长儿童在进行思维时，后两种思维往往相互联系，通常不会是单纯地利用某一种思维形式。

为了促进儿童思维的发展，家长和教育者应当提供丰富的感知经验和动作操作的机会，鼓励儿童通过实践活动进行思考。在儿童积累了一定的直观形象后，可以通过故事讲述、游戏和绘画等活动，引导儿童进行具体形象思维的练习。随着儿童语言能力的提升，教育者应当逐步引导他们进行抽象逻辑思维的训练，如分类、比较和逻辑推理等。

五、想象

想象是人类心理活动中的一种独特而富有创造性的过程，使得能够在脑中构建和创造出全新的形象和场景。与回忆不同，想象涉及对已有表象的加工和改造，创造出从未经历过的新形象。这一能力对于儿童的认知发展、创造力培养，以及未来的学习和生活都具有重要意义。

（一）想象的定义

想象是人脑对已有表象进行加工改造，创造出新形象的过程。它是思维的一种表现形式，通过语言的调节和内在的心理活动，在头脑中形成新的形象和概念。想象是人类特有的能力，它不仅体现了个体的认知水平，而且是创造性思维的重要基础。

（二）想象的发展特点

儿童的想象力随着年龄的增长而逐渐发展和丰富。1岁以前的新生儿尚未具备想象能力，他们的心理活动主要集中在感知和动作上。1～3岁期间，儿童开始展现出想象的萌芽，他们通过模仿和游戏等活动，开始尝试创造出新的情境和角色。进入学龄前期，儿童的想象力得到显著发展，他们能够从日常生活中汲取素材，创造出更加丰富和复杂的想象世界。这些想象不仅涉及人和玩具，还包括社会环境甚至宇宙等更广阔的领域。想象的内容变得更加完整、细致和系统，同时融入了更多的创造性成分。

（三）学龄前儿童想象特点

尽管学龄前儿童的想象力已经相当丰富，但仍存在一些不成熟的特点。首先，想象的主题容易变化，儿童在进行绘画或其他创作活动时，可能会频繁地更换主题，从画小人突然转为画飞机。其次，儿童有时难以区分想象与现实，他们可能会将童话故事中的情节当作真实发生的事情。此外，儿童的想象具有夸大性，他们喜欢听那些夸张性强的故事，如"拔萝卜"等。最后，儿童的想象往往是以过程为满足，他们可能没有明确的目的，更多的是在享受想象的本身，因此富有幻想的性质。

为了促进儿童想象力的发展，家长和教育者可以采取多种方法。首先，提供丰富的阅读材料和创意玩具，激发儿童的想象力。通过讲故事、角色扮演和创意绘画等活动，鼓励儿童自由地表达自己的想法和创意。其次，创造一个宽松和支持的环境，允许儿童自由地探索和尝试，即使他们的想象有时可能显得不切实际。最后，教育者和家长应当鼓励儿童将想象与现实相结合，通过实践活动将想象转化为具体的成果。

六、意志

意志作为心理发展的重要组成部分，是个体积极克服困难、完成任务的心理过程和能力。它是人的心理能动性的突出表现，对于个体的自我调节、自我控制和目标追求具有重要意义。

（一）意志的定义

意志是指个体自觉地设定目标，并在面对困难和挑战时，通过自我调节和自我控制，采取行动以实现预定目标的心理过程。意志体现了个体的心理能动性，是个体在面对内在和外在障碍时，坚持目标并努力克服困难的能力。

（二）意志过程的基本特征

意志行动具有三个基本特征：目的性、困难克服和随意运动基础。目的性是指意志行动是有目的、有计划的行动；困难克服是意志行动的核心，体现在个体在面对挑战时的坚持和努力；随意运动基础则说明意志行动建立在个体对自身行为的自主控制之上。这三个特征相互联系，共同构成了意志行动的基本框架。

（三）意志的发展特点

意志的发展是一个逐步形成和完善的过程。新生儿并不具备意志，他们的行动主要是本能的和反射性的。1～2岁的儿童开始出现意志的萌芽，他们的行为开始受到成人语言和行为的影响，学会调节和控制自己的行动。到了3岁，儿童的各种积极意志品质，如自觉性、坚持性和自制力等逐步明显，意志行动开始发展。儿童开始表现出独立性，希望自己完成事情，并能够服从于他人和自己提出的目的。

随着年龄的增长，儿童开始能够控制自己的外部行动，并逐步学会掌握自己的内部心理活动，从而产生有意注意、有意记忆和有意想象等。这些能力的发展有助于儿童更好地实现目标，提高他们的自我控制和自我调节能力。然而，在这个过程中，儿童也可能表现出消极的意志品质，如顽固性、冲动性和依赖性。这些消极品质需要通过适当的教育和引导来克服和改善。

为了促进儿童意志的发展，家长和教育者应当提供一个充满挑战和支持的环境。通过设置合适的目标和期望，鼓励儿童为实现目标而努力。同时，教育者应当教授儿童有效地解决问题和决策制定的策略，帮助他们克服困难和挑战。此外，通过角色模仿和故事讲述，儿童可以学习到坚持和努力的重要性。

意志对于儿童的学习能力有着重要的影响。良好的意志能力能够帮助儿童在学习中保持专注和努力，克服困难和挫折。在某些情况下，儿童可能会遇到意志发展的问题，如缺乏动力、容易放弃或难以坚持。对于这些问题，需要家长、教师和专业人士的共同努力，通过提供支持和鼓励、设定合理的期望和目标，以及提供必要的指导和帮助，帮助儿童克服困难，发展他们的意志能力。

知识拓展

科技在神经系统研究中的应用与前景

随着科技的发展，神经科学研究方法也在不断进步。功能性磁共振成像（fMRI）、脑电图（EEG）和扩散张量成像（DTI）等技术使得科学家能够更直观地观察活体大脑的结构和功能，从而深入理解神经系统的发育机制。此外，计算机模拟和人工智能技术也被应用于模拟大脑的学习过程和认知功能，为理解神经系统的复杂性提供了新的视角。未来，随着脑机接口和神经调控技术的发展，可能会看到更多创新的方法用于促进儿童神经系统的发育和治疗相关疾病。

本章小结

教学课件

执考知识点总结

本章涉及的2019版及2024版公共卫生执业助理医师资格考试考点对比见表9-1。

表9-1　2019版及2024版公共卫生执业助理医师资格考试考点对比

单元	细目	知识点	2024版	2019版
神经心理发育	神经系统发育	脑发育的可塑性	√	√
		环境对脑发育的影响	√	√
	运动语言行为发育	运动发育	√	√
		语言发育	√	√
	心理发展	感知觉	√	√
		注意	√	√
		记忆	√	√
		思维	√	√
		情绪情感	新增	—
		想象	删除	√
		意志	删除	√

拓展练习及参考答案

（穆　青）

第十章 合理营养

学 习 目 标

素质目标：关注婴幼儿及学龄前儿童的健康问题，树立正确的喂养观念，利用科学严谨的方法对婴幼儿及学龄前儿童进行营养指导。

知识目标：掌握婴幼儿及学龄前儿童的营养需求特点，母乳喂养技巧及辅食添加的原则，儿童膳食搭配原则及营养评价方法。

能力目标：具备观察婴幼儿及学龄前儿童营养需求的能力；具备指导母乳喂养、辅食制作、膳食搭配的能力。

案例导入

【案例】

王女士经历了剖宫产，婴儿出生后3天内，母乳分泌非常少，排乳完全靠催乳师，一边忍受伤口疼痛，一边堵奶发热。一边是丈夫的不理解，一边是婆婆的质问"你的奶这么清，哪里有什么营养，孩子的营养肯定跟不上，从小就输在起跑线上，长大了肯定会比其他小孩子落后的，还是给孩子吃奶粉吧，不行再给她喂点米粥吧！"。

【问题】

1. 婴幼儿的营养需求特点是什么？
2. 乳汁是如何产生的？
3. 母乳的营养成分有什么？
4. 婴幼儿如何添加辅食？

核心知识拆解

婴幼儿处于生命早期1000天健康机遇窗口期，是人体生长发育的快速时期，对各类营养素的需求比较高，营养作为最主要的环境因素对其生长发育和后续健康产生至关重要的影响。此阶段合理的喂养方式和膳食补充，以及良好饮食模式的形成，能满足婴幼儿生长发育的营养需求，促进其器官发育和功能成熟，使婴幼儿获得最佳的生长速率，为一生的健康奠定基础。

第一节　儿童的营养需求

人类生命周期按时间顺序可分为婴幼儿期、学龄前期、学龄期、青少年期、成年期、老年期。不同时期的个体的生理特点及营养需求也不同，婴幼儿期（0～3岁）和学龄前期（3～6岁）是儿童生长发育的重要时期，此阶段合理的营养对体格发育、智力发育、免疫系统功能成熟产生重要的影响。

一、儿童的营养需求特点

儿童正处于生长发育阶段，全面、充足的营养是其正常生长发育乃至一生健康的物质保障。儿童时期是建立健康信念和形成健康饮食习惯的关键时期，从小养成健康的饮食行为和生活方式将使其受益终生。

人体需要的各种营养素都需要从每天的饮食中获得，若某种营养素长期摄入不足或摄入过多都可能对健康产生危害。对于儿童来说，需要安全地摄入各种营养素，避免营养不足或营养过剩。中国营养学会根据有关营养素需要量，提出适用于儿童各年龄阶段人群的膳食营养素参考摄入量。

二、各类营养素的需求

婴儿期是指从出生到1周岁，是人类生命生长发育的第一个高峰期，尤其是出生后前6个月生长最快。幼儿期是指1～3岁，此阶段生长发育虽然不及婴儿期迅猛，但与成人相比亦比较旺盛。学龄前儿童指的是3～6岁的儿童，该阶段的生长发育速率与婴幼儿相比略有下降，但仍处于较高水平，该阶段的生长发育状况也直接关系到青少年和成人期的健康。儿童各种营养素需求与儿童不同年龄阶段生长发育特点密切相关，各个阶段都需要足够的能量与充足的营养来维持正常的生长发育。

（一）能量

婴幼儿时期的能量需要除了包括基础代谢、食物热效应、体力活动和排泄耗能外，还包括快速生长发育所需的能量储存，维持能量摄入与消耗的正平衡是婴幼儿健康成长的基础。

1. 基础代谢　是指人在清醒、安静、空腹、室温适宜时维持呼吸、心跳、体温、循环等基本生命过程所需的最低能量。人体基础代谢所需能量受年龄、性别、体表面积、生长发育、神经活动等多种因素影响。儿童基础代谢率较成人高10%～15%。婴儿期的基础代谢所需能量约占总能量的60%，每天约需要55kcal/（kg·bw），以后随着年龄增长逐渐减少。

2. 食物热效应　是指进食后机体用于消化食物、吸收、运送、储存及代谢利用营养素所消耗的能量。婴儿期占能量消耗的7%～8%，而幼儿为5%左右。

3. 体力活动　除基础代谢外，体力活动是人体能量消耗的主要构成部分。活动量及强度越大能量消耗越多。体力活动的能量消耗与儿童活动量、活动强度、持续时间、活动类型等均有密切关系。1岁以内婴儿活动较少，故用于肌肉活动等的能量需要量相对较低，平均每天15～20kcal/（kg·bw）。随着年龄增长儿童自由活动增多、强度增加，消耗的能量也会增多。

4. 生长发育　在儿童时期，能量摄入要维持正常的生长发育，生长发育所需能量随年龄增长逐渐减少，如0～3月龄时约35%的能量用于支持生长发育，4～6月龄约17.5%，1岁时约3%，青少年期生长发育所需能量占总能量需要量的1%左右。每增加1g新组织需要能量4.4～5.7kcal，如能量供给不足，可导致生长发育迟缓。

5. 排泄耗能 为部分未经消化吸收的食物排出体外所丢失的能量，约占基础代谢的10%。

《中国居民膳食营养素参考摄入量（DRIs）2023版》推荐婴幼儿每日能量摄入量：0～6月龄为90kcal/（kg·d），7～12月龄为75kcal/（kg·d），1～2岁男女分别为900kcal/d、800kcal/d，2～3岁男女分别为1100kcal/d、1000kcal/d。能量摄入长期不足，可使生长迟缓或停滞；而能量摄入过多可导致肥胖。通常按婴儿的健康状况、是否出现饥饿的症状及婴幼儿的体重增加情况判断能量供给量是否适宜。

学龄前儿童每日能量需要男童高于女童。2023版DRIs推荐2～6岁男童每日能量摄入量分别为1100kcal/d（2～3岁）、1250kcal/d（3～4岁）、1300kcal/d（4～5岁）、1400kcal/d（5～6岁），女童每日能量摄入量分别为1000kcal/d（2～3岁）、1150kcal/d（3～4岁）、1250kcal/d（4～5岁）、1300kcal/d（5～6岁）。

知识拓展

氨基酸模式

膳食营养素参考摄入量（DRIs）是为了保证人体合理摄入能量和营养素，避免摄入不足、摄入过量及降低慢性病风险，而推荐的健康人群每日平均膳食营养素摄入量的一组参考值，是在推荐膳食营养素供给量（recommended dietary allowance, RDA）的基础上发展起来的。随着科学界对营养与健康研究的不断深入，DRIs的主要内容也在不断拓展和完善。中国营养学会及时研究这一领域的进展，决定革新传统的RDA概念，全面制定了中国居民膳食营养素参考摄入量。在不断更新完善后，《中国居民膳食营养素参考摄入量（DRIs）2023版》包括了七个指标，即平均需要量（estimated average requirement, EAR）、推荐摄入量（recommended nutrient intake, RNI）、适宜摄入量（adequate intake, AI）、可耐受最高摄入量（tolerable upper intake level, UL）、宏量营养素可接受范围（acceptable macronutrient distribution range, AMDR）、预防非传染性慢性疾病的建议摄入量（proposed intake for reducing the risk of diet-related non-communicable diseases, PI-NCD）和特定建议值（specific proposed level, SPL）。当某种营养素的个体需要量研究资料不足而不能制定EAR，从而无法推算RNI时，可通过设定AI来代替RNI。

（二）碳水化合物

碳水化合物是人类能量的主要来源，其在体内释放能量较快，有助于完成脂肪氧化和节约蛋白质作用，同时还是大神经系统能量供应的主要物质。

膳食中碳水化合物的主要来源是谷薯类，其次是水果、蔬菜、豆类及乳制品。1岁以内的婴儿，尤其0～6月龄的婴儿，碳水化合物的主要来源是乳糖，婴儿的乳糖酶活性比成年人高，有利于对奶类所含乳糖的消化吸收。2～3岁以上儿童乳糖酶活性开始下降，对乳糖的消化能力开始减弱，不喝牛奶的儿童，乳糖酶的活性下降尤为明显。淀粉酶的活性自4月龄后逐渐增强，因此建议6月龄以后的婴儿开始添加淀粉类辅食。学龄前儿童能量的主要来源是碳水化合物，其供能比为50%～65%。应以淀粉类食物为主，避免糖和甜食的过多摄入。

2023版DRIs中推荐碳水化合物平均需要量（EAR）：0～6月龄婴幼儿为60g/d，7～12月龄婴幼儿为80g/d，1～3岁幼儿为120g/d，3～6岁学龄前儿童为120g/d。

（三）蛋白质

蛋白质是构建组织和细胞的基本物质，是生命存在的物质基础，是婴幼儿代谢和机体各器官、组织和细胞合成必需的原材料，蛋白质的质和量对婴幼儿的健康和成长非常重要。

由于生长发育的需要，婴儿对必需氨基酸的平均需要量按每千克体重计算高于成人，人乳中蛋白质的氨基酸模式是婴儿最理想的氨基酸需要模式，母乳喂养有利于满足儿童对蛋白质和必需氨基酸的需要量，并减少肝脏和肾脏负担。牛奶中蛋白质约为人乳的2倍，但是牛乳中酪蛋白分子大，不利于婴儿的吸收，因此不适宜1岁以内的婴儿直接饮用。婴幼儿膳食中要保证优质蛋白质占蛋白质总摄入量的1/2，如牛奶、鸡蛋、肉末、豆腐等均是优质蛋白质的来源。

婴儿的蛋白质需要量是以营养状态良好的母亲喂养婴儿的需要量为标准来衡量。在充足母乳喂养时，婴儿蛋白质摄入量相当于$1.6 \sim 2.2g/（kg·bw）$，其他的食物蛋白质的营养价值低于母乳蛋白质，因此需要量要相应增加。2023版DRIs建议蛋白质的推荐摄入量（RNI）为$0 \sim 6$月龄婴幼儿适宜摄入量（AI）9g/d，$6 \sim 12$月龄婴幼儿17g/d，$1 \sim 3$岁幼儿25g/d，$3 \sim 6$岁学龄前儿童30g/d，其中动物性蛋白质应占到总蛋白质的一半。

知识拓展

氨基酸模式

氨基酸模式是指某种蛋白质中各种必需氨基酸的构成比例。只有当食物蛋白质的氨基酸模式与人体蛋白质接近，才能被人体充分利用，其营养价值相对就越高。如肉、奶、蛋、鱼等动物蛋白质及大豆蛋白质，与人体蛋白质的氨基酸模式非常相似，被称为优质蛋白质。其中鸡蛋蛋白质的氨基酸组成与人体蛋白质氨基酸模式最为接近，被称为参考蛋白质。而在植物蛋白质中，赖氨酸、蛋氨酸、苏氨酸和色氨酸含量相对较低，所以营养价值也相对较低。在膳食中将多种食物混合食用，可使必需氨基酸互相补充，使氨基酸模式更接近人体的需要，提高蛋白质的生物学价值，这种作用称为蛋白质互补作用。

（四）脂类

脂肪是婴幼儿能量和必需脂肪酸的重要来源，也是重要的机体成分和能量储存形式，婴幼儿对脂肪的需要量按每千克体重计算高于成人。出生后前6个月的婴儿按每日摄入母乳750ml计，则可获得脂肪36.5g/L，占总能量的48.3%。2023版DRIs推荐6月龄以内婴幼儿脂肪的AI为总能量的48%，$6 \sim 12$月龄婴幼儿膳食脂肪的AI为总能量的40%，$1 \sim 3$岁幼儿膳食脂肪的AI为总能量的35%。

必需脂肪酸对婴幼儿神经髓鞘的形成，以及大脑及视网膜光感受器的发育和成熟具有非常重要的作用，婴幼儿对必需脂肪酸缺乏较敏感，膳食中缺乏必需脂肪酸易导致婴幼儿皮肤干燥或发生脂溶性维生素缺乏。婴幼儿对n-6多不饱和脂肪酸与n-3多不饱和脂肪酸的需要量比例约为6∶1。2023版DRIs推荐$0 \sim 6$月龄婴儿亚油酸的AI为总能量的8%，α-亚麻酸的AI为总能量的0.9%；$7 \sim 12$月龄婴儿亚油酸的AI为总能量的6%，α-亚麻酸的AI为总能量的0.67%；$1 \sim 3$岁幼儿亚油酸的AI约为总能量的4.0%，α-亚麻酸约为总能量的0.6%。二十碳五烯酸（EPA）＋二十二碳六烯酸（DHA）的AI在$1 \sim 3$岁为0.1g/d。

学龄前儿童脂肪提供的能量相比婴儿时期有所降低，但仍高于成人。2023版DRIs推荐学龄前儿童膳食脂肪的AI为总能量的35%，亚油酸的AI约为总能量的4.0%，α-亚麻酸约为总能量的0.6%。EPA＋

DHA 的 AI 在 3 ~ 6 岁为 0.2g/d。

（五）维生素

维生素是维持人体正常生理功能所必需的一类小分子有机化合物，其主要功能是调节及生长发育，在体内不能合成或合成量极少，必须由膳食供给。母乳喂养的婴幼儿，如果乳母膳食均衡，其乳汁中的维生素一般能满足婴儿的需要，几乎所有的维生素若发生缺乏都会影响婴幼儿的生长发育，其中关系最密切的有下列几种。

1. 维生素 A 婴幼儿维生素 A 摄入不足可以影响体重的增长，并可出现上皮组织角化、眼干燥症和夜盲症等缺乏症状；但维生素 A 过量摄入也可引起中毒，表现出呕吐、昏睡、头痛、皮疹等。2023 版 DRIs 推荐 0 ~ 6 月龄婴幼儿维生素 A 的 AI 为 300μgRAE/d，7 ~ 12 月龄为 350μgRAE/d；1 ~ 3 岁幼儿男婴 RNI 为 340μgRAE/d，女婴 RNI 为 330μgRAE/d。母乳中含有较丰富的维生素 A，用母乳喂养的婴儿一般不需额外补充。

2. 维生素 D 维生素 D 对于婴幼儿的生长发育十分重要，在维持血中钙、磷的稳定发挥着重要的作用，与骨钙和牙齿的形成发育有关。婴幼儿佝偻病发生的主要原因是维生素 D 的缺乏。母乳中的维生素 D 水平较低，因此应给婴幼儿适宜补充维生素 D，并且应多晒太阳。但应该注意的是如果长期过量摄入维生素 D 会引起中毒。2023 版 DRIs 推荐 0 ~ 12 月龄婴幼儿维生素 D 的 AI 为 10μg/d，1 ~ 3 岁幼儿维生素 D 的 RNI 为 10μg/d。

3. 维生素 E 新生儿组织中维生素 E 的储备少，尤其是早产儿和低出生体重儿容易发生维生素 E 缺乏，细胞膜脆性增加，容易引起溶血性贫血。2023 版 DRIs 推荐 0 ~ 6 月龄婴幼儿维生素 E 的 AI 为 3mgα-TE/d，7 ~ 12 月龄为 4mgα-TE/d，1 ~ 3 岁幼儿为 6mgα-TE/d。

4. 维生素 K 是形成凝血酶原等凝血相关蛋白质的必要营养素，其缺乏易引起出血性疾病。2023 版 DRIs 推荐 0 ~ 6 月龄婴幼儿维生素 K 的 AI 为 2.0μg/d，7 ~ 12 月龄为 10μg/d，1 ~ 3 岁幼儿为 30μg/d。

5. 维生素 C 有抗氧化、提高机体免疫力、促进铁吸收等作用。2023 版 DRIs 推荐 0 ~ 12 月龄婴幼儿维生素 C 的 AI 为 40mg/d，1 ~ 3 岁幼儿维生素 C 的 RNI 为 40mg/d。一般情况下，母乳喂养的婴幼儿不易缺乏维生素 C。人工喂养的婴幼儿应及时补充维生素 C，随着年龄的增长可进一步补充富含维生素 C 的新鲜蔬菜水果。

6. 维生素 B_1 是酶的重要组成部分，参与糖类代谢，婴幼儿维生素 B_1 摄入不足，易引起婴儿脚气病。2023 版 DRIs 推荐 0 ~ 6 月龄婴幼儿维生素 B_1 的 AI 约 0.1mg/d，7 ~ 12 月龄为 0.3mg/d；1 ~ 3 岁 RNI 为 0.6mg/d。当乳母膳食维生素 B_1 供应充足时，母乳中维生素 B_1 完全能满足婴儿的需要。

7. 维生素 B_2 参与人体内生物氧化与能量生成，并参与维生素 B_6 和烟酸代谢。乳汁维生素 B_2 比较稳定，是婴幼儿维生素 B_2 的充足来源。2023 版 DRIs 推荐 0 ~ 6 月龄婴儿维生素 B_2 的 AI 约 0.4mg/d，7 ~ 12 月龄为 0.6mg/d；1 ~ 3 岁幼儿男婴 RNI 为 0.7mg/d，女婴 RNI 为 0.6mg/d。

8. 维生素 B_{12} 维生素 B_{12} 缺乏与诱发巨幼细胞贫血、同型半胱氨酸血症、神经损害有关。当乳母膳食维生素 B_{12} 供应充足时，母乳中维生素 B_{12} 完全能满足婴儿的需要。2023 版 DRIs 推荐 0 ~ 6 月龄婴儿维生素 B_{12} 的 AI 为 0.3μg/d，7 ~ 12 月龄为 0.6μg/d；1 ~ 3 岁幼儿 RNI 为 1.0μg/d。

9. 叶酸 叶酸与氨基酸代谢、核酸合成有关，缺乏会导致巨幼细胞贫血、同型半胱氨酸血症。2023 版 DRIs 推荐 0 ~ 6 月龄婴幼儿叶酸的 AI 为 65μgDFE/d，7 ~ 12 月龄为 100μgDFE/d；1 ~ 3 岁幼儿 RNI 为 160μgDFE/d。

（六）矿物质

婴幼儿必需而又容易缺乏的矿物质主要有钙、铁、锌。此外，内陆地区甚至部分沿海地区碘缺乏病也较为常见。

1. 钙 婴幼儿在生长过程中需要储存大量的钙。母乳喂养的婴儿一般不会引起明显的钙缺乏。人乳中含钙量约为242mg/L，以一天750ml乳汁计，母乳喂养婴儿可摄入钙182mg/d。虽然人乳中的钙含量比牛乳中的低，但是其钙磷比例（2∶1）合理，人乳中钙吸收率高，纯母乳喂养的0～6月龄婴儿不易缺钙。2023版DRIs推荐婴儿钙的AI在6个月前为200mg/d，6个月后为250mg/d；1～3岁幼儿钙的RNI为600mg/d。

2. 铁 正常新生儿体内总铁量约有300mg，基本上可满足出生后4个月内婴儿对铁的需求。母乳中的铁含量低，但其吸收率高，亦能满足婴儿对铁的需求。婴儿在4～5个月后铁储备逐渐消耗，且随着生长铁的需求量也在增加，母乳中的铁不能满足婴幼儿对铁的需求，6月龄至2岁最易发生缺铁性贫血，急需从膳食中或通过补充剂摄入铁。2023版DRIs推荐0～6月龄婴幼儿铁的AI为0.3mg/d，7～12月龄RNI为10mg/d，1～3岁幼儿RNI为10mg/d。

3. 锌 锌对机体免疫功能、激素调节、细胞分化及味觉形成等过程有重要影响。婴幼儿缺锌可表现为食欲缺乏、生长停滞、性发育不良、脑发育受损、味觉异常或异食癖、认知行为改变等。在正常新生儿体内锌也有一定量的储备，但母乳中锌含量相对不足。母乳喂养的婴儿在4～5个月后体内储存的锌逐渐消耗，也需要从膳食中补充。2023版DRIs推荐推荐0～6月龄婴幼儿锌的AI为1.5mg/d，7～12月龄为3.2mg/d；1～3岁幼儿RNI为4.0mg/d。

4. 碘 碘在促进体格发育、脑发育和调节新陈代谢过程中发挥着重要的作用。婴儿期碘缺乏可引起以智力低下、体格发育迟缓为主要特征的克汀病。2023版DRIs推荐0～6月龄婴幼儿碘的AI为85μg/d，7～12月龄的AI为115μg/d，1～3岁幼儿的RNI为90μg/d。

除上述的微量元素，其他矿物质如钾、钠、镁、铜、氯、硫等也为机体生长发育所必需，但母乳及配方奶喂养的健康婴儿均不易缺乏。

学龄前儿童摄入的食物种类和膳食结构已开始接近成人，可以从饮食中获取充足的维生素和矿物质，学龄前儿童的骨骼生长需要充足的钙和维生素D，学龄前儿童钙缺乏比较常见。2023版DRIs推荐4～6岁儿童钙、铁、锌和碘的RNI分别为600mg/d、10mg/d、5.5mg/d和90μg/d。2023版DRIs推荐4～6岁儿童维生素A的RNI为男童390μgRAE/d，女童380μgRAE/d；维生素D的RNI为10μg/d。

（七）水

水是人类赖以维持最基本生命活动的物质，参与构成身体成分，作为各种物质的溶媒，参与营养素在体内的转运和代谢，并构成细胞赖以生存的外环境。所有的新陈代谢和体温调节等活动都必须有水的参与才能完成。

人体内水分含量随年龄增长逐渐减少，新生儿体内含水量为体重的70%～75%，随着年龄的增长，机体水分逐渐减少，10～16岁后，减至成人水平，为60%～65%。长期饮水不足易引起体内失水，当体内损失10%的水分即可导致代谢紊乱，损失20%的水分即可引起死亡。

第二节　母乳喂养

母乳是婴儿最理想的食物。正常情况下，纯母乳喂养能够完全满足6月龄内婴儿所需要的全部能量、营养素和水，可满足婴儿生长和发育需要。世界卫生组织（WHO）鼓励女性纯母乳喂养（除了母乳，不给孩子吃任何东西）至孩子6个月大，引入其他食物后继续母乳喂养至孩子2岁或更长时间，以使孩子充分获得母乳的益处，得到最佳营养，提高抵抗力。母乳喂养不仅是个人生活方式的选择，更是一种公共健康问题。

一、母乳喂养的重要性

（一）母乳的营养成分与功能

母乳的成分超过200种，可大致分为营养成分和生物活性成分。营养成分即为满足婴儿生长发育所需的宏量元素和微量元素，如水分、蛋白质、脂肪、碳水化合物、矿物质及维生素。生物活性成分则包括免疫细胞和免疫活性成分，如部分具有免疫功能的蛋白质、脂肪、糖类等。同时，营养成分与生物活性成分并非完全独立，很多成分同时具备多重的角色和功能，相互之间互相促进和影响，以发挥最佳的保护作用。

1. 水分　母乳中水分的含量约占88%，无论母亲是生活在炎热干旱地带还是寒冷潮湿地带，母乳中的水分足够健康婴儿的需要。WHO等权威机构均推荐，6个月内纯母乳喂养的婴儿不需要额外添加水。婴儿可以根据自己的需求，通过调节吸吮母乳的次数和吸吮量来保证水的摄取。

2. 蛋白质　母乳中蛋白质含量随泌乳期延长而变化，初乳蛋白质含量最高，约为成熟乳的2倍，随泌乳期延长蛋白质含量逐渐下降，至成熟乳达到平衡。母乳中的蛋白质以乳清蛋白和酪蛋白为主，其中乳清蛋白含量较高。初乳中乳清蛋白与酪蛋白的比例高达9∶1，几天之后约为3∶2；成熟乳中的比例是1∶1。牛乳中乳清蛋白和酪蛋白的比例是1∶4。乳清蛋白遇胃酸后生成的凝块较小，易于消化。

3. 脂肪　母乳中脂肪包括甘油三酯、磷脂、胆固醇等，是婴儿能量的主要来源。初乳中脂肪含量较少，到过渡乳和成熟乳后脂肪含量逐渐增加。

母乳中含有大量长链多不饱和脂肪酸，如二十二碳六烯酸（DHA）、花生四烯酸（AA）等，占乳汁中脂肪量的88%，是婴儿必需脂肪酸的来源，为婴儿髓鞘形成、中枢神经系统发育、杆状细胞的感光功能和视力成熟所必需。牛乳中必需脂肪酸的含量显著低于母乳，且牛乳中脂肪的结构与脂肪酸的组成都与母乳有显著差异，母乳中饱和脂肪酸的含量虽低于牛乳，但易于吸收，牛乳中的饱和脂肪酸易在肠腔内与钙形成不能溶解的皂钙，降低钙的吸收。

母乳喂养的婴儿肠道中会有更高比例的乙酸（短链脂肪酸的一种），具有对抗细菌、真菌、病毒的作用。母乳中高浓度的脂肪酸盐使婴儿大便柔软、色浅、有轻微的味道。

母乳中胆固醇含量高于牛乳，暴露于母乳中较高浓度的胆固醇可能对心血管有长期的效益，母乳喂养婴儿成人期胆固醇水平和低密度脂蛋白水平比配方奶喂养的婴儿低。

4. 碳水化合物　母乳中碳水化合物的主要成分为乳糖，乳糖有以下作用：①改善婴儿肠道环境：乳糖促进肠道乳酸杆菌的生长，抑制大肠埃希菌的繁殖，增加婴儿对胃肠道感染的抵抗力；同时，母乳中低聚糖较多，可以作为肠道致病菌的可溶性受体，对肠道致病菌产生的毒素起直接抑制作用，因而可以减少婴儿腹泻的发生。②促进婴儿大脑发育：乳糖可分解为半乳糖与葡萄糖，半乳糖与脂类结合形成半乳糖脂，是形成脑苷脂、促进神经系统发育所必需的。

5. 矿物质　矿物质在母乳中基本恒定，与母亲年龄、胎次、饮食甚至补充剂关系并不大。

（1）铁：母乳中的铁含量比较低（约0.45mg/L），但其吸收率高，婴儿对母乳中铁的吸收率是牛乳中铁的5倍，能满足婴儿对铁的需求。母乳中的铁足够健康足月婴儿前6个月的需要，在6个月之后，随着婴儿的生长对铁的需求量增加，母乳中的铁不能满足婴儿的需求。婴儿缺铁不仅会导致贫血，还会影响免疫力和骨骼的发育，此阶段需要适当添加富含铁的膳食或者补充剂，以减少缺铁性贫血的发生概率。

（2）钙：钙、磷是骨骼和牙齿的重要组成部分，并对维持神经、肌肉的兴奋性和细胞膜的正常功能有重要作用。母乳中的钙含量为200～300mg/L，虽然低于牛乳，但钙磷比例（2∶1）合理；母乳中酪蛋白含量较少，脂肪也较易吸收而不易与钙结合；同时母乳中丰富的乳糖可在肠道中部分转变成乳酸，使肠道pH降低，也有利于钙盐溶解而易被吸收。因此母乳中钙的吸收率远高于牛乳，足以满足婴儿的需要，纯母乳喂养的婴儿一般不容易出现明显的钙缺乏。

（3）锌：锌对婴儿智力发育、免疫功能、激素调节、味觉形成等过程有重要影响。婴儿缺锌可表现为食欲缺乏、异食癖、生长停滞、性发育不良、脑发育受损、认知行为改变等。母乳中的锌含量不高，但生物利用率最佳，母乳喂养的婴儿很少会缺锌。

6. 维生素 母乳中脂溶性维生素主要来自母亲体内的储存，受膳食影响较小。水溶性维生素的含量与母体的膳食摄入量有关。

（1）维生素A：母乳是维生素A的良好来源。母乳中的维生素A在出生的第一周内含量最高，以后逐渐下降，母乳中维生素A的含量平均为200IU/dl。婴儿维生素A摄入不足会影响体重的增长，并可出现上皮组织角化、夜盲症等；但维生素A过量摄入也会引起中毒。

（2）维生素D：母乳中的维生素D主要以25-OH-D存在，适合婴儿消化吸收，初乳中的维生素D含量比成熟乳高。母乳中的维生素D含量较低，婴儿出现佝偻病的主要原因是维生素D缺乏，因此母乳喂养的婴儿应适宜补充维生素D，并且应多晒太阳。

（3）维生素E：母乳中含有丰富的维生素E，是一种重要的抗氧化剂，可保护视网膜和肺当中的细胞膜免受氧化损伤。初乳中含有丰富的维生素E和β-类胡萝卜素，含量明显高于牛乳或者配方奶。

（4）维生素K：是形成凝血酶原等凝血相关蛋白质的必要营养素，缺乏易引起出血性疾病。母乳中维生素K含量比较低（2～10μg/L），牛乳及配方奶约为人乳的4倍，纯母乳喂养的婴儿容易出现维生素K缺乏引起的出血性疾病。美国儿科学会建议对出生后不久的新生儿给予肌内注射0.5～1.0mg维生素K作为保护措施。

（5）维生素C：母乳喂养的婴儿不易缺乏维生素C。母乳中维生素C的含量随着膳食摄入量增加而升高，但到一定饱和量后，再增加膳食中的维生素C也不能使母乳中的维生素C含量继续提高。

（6）维生素B_1：母乳中维生素B_1的含量随着摄入量的增加持续升高，当膳食维生素B_1供应充足时，母乳中维生素B_1完全能满足婴儿的需要。母乳中其他B族维生素含量也很丰富，对于一般营养良好的母亲，身体内的水溶性维生素通常足够健康足月儿的需要，无须额外补充。

7. 生物活性成分 母乳的生物活性成分包括免疫细胞和免疫活性物质，这些成分除了构建婴儿的身体组织，还兼具了免疫调节的功能。新生儿自身的免疫物质是逐步产生的，如婴儿sIgA的成熟时间为出生后4～12个月，而溶菌酶和记忆T细胞均在出生后1～2岁才形成，因此母乳中丰富的免疫物质弥补了婴儿自身的不足。

（1）免疫细胞：母乳中含有各种免疫细胞，有白细胞（包括巨噬细胞、中性粒细胞、淋巴细胞等）和干细胞，其种类和数量随着哺乳时间的改变而有所变化。母乳尤其是初乳中的免疫细胞具有分泌细胞因子和趋化因子的作用，这些细胞因子释放到母乳中，通过哺乳进入新生儿和婴儿的胃肠道，直接发挥免疫效应，为易感期的新生儿和婴儿提供重要的免疫保护。

（2）免疫活性成分：母乳中的免疫活性成分包括部分蛋白质（如sIgA、乳铁蛋白、乳凝集素、溶菌酶、细胞因子及可溶性成分等）及肽类、脂肪（如甘油三酯、游离脂肪酸）、糖类（如低聚糖、糖蛋白）等，这些成分除了为婴儿提供营养供其生长发育，还具有帮助消化、抑制病毒、杀灭细菌、免疫调节等功能，对婴儿有保护作用。①母乳富含sIgA，在婴儿胃中稳定，不被消化，从而可黏附于肠黏膜上皮细胞表面，封闭病原体，阻止病原体吸附于肠道表面，使其繁殖受到抑制，保护消化道黏膜，抵抗多种病毒（除麻疹病毒、腺病毒）、细菌；sIgA含糖蛋白，为亲水性，易凝集病原体，减少病原体与肠黏膜的吸附，加速其排出体外；sIgA可调动巨噬细胞，杀死病原体，减少溶菌内毒素对小肠的刺激。②母乳含较多乳铁蛋白，是母乳中重要的非特异性防御因子，有杀菌、抗病毒、抗炎症和调理细胞因子作用。乳铁蛋白对铁有强大的螯合能力，能与大肠埃希菌、大多数需氧菌及白念珠菌竞争赖以生长的铁，抑制细菌的生长。③母乳中的溶菌酶能水解革兰阳性细菌细胞壁中的乙酰基多糖，破坏细菌细胞壁，增强抗体的杀菌效能。④低聚糖是母乳所特有的成分，母乳中低聚糖与肠黏膜上皮细胞的细胞黏附抗体的结构相似，可阻止细菌黏附于肠黏膜。

（二）不同时期母乳的特点

在正常哺乳的情况下，乳汁的成分在产后早期变化明显，然后相对稳定。但在不同的时期，为适应婴儿各阶段生长发育的需求，乳汁的成分会在一个相对较窄的范围内略变动。母乳喂养是母婴之间相互影响的一个过程，婴儿状态在确定乳汁成分上也发挥着重要作用，如母乳中的蛋白质会根据婴儿生长模式及生长需要作出相应的调整，以满足婴幼儿各种需求。

1. 初乳、过渡乳和成熟乳

（1）初乳：从妊娠的中后期开始到产后 2～5 天所分泌的乳汁。初乳的量有限，但可以满足婴儿最初几天的需要。初乳呈淡黄色，质地黏稠；初乳蛋白质含量最高，约为成熟乳的 2 倍，并且富含免疫物质，尤其是 sIgA 和乳铁蛋白；乳糖和脂肪含量较成熟乳少；富含脂溶性维生素，维生素 A 可达成熟乳的 5 倍，维生素 E 为成熟乳的 2～3 倍。初乳矿物质含量较成熟乳高，随哺乳时间的延长，蛋白质与矿物质含量逐渐减少。

（2）过渡乳：一般认为过渡乳是产后 5～14 天的乳汁。这个时期，乳房进入全能力产乳期，也是俗称的"下奶"，乳汁产量相比初乳有大幅增加。过渡乳的蛋白质和免疫物质浓度逐渐下降，乳糖和脂肪的含量逐渐增加。

（3）成熟乳：产后 14 天以后的乳汁，被称为成熟乳，呈乳白色。这个时期母亲乳汁的产量由乳汁的移出量决定，此时，母亲的内分泌因素对乳汁产量影响很小，除非存在病理情况。成熟乳的成分处于相对稳定的状态，但也会根据婴儿的成长发生改变。在此阶段若母亲暴露在有病原微生物的环境中，其乳汁中相应的抗体会相应增加，以保护婴儿。

2. 第 2 年以后的乳汁　世界卫生组织建议至少纯母乳喂养 6 个月，并从第 6 个月开始引入固体食物，同时持续母乳喂养直到婴儿 2 岁甚至更大。乳汁至少能提供 6～11 个月大婴儿所需热量的 50%，第 2 年之后，每 500ml 的乳汁仍可以提供一天所需蛋白质的 1/3 及部分维生素。第 2 年的持续母乳喂养可以有效预防维生素 A 缺乏。同时第 2 年的乳汁中仍含有相当数量的免疫物质。

3. 哺乳过程成分变化　每次哺乳过程，母乳的成分亦随哺乳时间延长而变化。将哺乳过程分为前、后两部分，前乳乳汁脂肪含量低而蛋白质含量高，后乳乳汁脂肪含量高，前、后乳乳汁蛋白质与乳糖浓度基本恒定。

（三）母乳喂养的优点

1. 生物学优点　母乳的营养成分优于任何的替代品，母乳喂养能够保证婴幼儿的体格生长、脑组织和神经系统发育、免疫系统发育和成熟。

（1）母乳最适合婴儿的消化、代谢能力，能满足婴儿全面营养需求。婴儿出生后消化器官发育尚未成熟，功能未健全，对营养成分消化吸收能力差。母乳在营养素构成及含量上能最好地适应婴儿肠道发育特点及消化、代谢能力。母乳蛋白质含量低于牛奶，但利用率高，母乳以乳清蛋白为主，容易为婴儿消化吸收；母乳中含有的脂肪颗粒小，并且含有乳脂酶，比牛奶中的脂肪更易被消化吸收；母乳中的矿物质含量明显低于牛乳，可保护尚未发育完善的肾功能，并且钙磷比例（2:1）适宜，钙的吸收率高。母乳喂养是解决婴儿能量和营养需要与摄食消化能力之间矛盾的最佳方案。

（2）母乳喂养能确保婴儿体格健康生长，有利于婴儿脑神经功能和认知发展。按我国乳母产后 6 个月内日平均泌乳量750ml估算，其所含能量及营养素，能满足6月龄内婴儿生长发育的营养需要。如母乳中的高脂肪含量（供能比为48%）能满足婴儿生长和能量储备的需要，且含丰富的必需脂肪酸、长链多不饱和脂肪酸、卵磷脂和鞘磷脂等，能满足婴儿脑发育的需要；母乳蛋白质含量不高，但以α-乳清蛋白为主，有最佳的必需氨基酸组成和最佳利用率，不过多增加婴儿肠道渗透压和肾脏的负担；母乳中的牛磺酸含量较多，是牛乳的10倍，为婴儿大脑及视网膜发育所必需；母乳中的钙、锌、铜等矿物质含量更适合婴儿的需要。母乳喂养非常有利于婴儿智力和心理行为，以及情感发展。

（3）母乳喂养有助于婴儿免疫系统发展，增加抗感染能力，降低过敏性疾病风险。母乳喂养可降低婴儿感染性疾病风险，母乳中的免疫活性物质，如各种免疫球蛋白（包括IgA、IgG、IgM、IgD，其中IgA占总量的90%，多为分泌型IgA）、乳铁蛋白、溶菌酶等，可帮助婴儿抵抗多种病原微生物的感染，建立健康的肠道微生态环境，促进婴儿免疫系统的成熟。纯母乳喂养对子代过敏性疾病有保护作用，纯母乳喂养能有效地避免婴儿过早接触异原蛋白质，减少对异原蛋白质的暴露水平。研究证明，纯母乳喂养婴儿1岁以内极少发生过敏反应，至少可以推迟过敏的发生。

（4）母乳喂养有助于降低婴儿远期慢性病的发生风险。母乳喂养对婴儿早期健康生长发育和成年期慢性病风险具有保护效应。母乳可降低儿童肥胖风险，母乳喂养时间越长，儿童肥胖风险越低。母乳喂养对肥胖的预防作用，与其较低的蛋白质含量有关。越来越多的研究证实，儿童早期营养不良还会导致成年后慢性病的发生风险，而母乳喂养有利于预防营养不良的发生，从而降低成年后高血压、冠心病和糖尿病等慢性病的发生风险。

2. 母乳喂养的心理学意义 母乳喂养时母亲与婴儿的肌肤接触、眼神接触、微笑、语言及爱抚等动作，有利于增进母婴情感交流，促进婴儿行为发展和心理健康。母乳喂养对母亲近期和远期健康都有益处，母乳喂养促进产后体重恢复、子宫恢复及延长恢复排卵的时间间隔，此外，母乳喂养可降低母亲肥胖、骨质疏松、2型糖尿病、乳腺癌和卵巢癌的发病风险。

知识拓展

世界母乳喂养周

自1992年起，国际母乳喂养行动联盟（World Alliance for Breastfeeding Action，WABA）确定每年8月1～7日为"世界母乳喂养周"，旨在促进社会和公众对母乳喂养重要性有正确的认识，使全社会积极保护、促进和支持母乳喂养，拓宽母乳喂养的内涵，创造一种爱婴、爱母的社会氛围。

二、乳汁的产生与分泌

（一）乳汁分泌机制

1. 腺垂体分泌的催乳素与乳腺细胞受体结合刺激乳腺细胞生成乳汁 妊娠期母体血中高水平的雌激素和孕酮与催乳素竞争乳腺细胞受体，故妊娠期的乳腺泌乳极少。产后胎盘娩出，乳汁的分泌进入以下过程：孕激素的消退→血液中催乳素水平上升→乳糖含量升高增加了渗透压→水分大量地进入→乳汁的产量快速增加。

2. 婴儿吸吮、及时排空乳房有利于乳汁生成 婴儿吸吮母亲乳头，乳头的传入神经将冲动经脊髓传入下丘脑，使腺垂体分泌大量催乳素入血。母体血中高水平的催乳素使乳腺细胞不断产生乳汁，维持泌乳作用。若增加哺乳期哺乳次数并及时排空乳房，便能使催乳素维持在较高的水平，不哺乳的产妇血中催乳素的浓度常在分娩后1周降到妊娠早期的低水平。

婴儿吸吮对母亲乳头的刺激同时可传到下丘脑的室旁核，反射性地引起神经垂体分泌催产素，催产素使包绕在腺泡和乳小管周围的肌上皮细胞收缩，将乳汁挤到乳导管，迅速从双侧乳头射乳，喷乳反射发生在婴儿吸吮30～45秒后，可让婴儿在短时间内获得大量乳汁。婴儿吸吮越多，乳汁移出越多，乳汁生成越多。

（二）与哺乳相关的激素

1. 孕激素 孕激素维持妊娠，在整个孕期都维持在较高水平。催乳素在孕期被母亲体内高水平的孕激素所抑制，阻碍了乳腺细胞大量泌乳。产后胎盘娩出，母体孕激素浓度迅速降低，催乳素水平急剧上升，甚至可达到非孕时的20倍，促使乳腺开始大量产生乳汁。

2. 催乳素 催乳素由腺垂体分泌，对启动和维持泌乳都至关重要。孕期催乳素水平有所上升，从非孕期的10～20ng/ml，到临近足月分娩时的200～400ng/ml。催乳素在孕期促进乳腺导管、乳腺腺泡和乳腺小叶的分化和成熟，但其水平不足以让女性的乳腺细胞分泌大量的乳汁。直至产后胎盘娩出，孕激素急速下降，解除了对催乳素的抑制，催乳素在24小时内脉冲式分泌7～20次，血浆催乳素水平在产后还会持续上升，它的脉冲式上升和下降与乳头受到刺激的频率、强度和持续时间有关。频繁吸吮会让母亲血浆中的催乳素水平成倍增加，并大约在45分钟后达到峰值。

当乳汁分泌进入稳定阶段，随着哺乳期的进展，催乳素水平会逐渐下降。此时决定乳汁生成量的关键因素是乳汁的移出量，即婴儿吸吮越多，乳汁移出越多，乳汁生成越多。但是如果母亲持续哺乳，催乳素的水平仍要高于不哺乳的女性。在这个阶段的哺乳期女性当中，催乳素水平的高低并不完全决定乳汁量的多少，增加乳汁的排出比提升催乳素水平对乳汁量的增加更有效。

3. 催产素 又称缩宫素，在泌乳里也扮演着重要的角色。婴儿的吸吮会激发催产素，催产素作用于乳腺腺泡的肌上皮细胞，使肌上皮细胞收缩，引发喷乳反射，此时，乳腺导管扩张，乳汁喷出。乳汁分泌进入稳定阶段后，每一次哺乳可能会有多个喷乳反射。

催产素的分泌呈脉冲式，在乳头受到刺激后的1分钟，催产素水平上升，在停止乳头刺激后的6分钟，催产素降到基线水平。这种脉冲式的分泌，在母亲的每次哺乳中均会出现。当吸吮次数减少，母亲体内的催产素水平也会下降。

催产素还能促进母亲子宫收缩，预防母亲产后出血。母亲想到婴儿，或者听到婴儿的哭声，体内催产素都可能上升，引发喷乳反射。剖宫产术后、经历分娩期压力等情况下，催产素分泌会减少。帮助母亲增加她的自信，使其处于放松而自然的状态，以及与婴儿紧密接触，都有助于催产素分泌。母乳喂养在一定程度上能降低妈妈产后抑郁的风险，其机制或许与催产素分泌带来的良好感觉有关。

4. 其他激素 在哺乳期，许多激素在泌乳方面共同发挥着作用。例如，生长激素、胰岛素在乳腺导管发育中发挥作用，糖皮质激素和甲状腺激素对乳汁分泌也很重要，这些激素可能会改变乳房对生育激素的反应，并通过改变哺乳期乳腺的营养供给来调节乳汁的合成和分泌。

（三）乳母的营养对乳汁分泌的影响

产后第1天的泌乳量约为50ml，第2天约分泌100ml，到第2周增加到500ml/d左右。正常乳母产后6个月内平均每天泌乳量随时间而逐渐增加，成熟乳量可达700～800ml/d。乳母泌乳量与乳汁的营养成分有个体差异。一般产后6个月乳母泌乳量与乳汁的营养成分逐渐下降，通常将婴儿体重增长率、尿量多少与睡眠状况等作为判断奶量是否足够的指标。应劝告母亲不要轻易放弃哺乳。

乳母营养状况的好坏将直接影响乳汁营养素的含量，从而影响婴儿健康状况。乳母膳食蛋白质质量差且摄入量严重不足时将会影响乳汁中蛋白质的含量和组成。乳母膳食中的脂肪量不会影响乳汁脂肪的总量，但摄入的脂肪类型会影响乳汁脂肪酸的构成及脂溶性维生素含量。脂肪的含量还与多种因素相关：喂养间隔越长，乳汁中脂肪含量越低；乳房排空度越高，脂肪浓度越高；与同一次泌乳的时段相关，如后奶中含有高达2倍的脂肪。

三、母乳喂养技巧

（一）母乳喂哺方法

1. 尽早开始母婴肌肤接触，生后1小时尽早开奶　初乳富含营养和免疫活性物质，有助于婴儿肠道成熟和功能发展，并提供免疫保护。母亲分娩后应即刻开始观察新生儿觅食表现并进行母婴肌肤接触，在生后1小时内让新生儿开始吸吮乳头和乳晕，刺激乳汁分泌并获得初乳，尽早第一次吸吮可减轻新生儿生理性黄疸。同时，婴儿频繁吸吮还可刺激乳头和乳晕神经感受，向垂体传递其需要母乳的信号，刺激催乳素的产生，促进乳汁分泌，这是确保母乳喂养成功的关键。

应让母亲知道不是用"乳头喂养"婴儿，而是"乳房喂养"。如方法正确，即使是扁平或内陷乳头，大部分婴儿仍可吸吮乳汁。正确的吸吮应该让婴儿下颌贴在乳房上，嘴张大，含住乳头和大部分乳晕，婴儿的嘴唇上下分开，牙龈紧挨着乳晕的边缘位置，舌头环绕在乳头周围形成一个导流槽，然后通过波浪一样的挤压动作，将乳腺管内积存的乳汁排空（图10-1）。

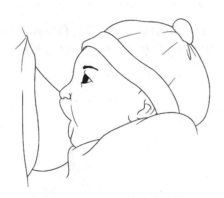

图10-1　婴儿正确衔乳姿势

正确的母婴喂哺姿势可刺激婴儿的口腔动力，有利于吸吮。两侧乳房轮流喂，吸尽一侧再吸吮另一侧，若一侧乳房奶量已能满足婴儿需要，应将另一侧乳房内的乳汁用吸奶器吸出。完成喂奶后，不要马上把婴儿平放，应将婴儿竖直抱起，头靠在母亲肩上，轻拍背部，排出婴儿吃奶时吞入胃里的空气，以防止溢奶。

2. 选择合适的哺乳姿势　母亲可选择不同的哺乳姿势，如坐位、侧卧位、仰卧位等均可。

（1）摇篮式（图10-2）：又称麦当娜式，是一种传统的哺乳姿势。用这个姿势哺乳时，母亲要用与哺乳所用乳房同侧的手臂抱婴儿。将这一侧的手臂弯曲，上臂紧贴身体，使婴儿的头靠在母亲的臂弯里，同时用前臂支撑着婴儿的后背，并用手托住婴儿的屁股或大腿。可以让婴儿贴近母亲身体的那只胳膊环住母亲的身体或轻轻垫在婴儿的身下，保证婴儿的手不会妨碍哺乳。将婴儿抱起来之后，母亲要调整前臂的角度使婴儿的整个身体都朝向自己。婴儿的骨盆处要贴着母亲的腹部，婴儿的胸部要紧贴母亲的胸部，婴儿的嘴要正对着母亲的乳头。这样，婴儿不需要转头，就可以接触到母亲的乳头了，婴儿的头应该和躯干成一条直线。

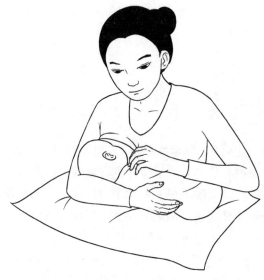

图10-2　摇篮式

　　（2）侧卧式（图10-3）：适用于剖宫产手术或产后身体比较虚弱的情况。用这种姿势哺乳，要在母亲头部垫一个枕头，还要在背后垫几个枕头来支撑身体，还可以用两个膝盖夹住一个枕头，这样会更舒服。母亲的后背和臀部要尽可能成一条直线。要让婴儿和母亲面对面地躺着，用一侧的手臂抱紧婴儿并让婴儿贴近母亲的胸部，也可以用枕头或卷起来的毯子放在婴儿背后支撑身体，然后用另一侧的手托起乳房。采用这种姿势的优点之一就是当换侧哺乳时，母亲并不需要坐起来调整婴儿的位置。只需要用一个枕头将婴儿的头部垫高，直到婴儿的头和另一侧的乳房平齐，然后稍微侧一下身把乳头递给婴儿，也可以将婴儿抱到另一侧进行哺乳。

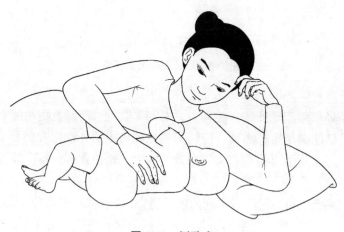

图10-3　侧卧式

　　（3）交叉式（图10-4）：与摇篮式的不同是母亲要用哺乳所用乳房的对侧手臂支撑婴儿的身体。用这种姿势哺乳时，母亲的手和手臂要支撑婴儿的颈部和上背部，而不是婴儿的臀部。婴儿的臀部可以在母亲的臂弯里，或在母亲的腿上放一个枕头将婴儿的臀部放在上面，保持放松状态。随后，母亲要旋转婴儿的身体，让婴儿面对母亲，嘴巴正对着母亲的乳头。这样的姿势适用于难以衔乳的婴儿，因为母亲可以用大拇指和其余手指扶住婴儿的颈后部，比较顺利地引导婴儿转换成正确的姿势。

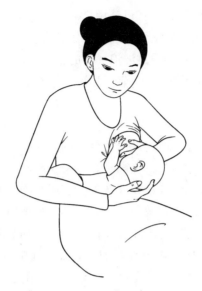

图10-4 交叉式

（4）橄榄球式（图10-5）：又称环抱式，适用于剖宫产手术，这种姿势可以避免婴儿压到腹部的切口。用橄榄球式哺乳时，母亲两侧的乳房可以同时哺乳，因此也适用于有双胞胎的母亲。母亲可以同时观察到自己的乳头与婴儿嘴巴的情况，可以更容易地控制婴儿的头，因此这种姿势也适用于乳房过大或乳头扁平的母亲及早产儿。用橄榄球式哺乳时，母亲要像抱橄榄球那样，或者像在腋下夹手提包那样抱婴儿。先把婴儿放在准备哺乳的那一侧乳房旁，然后使婴儿的头紧贴母亲的胸部，接着让婴儿在母亲腋下稍微弯曲身体，母亲的手臂支撑婴儿的上背部，母亲的手支撑婴儿的肩部、颈部和头部，婴儿的腿会在母亲身后伸开。如果母亲坐在椅子上，可以让婴儿的屁股抵在椅子背上，使婴儿的腿稍竖起。最后，母亲要在手臂下方放一个枕头，让婴儿的头部和母亲的乳房保持平齐。

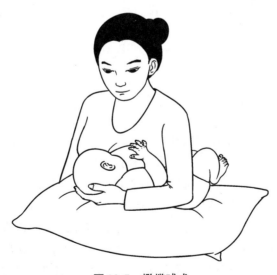

图10-5 橄榄球式

3. 哺乳流程 ①哺乳前准备：母亲洗手，保持干净卫生；婴儿清醒、有饥饿感、穿着干净的尿布。②选择合适的哺乳姿势：婴儿头和身体呈一条直线，婴儿身体贴近母亲，婴儿头、颈、躯干均得到支撑，婴儿面向乳房，鼻子对准乳头。③哺乳方法：母亲用C字形手势托起乳房，两个手指可以轻压乳房，改善乳房形态，使婴儿容易含接；婴儿嘴唇上下分开，含住乳头和乳晕，牙龈紧挨着乳晕的边缘位置，舌头环绕在乳头周围形成一个导流槽，然后通过波浪一样的挤压动作，将乳腺管内积存的乳汁排空。④哺乳后护理：将婴儿竖直抱起，头靠在妈妈肩上，轻拍背部，排出空气，不可摇晃或过多翻动婴儿。

（二）促进乳汁分泌的方法

充分吸吮和及时排空乳房是最有效地促进母乳分泌的办法。婴儿勤吸吮，可促进乳汁分泌。新生儿能通过乳晕释放的气味找到乳房，婴儿吸吮乳头和乳晕，刺激乳头和乳晕上的神经传感器将信息经下丘脑传送至母亲脑垂体，进而分泌催乳素和催产素，刺激腺泡细胞分泌乳汁。婴儿按需喂养，及时排空乳房，能维持催乳素在较高水平，刺激乳汁分泌。婴儿啼哭声、视觉刺激及母婴肌肤接触，均可致乳母催乳素和催产素分泌增加，促进泌乳和乳汁排出。每次哺乳时，采取正确的哺乳姿势，并让婴儿轮流吮吸两侧乳房，吸空一侧乳房后再吸吮对侧。如果婴儿吸吮次数有限，可以通过吸奶器辅助，增加吸奶次数，及时排空乳房。此外，乳母充足的睡眠和愉悦的心情也能增加催产素的分泌，进而促进乳汁分泌。

（三）判断母乳喂养是否充足

婴儿摄乳量受到多种因素的影响，但主要取决于婴儿自身的营养需要，通常将婴儿体重增长率、尿量多少与睡眠状况等作为判断奶量是否足够的指标。随着婴儿的生长发育，婴儿的胃容量逐渐增加，进食需求也会发生变化。按需喂养是符合婴儿进食特性的特殊喂养方式，强调喂养时长和频次由婴儿进食意愿和需求决定，通过识别婴幼儿发出的饥饿信号，在不限制哺乳次数和时长的前提下，立即、合理回应婴儿的进食需要。婴儿饥饿是按需喂养的基础，饥饿引起哭闹时应及时喂哺。

母乳喂养时，可以通过以下几种情况来确定乳汁分泌充足。婴儿每天能够得到足够次数的母乳喂养，哺喂时，婴儿有节律地吸吮，并可听见明显的吞咽声；每24小时排尿应达到6～8次，或如果婴儿每天能尿湿5～6个纸尿裤，就说明婴儿已经吃饱。定期测身长、体重、头围，标记在WHO儿童成长曲线上，可通过其生长状况，判断母乳量是否充足。

四、部分母乳喂养和人工喂养

（一）部分母乳喂养

1. 补授部分母乳　母乳是婴儿最理想的食物，纯母乳喂养应坚持至婴儿满6个月。若小于6月龄婴儿母乳不足或母亲不能按时哺乳，需以婴儿配方奶补授母乳。母亲哺乳次数同纯母乳喂养，以维持婴儿吸吮，刺激乳汁分泌。补授婴儿配方奶按婴儿需要定，即不是每次均补充，应先母乳，若婴儿将乳房吸空仍不满足，不能安静睡觉，宜用婴儿配方奶补足。

2. 代授部分母乳　若大于6月龄婴儿母亲乳量不足、婴儿生长增长不足，或母亲因工作原因无法维持母乳喂养，需逐渐用婴儿配方奶依次替代母乳。尽量不要突然中断母乳喂养，容易导致婴儿无法适应而产生情感问题，或摄入奶量下降影响婴儿生长。若大于6月龄婴儿母亲乳量充足、婴儿生长正常者不必用婴儿配方奶替代母乳，引入辅食后继续母乳喂养（包括吸出哺乳）。

（二）人工喂养

婴儿配方奶是母乳喂养失败后的无奈选择。虽然婴儿配方奶粉都经过一定配方设计和工艺加工，保证了部分营养素的数量和比例接近母乳，却无法模拟母乳中一整套完美独特的营养和生物活性成分体系，如低聚糖、铁蛋白和免疫球蛋白等，以及很多未知的活性成分。

母乳喂养的婴儿可以随母乳体验母亲摄入膳食中各种食物的味道，对婴儿饮食心理和接受各种天然食物有很大帮助，这也是配方奶粉无法模拟的。此外，母乳喂养过程和奶瓶喂养过程给予婴儿的心理和智力体验完全不同。虽然婴儿配方奶粉能基本满足 0～6月龄婴儿生长发育的营养需求，但完全不能与母乳相媲美。

1. 标准配方制品　婴儿配方奶，又称婴儿配方食品，是参考婴幼儿营养需要和母乳成分研究资料，以乳及乳制品、大豆及大豆蛋白制品为主要蛋白类源，经过一定配方设计和工艺处理而生产的用于喂养不同生长发育阶段和健康状况婴儿的食品。主要分为两大类：婴儿配方食品，常见1段奶粉，作为母乳替代品其营养成分能满足6月龄内正常婴儿的营养需要；较大婴儿和幼儿配方食品，适用于6月龄以后婴儿和幼儿食用，作为其混合食物中的组成部分。

由于经过了一定的配方设计（食物成分调整、营养素强化和功能成分的添加），如降低其酪蛋白、无机盐的含量；添加一些重要的营养素，如乳清蛋白、不饱和脂肪酸、乳糖；强化婴儿生长时所需要的微量营养素，如核苷酸、维生素A、维生素D、β胡萝卜素和微量元素铁、锌等，在婴儿喂养中，婴儿配方食品比普通牛乳、羊乳或其他一般普通食品更符合婴儿的营养和代谢需求，可以在某些特定方面，在一定程度上模拟母乳的功能。因此，婴儿配方奶可以作为母乳喂养不成功时的首选替代。但必须强调的是，无论经过怎样的配方设计和先进研发，任何婴儿配方奶均无法与母乳相媲美。

2. 其他配方制品　某些疾病情况下，特殊的配方制品对婴儿既有营养作用，又有治疗作用。特殊医学用途婴儿配方食品指针对患有特殊代谢紊乱、疾病或医疗状况等特殊医学状况婴儿的营养需求而设计制成的粉状或液态配方食品，需要在医生或临床营养师的指导下，单独食用或与其他食物配合食用，其能量和营养成分能够满足 0～6月龄特殊医学状况婴儿的生长发育需求。除此之外，还有适用于生理上有特殊需要或患有代谢疾病婴儿特殊医学用途的婴儿配方食品，不宜由家长自行选择与购买，需要根据医生的建议选购。目前获准上市的特殊医学用途婴儿配方食品主要有以下几种：无乳糖配方或低乳糖配方、乳蛋白部分水解配方、乳蛋白深度水解配方或氨基酸配方、早产/低出生体重婴儿配方、母乳营养补充剂和氨基酸代谢障碍配方。

（1）牛乳过敏：对确诊牛乳过敏的婴儿，母乳喂养时间应延长至12～18月龄；不能进行母乳喂养而牛乳过敏的婴儿应首选乳蛋白深度水解配方、氨基酸配方或其他不含牛奶蛋白的配方食品。

（2）乳糖不耐受：对有乳糖不耐受的婴儿应选用无乳糖配方食品（以蔗糖、葡萄糖聚合体、麦芽糖糊精、玉米糖浆为碳水化合物来源）。

（3）苯丙酮尿症：确诊苯丙酮尿症的婴儿应选用氨基酸代谢障碍配方食品。

3. 喂养方法　小婴儿（小于4月龄）配方奶喂养与母乳喂养一样，按需、不定时、不定量，不必要求婴儿每次摄入量相同，可有波动。家长不宜过多关注每次摄入量，如较长时间（2～3周或更长时间）婴儿摄入量少，体重增加不足，需咨询医生。正常情况下，婴儿每次摄入量随婴儿年龄增长而出现生理性增加，进食其他食物后哺乳次数将减少1～2次，至少4次。

婴儿配方奶喂养应特别注意选用正确的喂哺姿势、适宜的奶嘴和奶瓶，配方奶温度要适当，保持奶瓶清洁，以及注意喂哺时奶瓶的位置，不宜用微波炉加热配方奶以避免受热不均或过烫。

4. 婴儿配方奶保存　婴儿配方奶不是无菌的，操作过程中采用高于70℃的水调配、减少准备到进食的时间、存放温度低于5℃等措施可显著降低细菌生长的危险性。为减少浪费，可根据婴儿奶量一次将一日配方冲调分瓶贮存于冰箱冷藏室（低于5℃），但需24小时内饮用。冷藏室取出的配方奶的复温不宜少于15分钟，不宜用微波炉复温，以免受热不均灼烧婴儿口腔。复温的与剩余的配方奶超过2小时应弃用。

五、特殊情形下母乳喂养

（一）婴儿的特殊情况

1. 早产儿 早产儿母乳成分与足月儿母乳成分不同，其营养价值和生物学功能更适合早产儿的需求。分娩了早产儿的母亲往往很焦急，对能否喂养好婴儿缺乏信心，怀疑自己乳汁的数量、营养是否能满足婴儿的需要，这时要帮助母亲树立起坚定的信心，并鼓励她和早产儿尽早和频繁地接触，积极主动地进行母乳喂养。同时给予更多喂养指导，家庭和社会应充分支持早产儿母亲进行母乳喂养。

2. 黄疸 新生儿黄疸是胆红素（大部分为未结合胆红素）在体内积聚而引起，其原因很多，有生理性和病理性之分。新生儿出现黄疸是比较常见的，无论是生理性黄疸还是病理性黄疸都可以母乳喂养。母乳喂养不足也是新生儿发生黄疸的重要原因。其中，有小部分新生儿会发生母乳性黄疸，其原因尚不完全明确，可能与母乳中的酶可催化结合胆红素变成未结合胆红素，加之新生儿肠蠕动慢有关。即使是母乳性黄疸，目前也不主张停止母乳喂养，可少量多次喂养。当血清胆红素持续上升超过15mg/dl时，有建议认为需要停止母乳喂养，改人工喂养；如胆红素水平明显下降，确定为母乳性黄疸，仍可母乳喂养。如果暂停母乳喂养，应该鼓励和帮助母亲维持泌乳，并在暂停后恢复母乳喂养，要尽量避免长时间停喂母乳。

3. 呕吐 新生儿及6个月以下婴儿，由于胃容量小、呈水平位、贲门括约肌松弛、胃肌肉发育不成熟或神经肌肉协调能力差，可能常常会发生溢乳，主要表现为哺乳后有少量乳汁从口角溢出，没有其他不舒适的表现，不影响生长发育和健康，随着年龄增长逐渐减少至消失。母乳比其他母乳代用品更容易消化，更有利于胃排空，减少溢乳发生；另外母乳喂养不受环境条件的制约，母乳喂养可以减少喂养方式不当引起的呕吐。

呕吐的婴儿母乳喂养支持包括以下内容。选择最佳喂养时机，避免等到哭闹时才喂养；如婴儿已经处于哭闹时，先给予皮肤抚触或婴儿喜欢的方式让婴儿安静下来，然后再哺乳；如婴儿哭闹不停，尝试以少量哺乳为安抚，然后将婴儿放置肩膀轻拍让婴儿打嗝，排除胃部空气后再次哺乳；哺乳后宜将婴儿头靠在母亲肩上竖直抱起，轻拍背部，可帮助排出吞入空气而预防溢奶。

4. 发热 发热是婴幼儿常见的症状，引起发热的原因非常多样，婴儿最常见的是细菌和/或病毒引起的感染。多数情况下，发热有利于清除病原体并促进疾病的痊愈。母乳中含有大量的水分及免疫物质，可以提高婴儿抗感染的能力，补充因发热而丢失的液体及电解质，并供给足够的热，因此推荐母亲直接哺乳。

发热婴儿的母乳喂养支持包括以下内容：观察婴儿状态，顺应哺乳需求；保持呼吸道通畅；调整哺乳姿势。

5. 腹痛 腹痛是婴幼儿常见的症状，引起腹痛的原因多种多样，如过度瓶喂、人工喂养母乳代用品时调配不当、奶具不洁等引起的肠胃不适，以及情绪紧张等。

母乳喂养不仅给予婴儿最佳的食物、温度，母乳喂养时母婴之间温暖的抚触和情感交流，可以减少情绪紧张引起的腹痛；母乳喂养可以省去奶粉等母乳代用品喂养时的奶具消毒、配制时温度变化及奶源污染等问题，从根源上减少喂养不当或消化不良等引起的腹痛。

"绞痛"是指抽搐样的剧烈疼痛，婴儿常有一种肠绞痛的说法，并没有标准定义，通常认为是多发生于3～4个月内的小婴儿的行为综合征，包括长时间的爆发式哭泣、很难安抚的状态。对于母乳喂养的婴儿，当发生不明原因的腹痛，应与儿科医生密切配合，找到引起腹痛的原因。如没有明确病理原因，应鼓励和支持母亲哺乳，并教给母亲安抚婴儿的方法。

（二）母亲的特殊情况

1. 患严重传染性疾病 母亲患有严重传染性疾病，尤其是病毒性传染病，如艾滋病、梅毒等，病毒会通过乳腺分泌进入乳汁而被婴儿摄入，造成疾病的母婴传播。此时不能采用母乳喂养，以防传染给婴儿。

2. 患乳腺炎 乳汁排出在乳腺炎的治疗过程中起到重要的作用，有效排出感染乳汁是治疗的关键。乳腺炎期间停止哺乳会增加进展为乳腺脓肿的风险，因此，母亲乳腺炎期间，应鼓励其继续哺乳。母乳亲喂是乳汁排出的最佳方式，哺乳同时用手轻轻按压炎症部位，可以协助排出感染乳汁，若母亲哺乳无法进行，也可配合手挤奶或者吸奶器吸奶的方法，切忌患侧乳房停止排乳。哺乳母亲如果出现乳房局部的红、肿、热、痛，经哺乳及一般家庭护理24小时内无缓解，需及时到医院就诊。

3. 服药期间 乳母因某些疾病服用药物治疗时，应根据服用药物情况咨询医生后决定是否可以继续哺乳。医生需尽量选择安全级别高、可以在哺乳期使用的药物推荐给母亲；如服用的药物不是哺乳期安全药物，应停止哺乳，待病愈停药后再喂，但应注意指导乳母每天按喂哺时间把奶挤出，有效地排出乳汁以维持泌乳，待条件允许后随时可以恢复哺乳。

4. 患消耗性疾病 如患心脏病、肾病、糖尿病的母亲，可根据医生的诊断决定是否可以母乳喂养。一般情况下，患有上述疾病但能够分娩的母亲，就能够哺乳，但要注意营养和休息，根据身体情况适当缩短母乳喂养的时间。

5. 接触有毒化学物质或农药 有害物质可通过乳汁使婴儿中毒，故哺乳期应避免接触有害物质及远离有害环境。如已接触者，必须停止哺乳。

知识拓展

母乳喂养相关政策

母乳是婴儿最理想的天然食物，促进母乳喂养是保障母婴健康、推进健康中国建设的重要基础性工作。多年来，国家大力开展母乳喂养科普宣传，出台相关政策促进母乳喂养工作。

2021年11月，国家卫生健康委联合多部门发布《母乳喂养促进行动计划（2021—2025年）》，从开展宣传教育、健全服务链条、完善政策制度、加强行业监管等几个方面促进母乳喂养工作的实施。

《女职工劳动保护特别规定》中第五条、第九条、第十条都涉及母乳喂养。

第五条：用人单位不得因女职工怀孕、生育、哺乳降低其工资、予以辞退、与其解除劳动或者聘用合同。

第九条：对哺乳未满1周岁婴儿的女职工，用人单位不得延长劳动时间或者安排夜班劳动。用人单位应当在每天的劳动时间内为哺乳期女职工安排1小时哺乳时间；女职工生育多胞胎的，每多哺乳1个婴儿每天增加1小时哺乳时间。

第十条：女职工比较多的用人单位应当根据女职工的需要，建立女职工卫生室、孕妇休息室、哺乳室等设施，妥善解决女职工在生理卫生、哺乳方面的困难。

第三节　辅食添加

一、辅食添加的目的

（一）弥补母乳营养的不足

满6月龄之后纯母乳喂养不能为婴儿提供足够的能量和营养素。例如，母乳中每升含有铁不足1mg，而婴儿每日至少需要铁6～10mg，婴儿体内储存的铁只能满足3～4个月的需要。母乳中维生素B_1、烟酸、维生素D、某些微量元素和矿物质均不能满足婴儿的营养需要，因而需要及时添加辅食。

（二）满足婴幼儿旺盛的生长发育需要

按我国乳母产后6个月内日平均泌乳量750ml估算，其所含能量及营养素，能满足6月龄内婴儿生长发育的营养需要。但母乳的分泌量并不随着婴幼儿的生长而增加，相反，乳汁分泌总量和某些营养素的含量反而下降。满6月龄后添加辅食可以满足婴幼儿生长发育的需要。

（三）为断乳作准备

满6月龄之后婴儿胃肠道及消化器官发育相对成熟，口腔运动功能逐渐增强，味觉、嗅觉、触觉等感知觉，以及心理、认知和行为能力也已准备好接受新的食物，婴幼儿需要逐渐由流质过渡到半流质、半固体状态食物，最后摄取固体食物。在断乳前后，为婴幼儿准备适合年龄特点的辅食，可保证婴幼儿从适应吃奶到适应吃成人食物的过渡，以减少营养不良和消化功能紊乱的发生率，并且也能满足其心理需求，并促进其感知觉、心理、认知和行为能力的发展。

二、辅食添加的基本原则

考虑到婴儿对食物的适应能力和爱好存在个体差异，辅食开始添加的时间、品种和数量增加的快慢应在遵循以下原则的基础上根据具体情况灵活调整。

（一）每次只添加一种新的食物，由少到多，由稀到稠，由细到粗，循序渐进

辅食添加初期，家长要注意每次只添加一种新食材，并观察2～3天，密切观察婴儿是否出现呕吐、腹泻、皮疹等不良反应，确认没有不适症状后，再继续添加新的食物。如有不良反应需及时停止添加。如果不良反应严重应及时就诊；如不良反应轻微，可等不良反应消失后再次尝试添加，如再次出现不良反应也应及时就诊。

辅食添加初期，婴儿的吞咽能力、消化能力尚未发育完全，因此可以让米粉、菜泥等保持较稀的状态，之后随着婴儿吞咽能力的增强，再逐渐变稠。而起初婴儿咀嚼能力有限，食物的颗粒要比较细，如糊状、泥状的米糊、肉泥、蛋黄泥等，当婴儿乳牙慢慢萌出，并且有了一定咀嚼能力后，食物颗粒可以逐渐变粗，过渡到颗粒状、半固体或固体食物，如烂面、厚粥、软饭、肉末、碎菜、水果粒等。

（二）食材搭配要丰富，重视主食量

《中国居民膳食指南（2022）》指出，食物多样是平衡膳食模式的基本原则。谷物、水果、蔬菜、肉、蛋、奶每种营养都很重要，并且要注意合理搭配，辅食中主食、蔬菜、肉类的比例推荐为2∶1∶1。

要特别注意的是，婴儿在成长发育阶段需要碳水化合物及脂肪提供能量，因此要注意保证主食量，同时不要过分回避脂肪的摄入。另外，可以在两餐之间给婴儿吃水果作为加餐。

（三）初期食材混喂，避免婴儿挑食

通常建议在婴儿1岁以前，家长可以将米粉、菜、肉这些食材混合在一起喂养。一方面，食物混合后味道差异不明显，更利于婴儿接受；另一方面，避免婴儿面临太多选择时出现倾向性，演变成"挑食"。等婴儿满1岁以后，接受的食材变多，同时家长也能更好地掌握婴儿的喜好时，再把食物分开提供给婴儿，让其渐渐习惯成人的进食方式，将饭、菜、肉等分开吃。

（四）保持原味，1岁以内不加盐、糖及刺激性调味品

婴儿1岁以内，准备辅食时要尽可能保留食材的原味，不需要额外添加盐、酱油、糖等调味品。这是因为母乳、婴儿配方奶、婴儿营养米粉等食物中都含有婴儿生长所需的钠元素和氯元素，不需要再从调味品中获得。另外，让婴儿多接触天然食材的味道，有助于避免将来的挑食、偏食等情况。过多地用调料来加重口味，不仅会增加身体代谢负担，还容易影响婴儿对食物的偏好。

三、辅食添加的方法

WHO推荐，适合婴幼儿的辅食应该满足以下条件：富含能量，以及蛋白质、铁、锌、钙、维生素A等营养素；未添加盐、糖，以及其他刺激性调味品；质地适合不同月龄的婴幼儿；婴幼儿喜欢；当地生产且价格合理，家庭可负担，如本地生产的肉、鱼、禽、蛋类、新鲜蔬菜和水果等；作为婴幼儿辅食的食物应该保证安全、优质、新鲜，但不必追求高价、稀有。

（一）辅食添加的时间和顺序

6个月以内的婴儿进行纯母乳喂养，6个月时无论是母乳喂养还是人工喂养，均应开始添加辅食。母乳中的铁含量很低，而且即使给哺乳母亲补充铁剂，也几乎不能增加母乳中的铁含量。婴儿辅食添加从富含铁的泥糊状食物开始，第一口辅食可以选择强化铁的婴儿米粉。

5～6个月时，添加米糊、乳儿糕、营养米粉、烂粥等，还可添加蛋黄、鱼泥、豆腐、动物血、果汁、果泥、菜汁、菜泥。

7～9个月时，添加煮烂的面条、烤馒头片、饼干、鱼、蛋、肝泥、肉末等，以增加热能，训练咀嚼功能，补充动物蛋白质、矿物质、维生素A和B族维生素等。

10～12个月时，添加厚粥、软饭、面条、馒头、面包、碎菜、碎肉、植物油和豆制品等，以补充热能、维生素、矿物质、膳食纤维等，训练咀嚼功能。

第一次添加辅食，只需在中午添加一次，尝试几口就可以。可以先喂母乳至婴儿半饱时尝试，随后继续母乳喂养；也可以先尝试辅食再母乳喂养。第二天继续在同一时间添加，增加喂养量。随着月龄增加逐渐增加喂养量至婴儿吃饱为止，成为单独一餐，不必再喂养母乳。随后可以在晚餐时再增加一次辅食喂养，至每天两餐辅食。新添加的辅食建议在中午前喂养，如发生不良反应可及时处理。

（二）辅食食材选择

辅食食材要注意食物多样化，不同种类的食物提供不同的营养素，只有多样化的食物才能提供全面而均衡的营养，满足婴幼儿的营养需求。应优先选择高营养素密度食物，肉、蛋、鱼、禽类动物性食物是优质的婴幼儿辅食来源。

1. 谷物类 如稠粥、软饭、面条等含有大量的碳水化合物，可以为婴幼儿提供能量，但一般缺乏铁、锌、钙、维生素A等营养素。

2. 动物性食物 如鸡蛋、瘦肉、肝脏、鱼类等，富含优质蛋白质、多不饱和脂肪酸、铁、锌、维生素A等，营养素密度高，是婴幼儿不可或缺的食物。蛋类的维生素和矿物质含量丰富、种类齐全，蛋白质氨基酸模式与人体需要比较接近，利用率高，蛋黄中还含有丰富的磷脂。鱼类含有丰富的蛋白质，矿物质以硒、锌、碘等为主，鱼类脂肪富含n-3多不饱和脂肪酸。畜禽类如瘦猪肉、牛肉、动物肝脏、动物血等含有丰富的B族维生素和维生素A，并且其中的铁主要以血红素铁的形式存在，消化吸收率很高。

3. 蔬菜和水果 富含丰富的维生素、矿物质及膳食纤维，如绿叶蔬菜的铁含量在蔬菜中相对较高，并且有较多的维生素C，可促进所含铁的吸收利用。

4. 豆类 是优质蛋白质的补充来源。

5. 植物油和脂肪 提供能量和必需脂肪酸，选择富含亚油酸、α-亚麻酸的油脂，如亚麻籽油、核桃油等。

（三）早期引入易过敏食物可诱导口服耐受，从而减少过敏

牛奶、鸡蛋、花生、鱼、小麦、坚果、大豆、贝壳被称为八大类易过敏食物。约90%的食物过敏由这八大类食物引起。目前对于食物过敏发生机制的"双重过敏原暴露假说"认为，在胎儿期及婴儿出生早期已经通过皮肤等的过敏原暴露，致使婴儿过敏，如果能在早期引入食物蛋白，则可诱导口服耐受。因此，相比推迟易过敏食物的添加，早期添加以上八大类易过敏食物反而可通过诱导口服耐受而减少食物过敏。其中对花生和鸡蛋的研究最多，支持在婴儿4～11月龄期间引入花生，在4～6月龄期间引入鸡蛋。同时，在婴儿出生的第1年，引入食物种类越多，过敏发生风险越低。

（四）辅食添加量

不同月龄婴儿应该补充的辅食量也不同，可大致参考表10-1。但每个婴儿情况不同，没有必要过于纠结辅食量，而更应该关注婴儿对辅食的接受度、对食物的兴趣等，并且用生长曲线作为标准来判断喂养效果。

表10-1 不同月龄辅食喂养建议

项目	6月龄	7～9月龄	10～11月龄	12～24月龄
乳品喂养量	每日4～6次 总计800～1000ml	每日3～4次 总计700～800ml	每日2～4次 总计600～700ml	每日2次 总计400～600ml
辅食喂养量	每日1～2次 每次1～2勺	每日2次 每次2/3碗	每日2～3次 每次3/4碗	每日3次 每次1碗
辅食选择				
谷薯类	含铁米粉1～2勺	含铁米粉、粥、软米饭、烂面条3～8勺	面条、碎米饭、小馒头、面包1/2～3/4碗	各种家常谷类3/4～1碗
蔬菜类	菜泥1～2勺	烂菜、碎菜1/3碗	碎菜1/2碗	各种蔬菜1/2～2/3碗
水果类	水果泥1～2勺	水果泥、碎末1/3碗	水果小块1/2碗	各种水果1/2～2/3碗
肉、禽、蛋、鱼、豆类	红色肉类1～2勺	肉、鱼3～4勺	蛋黄、肉、鱼4～6勺	蛋、肉、鱼、豆腐类6～8勺
油盐	油酌情适量 不加盐	每日油5～10g 不加盐	每日油5～10g 不加盐	每日油10～15g 盐<1.5g

（五）辅食制备

1. 米粉制备 冲泡米粉时，要根据婴儿的食量，量取适量的米粉放入碗中，然后再加入适量的水或奶进行冲泡。

2. 肉泥等动物性食物制备 肉泥：选用瘦猪肉、牛肉等，洗净后剁碎，或用食品加工机粉碎成肉糜，加适量的水蒸熟或煮烂成泥状。加热前先用研钵或调羹将肉糜碾压一下，可以使肉泥更嫩滑。刚开始添加辅食时，可在蒸熟或煮烂的肉泥中加适量母乳、婴儿熟悉的婴儿配方奶或水，再用食品加工机粉碎，制作期间务必注意各种器具的清洁、消毒。鱼泥：将鱼洗净，蒸熟或煮熟，然后去皮、去骨，将留下的鱼肉用匙压成泥状即可。虾泥：活虾去壳、去肠，剁碎或粉碎成泥状后，蒸熟或煮熟即可。

3. 蛋类制备 鸡蛋及蛋类的添加可以从蛋黄开始。水开后将鸡蛋继续煮10分钟，煮熟、煮透，使蛋黄呈粉状；去除蛋壳、蛋白，取蛋黄。第1天添加1/8个鸡蛋黄，加适量母乳、婴儿熟悉的婴儿配方奶或水，调成糊状，或可将蛋黄加入婴儿已经熟悉的米糊、肉泥中。第2天可增加到1/4个鸡蛋黄，第3天1/2个鸡蛋黄，第4天整个鸡蛋黄。随后，可从生鸡蛋中取出蛋黄，打散加少量水，蒸熟成蛋黄羹，并逐渐混入鸡蛋白至整个鸡蛋。还可以做成肉末蒸蛋、虾泥蒸蛋等。

如果婴儿添加蛋黄或整鸡蛋后有呕吐、腹泻、严重皮疹等不良反应应及时停止。如果症状严重应及时就医，判断是否为鸡蛋过敏。如果症状不严重，可以等待2周至症状消失后再次尝试，如果仍出现类似症状，可能是鸡蛋过敏，需要就医。

（六）辅食喂养方法

1. 合理安排婴幼儿的餐次和进食时间 为培养婴幼儿良好的作息习惯，方便家庭生活，从开始添加辅食起就应将辅食喂养安排在家人进餐的同时或相近时。婴幼儿的进餐时间应逐渐与家人一日三餐的进餐时间一致，并在两餐之间，即早餐和午餐、午餐和晚餐之间，以及睡前额外增加一次喂养。婴儿满6月龄后应尽量减少夜间喂养。一般7～9月龄婴儿每天辅食喂养2次，母乳喂养4～6次；10～12月龄婴儿每天辅食喂养2～3次，母乳喂养4次；13～24月龄幼儿每天辅食喂养3次，母乳喂养不超过4次。

2. 培养婴幼儿自主进食 婴幼儿学会自主进食是其成长过程中的重要一步，需要反复尝试和练习。父母或喂养者应该有意识地结合婴幼儿感知觉、认知、行为和运动能力等的发展，逐步训练和培养婴幼儿的自主进食能力。7～9月龄婴儿喜欢抓握，喂养时可以让其抓握、玩弄小勺等餐具；10～12月龄婴儿能捡起较小的物体，手眼协调熟练，可以尝试让其自己抓着香蕉、煮熟的土豆块或胡萝卜等自喂；13月龄幼儿愿意尝试抓握小勺自喂，但大多洒落；18月龄幼儿可以用小勺自喂，但仍有较多洒落；24月龄幼儿能够用小勺自主进食，并较少洒落。在婴幼儿学习自主进食的过程中，父母应给予充分的鼓励，并保持耐心。

第四节 2～6岁儿童膳食指南

案例导入

【案例】

每天到了放学的时间，小学门口总是热闹非凡，除了来接孩子的家长，还有很多自制小摊车夹杂其中，爆米花、烤肠、炸鸡、冰激凌、奶茶……孩子看见这些"美味"的食物总会央求家长购买，很多家长非常宠溺孩子就会答应孩子的请求，孩子每天放学都吃一点，小胖子越来越多，对儿童的生长发育产生不良影响。

【问题】
　　1. 儿童时期应该如何科学地选择食物？
　　2. 如何培养儿童良好的饮食习惯？

　　2～6岁（即学龄前期）儿童生长发育速率与婴幼儿相比略有下降，但仍处于较高水平，该阶段儿童的生长发育状况和饮食行为，直接关系到青少年和成年期发生肥胖及相关慢性病的风险。与成人相比，2～6岁儿童对各种营养素需要量较高，应合理饮食以满足生长发育所需营养，但此阶段儿童消化系统尚未完全成熟，咀嚼能力较差，因此其食物的加工烹调应与成人有一定的差异。

一、膳食安排应遵循的原则

（一）平衡膳食的概念及要求

　　平衡膳食是指每日膳食中人体所需各种营养素种类齐全、数量充足、相互间比例适当，并与机体的需要保持平衡，即全面而均衡的营养。人体需要不断从外界摄取食物，从中获得能量和营养素，不仅用于维持机体正常生长发育和新陈代谢，而且要满足机体从事工作、学习、生活的需要。

　　平衡膳食应按照合理营养的原则，选择数量充足、质地良好的不同食品，遵循正确的烹调加工方法和膳食制度，确保营养素均衡，以满足机体生命活动的需要。

　　1. 营养素种类齐全、数量充足、相互间比例适当　平衡膳食应提供足够的热能、优质的蛋白质、适量的脂肪、丰富的矿物质和维生素、适量的膳食纤维和充足的水分。平衡膳食中碳水化合物供能55%～65%，蛋白质供能10%～15%，脂类供能20%～25%。

　　2. 科学合理的食谱　应依照膳食指南和膳食宝塔合理选择食物，保证食物多样化。

　　3. 保证食品安全　食物中不应含有对人体有害的物质，其各种化学物质和微生物的含量应符合食品卫生国家标准的规定。

　　4. 合理加工和烹调　选用科学的烹调方法，食物加工和烹调后保持良好的感官性状，尽量减少营养素的损失，保证色、香、味齐全。

　　5. 合理的膳食制度和良好的饮食环境　根据不同年龄阶段合理安排餐次及每餐热量分配，进餐定时定量，保证就餐环境整洁安静。

（二）学龄前儿童膳食指南

　　基于2～6岁儿童生理特点、营养需要及饮食习惯培养规律，结合其膳食营养和饮食行为现状，在《中国居民膳食指南（2022）》平衡膳食准则的基础上增加了以下5条核心推荐。

　　1. 食物多样，规律就餐，自主进食，培养健康饮食行为　学龄前儿童的均衡营养应由多种食物构成的平衡膳食提供，规律就餐是儿童获得全面充足的食物摄入、促进消化吸收和建立健康饮食行为的保障。随着儿童自我意识、模仿能力和好奇心增强，容易出现挑食、偏食和进食不专注，需要引导儿童有规律地自主、专心进餐，保持每天三次正餐和两次加餐，尽量固定进餐时间和座位，营造温馨进餐环境。

　　2. 每天饮奶，足量饮水，合理选择零食　奶类是优质蛋白质和钙的最佳食物来源，应鼓励儿童每天饮奶。2～6岁儿童新陈代谢旺盛、活动量大、出汗较多，需要及时补充水分。

　　零食作为学龄前儿童全天营养的补充，应与加餐相结合，以不影响正餐为前提。多选营养素密度高的食物，如奶类、水果、蛋类和坚果等作为零食，不宜选择高盐、高脂、高糖食品及含糖饮料。

3. 合理烹调，少调料少油炸 从小培养儿童淡口味有助于形成终身的健康饮食行为，烹调儿童膳食时应控制盐和糖的用量，不加味精、鸡精及辛辣料等调味品，保持食物的原汁原味，让儿童品尝和接纳食物的自然味道。

建议多采用蒸、煮、炖，少用煎、炒的方式加工烹调食物，有利于儿童食物消化吸收、控制能量摄入过多及淡口味的培养。

4. 参与食物选择与制作，增进对食物的认知和喜爱 家庭和托幼机构应有计划地开展食育活动，为儿童提供更多接触、观察和认识食物的机会。在保证安全前提下鼓励儿童参与食物选择和烹调加工过程，增进对食物的认知和喜爱，培养尊重和爱惜食物的意识。

5. 经常户外活动，定期体格测量，保障健康成长 积极规律的身体活动、较少的久坐及视屏时间，以及充足的睡眠，有利于学龄前儿童的生长发育和预防超重肥胖、慢性病及近视。应鼓励学龄前儿童经常参加户外活动，每天至少120分钟。减少久坐行为和视屏时间，每次久坐时间不超过1小时，每天累计视屏时间不超过1小时且越少越好。保证儿童充足睡眠，推荐每天总睡眠时间10～13小时，其中包括1～2小时午睡时间。应定期监测儿童身高、体重等体格指标，及时发现和纠正儿童营养健康。

二、膳食品种、餐次及制作

（一）合理膳食及餐次安排

学龄前儿童的膳食应由多样化食物构成，建议平均每天食物种类数达到12种以上，每周达到25种以上，烹调油和调味品不计算在内。

1. 食物种类的选择 按照食物大类建议：①谷类、薯类及杂豆类食物：平均每天3种以上，每周5种以上。②蔬菜、菌藻及水果类食物：平均每天4种以上，每周10种以上。③鱼、蛋、畜肉及禽肉类食物：平均每天3种以上，每周5种以上。④奶、大豆及坚果类食物：平均每天有2种，每周5种以上。

按照餐次建议：早餐4～5种，午餐5～6种，晚餐4～5种，加餐1～2种。

为了让儿童膳食更加丰富，推荐以下几种方法：①小份量选择；②与家人共餐；③同类食物互换；④荤素搭配；⑤根据季节更换和搭配食物；⑥变换烹调方式。

2. 餐次安排 学龄前儿童应每天安排早、中、晚三次正餐和两次加餐，即三餐两点。两正餐之间间隔4～5小时，加餐与正餐之间间隔1.5～2小时，加餐分别安排在上、下午各一次，若晚餐较早时，可在睡前2小时安排一次加餐。加餐以奶类、水果为主，配以少量松软面点，尽量不选择油炸食品、膨化食品、甜点及含糖饮料。

（二）膳食制作原则

在学龄前儿童膳食烹调方面，宜采用蒸、煮、炖、煨等烹调方式，尽量少用油炸、烧烤、煎等方式。WHO建议，儿童应减少钠摄入量，以预防和控制血压。从小引导儿童避免吃得过咸，对其淡口味的培养至关重要。

建议学龄前儿童每日食盐摄入量：2～3岁儿童<2g，4～6岁儿童<3g。为学龄前儿童制备膳食时，应控制食盐用量，而且要尽可能少用或不用含盐量较高的酱油、豆豉、蚝油、咸味汤汁及酱料、味精、鸡精、色素、糖精等调味品。可选择天然、新鲜香料（如葱、蒜、洋葱、香草等）和新鲜蔬果汁（如番茄汁、柠檬、南瓜汁、菠菜汁等）进行调味。

（三）食谱举例

学龄前儿童每日各类食物建议摄入量是按照2～3岁和4～6岁儿童的营养需要和膳食特点分别提出的，详见表10-2。一日食谱举例，详见表10-3。

表10-2　学龄前儿童每日各类食物建议摄入量

食物	2～3岁	4～6岁
谷类/g	75～125	100～150
薯类/g	适量	适量
蔬菜/g	100～200	150～300
水果/g	100～200	150～250
畜禽肉鱼/g	50～75	50～75
蛋类/g	50	50
奶类/g	350～500	350～500
大豆/g	5～15	15～20
坚果/g	—	适量
烹调油/g	10～20	20～25
食盐/g	<2	<3
饮水/ml	600～700	700～800

表10-3　一日食谱举例

餐次	食物种类及用量	
	2～3岁	4～6岁
早餐	山药大米猪肝粥：大米25g，山药10g，猪肝5g 黄瓜炒鸡蛋：鸡蛋30g，黄瓜30g 牛奶：牛奶100g	彩色饺子：小麦面粉45g，菠菜30g，紫甘蓝30g，胡萝卜30g，小白菜50g，猪里脊肉10g 鸡蛋羹：鸡蛋30g，基围虾6g
上午加餐	牛奶及水果：牛奶100g，香蕉60g	水果：猕猴桃50g，香蕉50g，苹果50g
午餐	番茄牛肉饭：大米40g，牛肉（前腱）10g，番茄50g，红薯30g，胡萝卜20g，青豆10g，黑芝麻5g 清蒸黄花鱼：小黄花鱼20g 鲜蘑菠菜汤：蘑菇20g，，菠菜50g，紫菜3g	米饭：大米45g，扁豆30g，玉米（鲜）30g 香菇炒菜心：鲜香菇20g，油菜心50g 番茄鱼片汤：番茄50g，龙利鱼20g
下午加餐	牛奶及水果：牛奶100g，草莓60g	牛奶及坚果：牛奶150g，核桃5g
晚餐	彩色焖饭：大米40g，去骨鸡腿肉10g，玉米（鲜）20g，豌豆20g 牛奶南瓜羹：南瓜30g，牛奶50g	二米饭：大米40g，小米10g 什锦鸡丁：鸡腿肉20g，彩椒50g，长豆角30g 青菜汤：小白菜50g
晚加餐	牛奶：牛奶150g	牛奶：牛奶250g
全天	植物油：15～20g，加碘盐<2g	植物油：15～20g，加碘盐<3g

三、膳食安全与卫生

（一）选择新鲜卫生的食物

选购食品时，应注意营业执照、卫生许可证、食品合格证及食品检验报告等有关证件是否齐全。在选购食物时应当选择外观好，没有污泥、杂质、变色、变味并符合卫生标准的食物。注意观察食品标签，食品存放应合理，变质食品和过期食品不宜食用。

（二）合理的烹调加工方式

在对学龄前儿童的膳食进行烹调时，应将食物切小块煮软，易于儿童咀嚼、吞咽和消化，特别注意要完全去除皮、骨、刺、核等；大豆、花生等坚果类食物，应先磨碎，制成泥糊浆等状态再进食。

（三）保证用餐环境整洁

严把病从口入关，饭前便后应洗手，进餐要注意卫生条件，包括环境、餐具和供餐者的健康卫生状况。

四、膳食与营养评价方法

（一）膳食调查

膳食调查是了解被调查对象在一定时间内通过膳食所摄取的各种食物的品种和数量，并了解摄取的能量、各种营养素的数量和质量，据此来评价被调查对象日常能量和营养素需求获得满足的程度。膳食调查方法有称重法、记账法、回顾法、食物频数法等。

1. 称重法 是运用各种测量工具对食物量进行称重，了解家庭或集体食堂当前食物消耗的情况，多用于个人、家庭或集体单位膳食调查。

调查期间需要对每餐所吃主副食的生重、熟重及剩余食物称重，并根据实际用餐人数，计算出平均每人用餐的生食物重量。将一天各餐的结果加在一起，得出每人每天摄入的各种食物生重，参照食物成分表来计算出能量和各种营养素摄入量。称重法膳食调查一般可调查 3～7 天，每季度调查一次。如果被调查对象在年龄、性别、劳动强度上差别较大，则必须折算成相应"标准人（指轻体力劳动的60kg 成年男子）"的每人每日各种食物的摄入量。

该方法优点是细致准确，能得到准确的食物摄入量；但实际操作复杂，比较耗费人力、物力，不适合大规模调查。

2. 记账法 是由调查对象或研究者称量记录一定时期内的食物消耗总量和同一时期进餐人数，研究者通过检查这些记录计算每人每天各种食物的平均摄入量，适用于有详细账目的集体单位，如托幼机构、中小学校等。

此方法可以调查较长时期的膳食，一般可统计 1 个月，一年四季各进行一次。若食物消耗量随季节变化较大，不同季节内的多次短期调查结果则比较可靠。如果被调查对象在年龄、性别、劳动强度上差别较大时，与称重法一样，也要用折算成"标准人"的每人每日各种食物摄入量。

该方法优点是操作较简便，节省人力物力，适用于大样本调查；但调查结果只能计算全家或集体人均的摄入量，难以分析个体膳食摄入情况。

3. 回顾法 又称询问法，是目前最常用的一种回顾性膳食调查方法，是通过询问调查对象或家人，对被调查者连续3天各种主副食物摄入情况进行回顾调查（包括在外就餐），获得个人每日各种食物摄入量，根据食物成分表计算出能量和营养素的摄入量。常需配备一些食物模型或图谱，指导被调查者或其监护人能够准确描述摄入量，一般认为24小时膳食的回顾调查最易取得可靠的资料，简称24小时回顾法。

该方法优点是简便易行、省时、被调查者依从性高；但所得资料比较粗略，有效性有赖于儿童或带养者的记忆，尤其是进行48小时或更多天的回顾。当食物摄入不足时，回忆的摄取量比称重的摄取量倾向于偏高；当摄入量充足的时候，倾向偏低。食物回顾法适用于个体调查及特殊人群的调查，不适宜年幼儿童使用，因为他们每天的膳食内容差异非常大。

4. 食物频数法 该法收集被调查对象过去一段时间（数周、数月或数年）内各种食物消费频率及消费量，从而获得个人长期食物和营养素平均摄入量。食物频率法可快速得到平时各种食物摄入的种类和数量，反映长期膳食行为，其结果可作为研究慢性病与膳食模式关系的依据，也可供膳食咨询指导之用。

（二）人体测量

人体测量学是通过获得不同年龄阶段可比较的测量数据，运用统计学方法，对人体特征进行数量分析的研究方法，广泛应用于评价儿童生长及健康状态。通过与同性别、同年龄的参照值进行比较，帮助判断生长和发育过程中可能由营养缺乏或过剩导致的异常情况。对于体格生长的准确评价需要恰当的生长参照值、精确的测量、准确的年龄计算及对结果的合理解释。

体格检查是评价营养状况的主要方法之一，是通过专业的检查方法，了解服务对象的脂肪、肌肉和骨骼等全身健康状况，不仅要检查有无营养缺乏基本的特征，同时要观察服务对象有无身体发育状况及营养过剩有关的问题。

儿童营养状况评价常用体格检查指标包括身高（身长）、体重、坐高（顶－臀长）、头围、胸围、上臂围等。具体测量方法见第八章第二节0～6岁儿童体格生长的常用指标。

（三）实验室评价

儿童营养评估很大程度上依赖于人体测量、临床表现及膳食调查结果。在某些情况下特定实验室生化检查可起到关键作用。①诊断亚临床营养素缺乏；②提供证实营养低下或过剩的临床证据；③为营养干预的监测提供基线值，尤其是在预防再喂养综合征时非常重要。

由于营养缺乏症的各种临床症状和体征常无特异性，通常需要根据疾病和饮食史的线索，确定实验室检查项目。临床工作中应该高度关注能量、蛋白质、各种营养素和免疫指标的测定。

1. 血清蛋白测定 是临床评价蛋白质营养状况的常用指标。目前临床常用的指标有白蛋白、前白蛋白和视黄醇结合蛋白，其中白蛋白是评价蛋白营养状况的最常用生化指标，持续低蛋白血症是判断营养不良的可靠指标之一。血清总蛋白是反映机体蛋白质营养状况的一个重要指标。当蛋白质摄入不足时，白蛋白合成功能低下，蛋白质消耗增多及白蛋白丢失时，血清总蛋白会下降。血红蛋白的测定是诊断缺铁性贫血的常规检查项目。

一般而言，连续多次的蛋白质测定要比单独一次检测更能反映实际情况，检测的间隔时间应根据蛋白质的半衰期而定。人血清白蛋白半衰期较长，不易发现边缘性蛋白营养不良；前白蛋白和视黄醇结合蛋白的半衰期短，故对体内蛋白质储备评价的敏感性更高，在疾病稳定期或长期营养支持时则是较理想的动态观察指标。

2. 其他营养素指标 目前临床上已常规开展其他营养素指标的测定，包括血清总胆固醇、甘油三酯、游离脂肪酸和磷脂；锌、铜、铁、硒等微量元素；维生素B_2、叶酸、维生素D、维生素A、维生素

E和β-胡萝卜素等维生素。

3. 简易免疫功能检测　营养与免疫间的关系已得到广泛证实。当机体长期处于蛋白质—能量营养不良时，可表现为血清免疫球蛋白（如IgA、IgG、IgM）和外周血总淋巴细胞计数下降、迟发性皮肤过敏试验反应低下等。

（四）临床评价

临床检查的目的是根据症状和体征判断是否存在营养不足或过剩所致营养相关疾病，明确其严重程度。某种营养素缺乏或过剩引起的营养相关疾病，在不同的疾病发展阶段呈现相应的特征性症状和体征。常见临床体征与可能缺乏的营养素关系见表10-4。但是，现实生活中，个体可能同时存在多种营养素摄入不足或过剩，表现出的症状和体征可能并不典型。

表10-4　常见临床体征与可能缺乏的营养素

部位	体征	可能缺乏的营养素
全身	消瘦或水肿，发育不良	能量、蛋白质、锌
	贫血	蛋白质，铁，叶酸，维生素B$_{12}$、B$_6$、B$_2$、C
皮肤	干燥，毛囊角化	维生素A
	癞皮病皮炎	维生素C
	阴囊炎，脂溢性皮炎	烟酸
头发	稀少，失去光泽	蛋白质、维生素A
眼睛	比奥斑，角膜干燥，夜盲	维生素A
唇	口角炎，唇炎	维生素B$_2$
口腔	牙龈炎，牙龈出血，牙龈松肿	维生素C
	舌炎，舌猩红，舌肉红	维生素B$_2$、烟酸
	地图舌	维生素B$_2$、烟酸、锌
指甲	舟状甲	铁
骨骼	颅骨软化，方颅，鸡胸，串珠肋，"O"型腿，"X"型腿	维生素D
	骨膜下出血	维生素C
神经	肌肉无力，四肢末端蚁行感，下肢肌肉疼痛	维生素B$_1$

第五节　良好饮食习惯的培养

2～6岁儿童生活自理能力不断提高，自主性、好奇心、学习能力和模仿能力也逐渐增强，容易出现挑食、偏食和进食不专注等问题，需要引导儿童有规律地自主、专心进餐，进一步强化和巩固之前建立的多样化膳食结构，为一生健康和良好饮食行为奠定基础。

一、良好饮食习惯的内容

（一）培养专注进食和自主进食

培养学龄前儿童专注进食和自主进食能力对于儿童的健康成长至关重要。学龄前儿童注意力不易集中，易受环境干扰，如进食时玩玩具、看电视、做游戏等都会降低其对食物的关注度，影响进食量和食物的消化吸收。

（二）避免挑食、偏食及过量进食

由于学龄前儿童自主性的萌发，会对食物表现出不同的兴趣和喜好，出现一时性偏食和挑食，此时需要及时、适时地加以纠正。

（三）培养饮奶习惯、控制含糖饮料

奶及奶制品中钙含量丰富且吸收率高，是钙的最佳食物来源。建议学龄前儿童每天饮用300～500ml奶或相当量的奶制品，以满足钙的需求。

添加糖是指人工加入食品中的糖类，包括单糖和双糖。过量摄入添加糖会对学龄前儿童的健康造成危害，增加患肥胖、龋齿等疾病的风险，推荐2～3岁儿童不摄入添加糖，4～5岁儿童添加糖摄入量应控制在＜50g/d。

含糖饮料是添加糖的主要来源，多数饮料含糖量高达8%～11%，建议学龄前儿童不喝含糖饮料，首选白水。家庭或托幼机构不提供含糖饮料（如可乐、果汁饮料等）和高糖食品（如糖果、巧克力、蜜饯等），并注意烹调食物时尽量少添加糖。

（四）合理选择零食

零食是指一日三餐时间之外吃的所有食物和饮料，不包括水。零食作为学龄前儿童正餐之外的营养补充，可以合理选用。建议零食尽可能与加餐结合，安排在两次正餐之间，零食量不宜多，以不影响正餐食欲为宜。

（五）培养淡口味

从小培养儿童淡口味有助于形成终身的健康饮食行为，烹调儿童膳食时应控制盐和糖的用量，不加味精、鸡精及辛辣料等调味品，保持食物的原汁原味，让儿童品尝和接纳食物的自然味道。

（六）培养认知食物与喜爱食物

学龄前儿童已具备一定的生活自理能力，其自主性、好奇心快速发展，学习能力和模仿能力明显增强，这一时期是培养健康饮食行为和建立基本营养健康意识的重要阶段。应尽可能为儿童创造更多认识和感受食物的机会，使幼儿能接触到食物，了解食物的形状、质地、颜色、气味和味道等，参与食物的选择和制作，可增加其对食物的接受度，提高儿童就餐的积极性，促进食欲。

二、如何培养良好的饮食习惯

（一）选用适宜餐具，培养就餐礼仪

应鼓励学龄前儿童自主进食和训练用筷技能，这有利于增加儿童进食兴趣、培养自信心及独立能力，促进儿童手部精细动作及运动协调功能发育。学龄前儿童应学会匙、筷子、杯、碗等餐具的使用，3～4岁时应能熟练地用勺子吃饭，4～5岁时应能熟练地用筷子吃饭。

为儿童示范和辅导正确使用筷子，提供适宜的儿童专用餐具，积极引导儿童自己进食，并注意儿童饮食行为和就餐礼仪的培养。进餐时应注意：尽量定时定位就餐；避免进餐同时有其他活动；吃饭细嚼慢咽，但不拖延，在30分钟内完成；让儿童自己使用筷子、匙进食。

（二）鼓励食物选择多样化

鼓励儿童自主选择多种多样的食物。经常变换食物，通过味觉等感官刺激使儿童熟悉、接受、习

惯某些特殊的食物味道，减少儿童对某些熟悉食物产生偏爱，以免形成挑食、偏食。对于儿童不喜欢吃的食物，可通过鼓励儿童反复尝试并及时表扬、变换烹调方式、改变食物形式或质地、食物分量及更新盛放食物容器等方法加以改善。

家长以身作则，家里成年人的饮食行为对儿童具有潜移默化的影响，家长应与孩子一起进餐，以身作则、言传身教，培养儿童健康的饮食行为。

（三）每天摄入奶及奶制品

家长应以身作则常饮奶，鼓励和督促儿童每日饮奶，从小养成天天饮奶的好习惯。推荐选择液态奶、酸奶、奶酪等无添加糖的奶制品，限制乳饮料、奶油摄入。

乳糖不耐受或继发乳糖不耐受的儿童空腹饮奶后会出现胃肠不适，如腹胀、腹泻、腹痛等症状，可采取以下方法加以解决：饮奶前或同时进食固体食物如主食；少量多次饮奶；选择酸奶；选用无乳糖奶或饮奶时加用乳糖酶。

（四）选择健康零食

选择零食应注意以下几点：优选奶制品、水果、蔬菜和坚果等；少吃高盐、高糖、高脂及可能含反式脂肪酸的食品，如膨化食品、油炸食品、糖果甜点、冰激凌等；不喝或少喝含糖饮料，学龄前儿童的饮品应首选白水；零食应新鲜卫生、易消化；要特别注意儿童的进食安全，避免食用整粒豆类、坚果，防止食物呛入气管发生意外，建议坚果和豆类食物磨成粉或打成糊食用；进食零食前洗手，吃完漱口，睡前30分钟内不吃零食。

（五）控制食盐、少用调味品

烹调学龄前儿童膳食时，以淡口味为宜，尽量少放盐和糖，少用含盐量较高的酱油、豆豉、蚝油、咸味汤汁及酱料等。建议学龄前儿童每日食盐摄入量：2～3岁儿童＜2g，4～6岁儿童＜3g。

（六）增加接触食物、认识食物的机会

组织儿童参与各种参观体验活动，如去农田认识农作物，观察家里和幼儿园内种植的蔬菜、水果的生长过程，聆听关于蔬菜和水果的营养故事，从而激发儿童对蔬菜、水果的兴趣。

建议家长和儿童一起选购食物，帮助儿童辨识蔬果，尝试让儿童自主挑选蔬菜和水果，让儿童参与家庭食物的制作，参与力所能及的食物加工活动，如择菜等，让儿童体会其中乐趣，获得自信和成就感，从而提高儿童的就餐兴趣。

（七）提供良好的就餐环境

家长和幼儿教师应为儿童提供定时定位的进餐制度和整洁温馨的进餐环境，了解儿童每日各类食物的需要量，通过增加儿童身体活动量来增进食欲，不应以食物作为奖励或惩罚措施，不强迫或诱导儿童进食。

本章小结

教学课件

执考知识点总结

本章涉及的2019版及2024版公共卫生执业助理医师资格考试考点对比见表10-5。

表10-5　2019版及2024版公共卫生执业助理医师资格考试考点对比

单元	细目	知识点	2024版	2019版
合理营养	儿童的营养需求	（1）儿童的营养需求特点	√	√
		（2）各类营养素的需求	√	√
	母乳喂养	（1）母乳喂养重要性	√	√
		（2）乳汁的产生和分泌	√	√
		（3）母乳喂养技巧	√	√
		（4）部分母乳喂养和人工喂养	√	√
		（5）特殊情形下母乳喂养	√	√
	辅食添加	（1）辅食添加的目的	√	√
		（2）辅食添加的原则	√	√
		（3）辅食添加的方法	√	√
	2～6岁儿童膳食管理	（1）膳食安排应遵循的原则	√	√
		（2）膳食品种、餐次及制作	新增	—
		（3）安全与卫生	新增	—
		（4）膳食与营养评价方法	√	√
	良好饮食习惯的培养	（1）良好饮食习惯的内容	新增	—
		（2）如何培养良好的饮食习惯	新增	—

拓展练习及参考答案

（柳芸芸）

第十一章 免疫规划

学 习 目 标

素质目标： 在预防接种服务和管理过程中树立规范化的理念，培养严谨认真的工作态度和责任感。

知识目标： 掌握国家免疫规划疫苗儿童免疫程序、使用原则、使用说明、预防接种的反应；熟悉疫苗分类、预防接种分类、早产儿与低出生体重儿疫苗接种原则；了解过敏、HIV感染母亲所生儿童、免疫功能异常、其他特殊健康状况儿童的疫苗接种原则。

能力目标： 具有规范化开展儿童预防接种服务和管理的能力；具有识别及处置预防接种禁忌证、预防接种反应的能力。

案例导入

【案例】

李某，男，5月龄。4月3日随家长到社区卫生服务中心预防接种门诊接种百白破疫苗第3剂。该小儿目前已接种卡介苗1剂、乙肝疫苗2剂、脊灰灭活疫苗2剂、百白破疫苗3剂。注射完百白破疫苗的次日，该小儿接种部位出现红肿，触之有硬结，并伴有低热，家长认为是医院错误注射疫苗导致，4月5日携儿童前来质疑。

【问题】

1. 该小儿是否完成规定接种程序的疫苗接种？

2. 请问李某出现接种部位症状是否属于接种事故？如果不属于，应该属于疑似预防接种异常反应的哪一类型？请对家长进行耐心解释。

3. 出现上述症状，请指导家长该如何处置。

核心知识拆解

免疫规划是指按照国家或者省、自治区、直辖市确定的疫苗品种、免疫程序或者接种方法，在人群中有计划地进行预防接种，以预防和控制特定传染病的发生和流行。

实施免疫规划有赖于预防接种的实施。预防接种是预防控制传染病最经济、最有效的公共健康预防措施，对于保障人民群众生命安全和身体健康具有十分重要的意义。人类发展进程中，传染病始终是威胁人类健康安全的重大隐患，是人类面临的严峻挑战。进入20世纪后，预防接种作为阻击疾病的有力武器，在传染病预防控制方面发挥了重要作用。通过预防接种，目前全球范围已彻底消灭天花，并有效控制脊髓灰质炎（脊灰，已消灭Ⅱ和Ⅰ型病毒）、白喉、乙型病毒性肝炎（乙肝）、破伤风、百日咳、麻疹、流行性腮腺炎、风疹、狂犬病和轮状病毒性胃肠炎等疾病。受益于预防接种保护，全球每年可避免200万～300万名儿童死亡。

我国预防接种的发展大致经历了3个阶段：预防接种初期阶段、计划免疫阶段、免疫规划和扩大免疫规划阶段。

1. 预防接种初期阶段（20世纪70年代以前） 中华人民共和国成立后，我国开展大规模的牛痘疫苗接种。1963年，我国发布《预防接种工作实施办法》，在广大城市对免疫对象按免疫程序进行4种疫苗（包括卡介苗、脊灰糖丸、百白破疫苗、麻疹疫苗）的适时接种，在农村则主要开展冬春季的突击接种。20世纪50—70年代，预防接种工作重点是每年利用冬春季节开展牛痘疫苗、卡介苗、白喉疫苗、破伤风疫苗、百日咳疫苗、脊灰疫苗、麻疹疫苗等疫苗的突击性预防接种。此阶段的疫苗供应和预防接种缺乏计划性，成效还不够显著。

2. 计划免疫阶段（20世纪70年代至2000年） 1978—2000年是将WHO的扩大免疫规划与我国免疫预防工作（即计划免疫）相结合，计划免疫迅猛发展的阶段。1978年，卫生部下发《关于加强计划免疫工作的通知》，我国正式进入计划免疫的时代，冷链系统建立并逐步完善，突击接种转变为常年接种。1986年，经国务院批准，全国儿童计划免疫工作协调小组成立，于每年4月25日开展全国儿童预防接种日活动。2000年，通过WHO评审，我国被证实为无脊灰地区。与此同时，我国开展急性松弛性瘫痪病例监测、麻疹监测、新生儿破伤风监测、接种率监测四大监测，预防接种逐步实现信息化管理。

3. 免疫规划和扩大免疫规划阶段（21世纪初以来） 2005年，国务院出台《疫苗流通和预防接种管理条例》，开始全面实行免疫规划疫苗免费接种。2007年，卫生部下发《扩大国家免疫规划实施方案》，将免疫规划疫苗扩展为14种，可预防15种传染病。2016年，国务院重新修订《疫苗流通和预防接种管理条例》，在努力巩固计划免疫取得的成果的基础上，建立较为完善的预防接种服务体系。2019年，《中华人民共和国疫苗管理法》颁布实施，预防接种工作进一步规范化、制度化和法制化。这一阶段，保持无脊灰状态，普及新生儿乙肝疫苗免费接种，加速控制麻疹，使新生儿破伤风、麻疹、流行性乙型脑炎（乙脑）、流行性脑脊髓膜炎（流脑）等免疫规划针对传染病控制在较低的发病率水平；推行安全接种，推广扩大免疫服务，开展预防接种门诊规范化建设，开展和完善疑似预防接种异常反应监测，推行数字化门诊和"互联网＋"预防接种服务，预防接种服务能力显著提高。

第一节　预防接种

预防接种又称免疫接种，是指利用人工制备的抗原或者抗体通过适宜途径接种到机体，使机体通过主动免疫或被动免疫的方法获得对某种传染病的预防能力。

一、预防接种的类型

特异性免疫获得的方式有自然免疫和人工免疫两种。自然免疫主要指机体感染病原体后建立的特异性免疫，也包括胎儿或新生儿经胎盘或乳汁从母体获得抗体而产生的免疫。人工免疫则是人为地使机体获得特异性免疫，是免疫预防的重要手段，包括人工主动免疫和人工被动免疫，两者的区别见表11-1。

表11-1 人工主动免疫和人工被动免疫比较

	人工主动免疫	人工被动免疫
输入物质	抗原（疫苗、类毒素）	抗体（抗毒素、免疫球蛋白）
免疫力出现时间	1～4周后生效	注入后立即生效
免疫力维持时间	数月至数年	2～3周
用途	多用于预防	多用于治疗或紧急预防

（一）人工主动免疫

人工主动免疫是给机体接种疫苗或类毒素等抗原，刺激机体产生特异性免疫应答而获得免疫力的方法。此种免疫应答出现较晚，接种后1～4周才能产生，维持时间较长，可达数月至数年，故多用于疾病的预防。国际上将用于人工主动免疫的生物制品统称为疫苗。

疫苗按所含的微生物可分为细菌类疫苗、病毒类疫苗和类毒素疫苗。按接种途径分为注射用疫苗、划痕用疫苗、口服疫苗和喷雾剂疫苗。按剂型分为液体疫苗和冻干疫苗。按使用人群可分为儿童疫苗和成人疫苗。按组成成分和生产工艺可分为灭活疫苗、减毒活疫苗、亚单位疫苗、结合疫苗、合成肽疫苗和基因工程疫苗等。

1. 灭活疫苗 用物理或化学的方法，将具有感染性的完整的病原体杀死，使其失去致病力而保留抗原性，接种后可刺激机体产生针对其抗原的免疫应答，从而达到预防该病原体感染目的的疫苗。灭活疫苗往往需要多次接种，通常在接种第2或第3剂后才能产生足量保护性抗体。灭活疫苗诱导抗体效价随着时间而衰减，因而灭活疫苗常须定期加强免疫。灭活疫苗稳定，易保存，无毒力回复突变危险。常见灭活疫苗包括乙脑灭活疫苗、百日咳疫苗、甲肝灭活疫苗等。

2. 减毒活疫苗 通过人工的方法，将病原体的毒力降低到足以使机体产生模拟自然感染而发生隐性感染，诱发理想的免疫应答而不产生临床症状的疫苗。减毒活疫苗能诱发机体全面、稳定、持久的体液免疫、细胞免疫和黏膜免疫应答，一般接种1次即可达到预防效果。有免疫缺陷者和孕妇一般不宜接种减毒活疫苗。常见的减毒活疫苗包括卡介苗、脊灰减毒活疫苗、麻腮风减毒活疫苗、乙脑减毒活疫苗及甲肝减毒活疫苗等。灭活疫苗与减毒活疫苗的区别见表11-2。

表11-2 灭活疫苗与减毒活疫苗比较

	灭活疫苗	减毒活疫苗
制剂特点	灭活，强毒株	活，无毒或弱毒株
接种量及次数	量较大，2～3次	量较小，1次
保存及有效期	易保存，有效期约1年	不易保存，4℃冰箱内数周
免疫效果	较差，维持数月至2年	较好，维持3～5年甚至更久

3. 类毒素疫苗 是用细菌的外毒素经0.3%～0.4%甲醛处理而成。类毒素失去外毒素毒性，但保留免疫原性，接种后可诱导机体产生抗毒素。常用的类毒素有白喉类毒素和破伤风类毒素，两者与百日咳灭活疫苗混制成百白破三联疫苗。

4. 新型疫苗 现代分子生物学、免疫学、生物化学的理论与技术的迅速发展，研制出了许多高效、安全且廉价的新型疫苗。①亚单位疫苗：去除病原体中与激发保护性免疫无关甚至有害的成分，保留有效成分制备的疫苗。如从百日咳杆菌中提取百日咳毒素和丝状血凝素等保护性抗原成分，可制成无细胞百日咳亚单位疫苗。②结合疫苗：用化学方法将细菌多糖共价结合在蛋白载体上所制备的多糖-蛋白结合疫苗。如b型流感嗜血杆菌结合疫苗、脑膜炎球菌结合疫苗及肺炎球菌结合疫苗。③合成肽疫苗：是用化学合成法人工合成类似于抗原决定簇的小肽，与载体连接后加佐剂所制成的疫苗。④基因工程疫苗：用DNA重组技术，把天然或人工合成病原体抗原遗传物质定向插入细菌、酵母菌或哺乳动物细胞中，经纯化后制得疫苗。包括重组抗原疫苗、重组载体疫苗和DNA疫苗等。

（二）人工被动免疫

人工被动免疫是给人体注射含特异性抗体或细胞因子的制剂，使机体获得特异性免疫力，以治疗或紧急预防疾病的措施。由于这些免疫物质并非由被接种者自己产生，获得免疫力快，免疫力维持时间短，一般2～3周，多用于疾病的治疗或紧急预防。人工被动免疫制剂包括免疫血清和免疫球蛋白等。

1.免疫血清 抗毒素、抗菌和抗病毒血清的总称。这种血清含有大量抗体，进入机体后可及时产生保护作用，一般用于治疗，也可用于紧急预防，但其在体内停留和作用时间短。常用的有破伤风抗毒素、白喉抗毒素等。

2.免疫球蛋白 又称丙种球蛋白，是从正常人血浆或健康产妇胎盘血中分离制成的免疫球蛋白浓缩剂，分别称为人血浆丙种球蛋白和胎盘丙种球蛋白。此外还有人特异性免疫球蛋白，其主要来源于含高效价特异性抗体供血者的血浆，用于特定微生物感染的预防。

二、疫苗分类

根据《中华人民共和国疫苗管理法》，疫苗分为免疫规划疫苗和非免疫规划疫苗。

1. 免疫规划疫苗 免疫规划疫苗指居民按照政府的规定接种的疫苗，包括国家免疫规划确定的疫苗，省、自治区、直辖市人民政府在执行国家免疫规划时增加的疫苗，以及县级以上人民政府或者其疾控主管部门组织的应急接种或群体性预防接种所使用的疫苗。

（1）国家免疫规划疫苗：包括适龄儿童接种疫苗和重点人群接种疫苗。①适龄儿童接种疫苗：包括乙型肝炎疫苗（乙肝疫苗，HepB）、卡介苗（BCG）、脊髓灰质炎灭活疫苗（脊灰灭活疫苗，IPV）、口服Ⅰ型Ⅲ型脊髓灰质炎减毒活疫苗（脊灰减毒活疫苗，bOPV）、吸附无细胞百白破联合疫苗（百白破疫苗，DTaP）、吸附白喉破伤风联合疫苗（白破疫苗，DT）、麻腮风联合减毒活疫苗（麻腮风疫苗，MMR）、甲型肝炎减毒活疫苗（甲肝减毒活疫苗，HepA-L）或甲型肝炎灭活疫苗（甲肝灭活疫苗，HepA-I）、乙型脑炎减毒活疫苗（乙脑减毒活疫苗，JE-L）或乙型脑炎灭活疫苗（乙脑灭活疫苗，JE-I）、A群脑膜炎球菌多糖疫苗（A群流脑多糖疫苗，MPSV-A）、A群C群脑膜炎球菌多糖疫苗（A群C群流脑多糖疫苗，MPSV-AC）。②重点人群接种疫苗：包括在重点地区对重点人群预防接种的双价肾综合征出血热灭活疫苗（出血热疫苗，EHF）；在发生炭疽和钩端螺旋体病疫情时，对重点人群应急接种的皮上划痕人用炭疽活疫苗（炭疽疫苗，Anth）、钩端螺旋体疫苗（钩体疫苗，Lep）。

（2）省级人民政府增加的免疫规划疫苗：省、自治区、直辖市人民政府在执行国家免疫规划时，根据本行政区域疾病预防、控制需要，增加的免疫规划疫苗种类或剂次，需报国家疾控局备案并公布。

（3）群体性预防接种疫苗：根据传染病监测和预警信息，为预防、控制传染病暴发、流行，在特定范围和时间内，针对可能受某种传染病威胁的特定人群，开展群体性预防接种所使用的疫苗。

（4）应急接种疫苗：在传染病暴发、流行时，为控制传染病疫情蔓延，针对目标人群开展的应急接种所使用的疫苗。

2. 非免疫规划疫苗 非免疫规划疫苗指居民自愿接种的免疫规划疫苗以外的其他疫苗。其使用应根据国家制定的非免疫规划疫苗使用指导原则、省级制定的接种方案执行，受种者或其监护人在知情同意的情况下自费选择接种。

免疫规划疫苗和非免疫规划疫苗在接种时间上有冲突的，原则上应优先接种免疫规划疫苗。但在特殊情况下，用于预防紧急疾病风险的非免疫规划疫苗，如狂犬病疫苗、黄热病疫苗或其他须应急接种的疫苗，可优先接种。

第二节 疫苗接种的免疫程序

疫苗接种的免疫程序是一个国家免疫规划和免疫策略的重要组成部分。它主要根据各个国家和地区疫苗所针对的疾病的流行情况、预防和控制规划、人群免疫状况，以及疫苗的生物学特性和免疫效果、疫苗生产研发和供应能力、疫苗应用技术和条件、疫苗接种不良反应的监测水平和补偿救济机制及国民的消费水平等方面的情况而制定。

一、免疫规划程序的主要内容

免疫规划程序是指对接种疫苗的种类、接种的先后次序及某种疫苗的接种剂次、接种剂量、接种间隔、起始免疫年（月）龄、接种部位、接种途径和加强免疫时间等所做的具体规定。其中接种疫苗的起始免疫年（月）龄、接种剂量和接种间隔是正确使用疫苗的三个重要问题。只有按照科学、合理的免疫程序进行接种，才能充分发挥疫苗的免疫预防作用，有效地预防和控制针对传染病的发生与流行，避免人力、物力、财力的浪费，同时还可以减少接种异常反应的发生。

（一）起始免疫年（月）龄

起始免疫年（月）龄是指可以接种该剂次疫苗的最小接种年（月）龄。其确定原则主要是根据产生理想免疫应答的起始年（月）龄和疾病威胁的起始年（月）龄。胎传被动抗体干扰活疫苗免疫，影响抗体阳转，同时月龄过小、机体免疫功能不完善也会影响免疫应答。但免疫时间过度推迟，儿童暴露疾病的危险会增大。如新生儿对结核病无先天免疫，出生即易感，同时新生儿细胞免疫发育较成熟，故新生儿出生后即可接种卡介苗。新生儿从母体获得脊髓灰质炎和百日咳被动免疫抗体的量极微，婴儿早期容易发病，而且威胁较大。故我国规定生后2月龄开始接种脊髓灰质炎疫苗，3月龄开始接种百日咳疫苗。麻疹抗体虽可胎传，但在婴儿出生后8月龄左右时胎传的麻疹抗体基本消耗殆尽，故规定婴儿8月龄时开始接种麻疹疫苗。

（二）接种剂次与剂量

只有接种足够的疫苗剂次和剂量，才能使机体产生有效的保护抗体。灭活疫苗只有在接种第2次或第3次时才能使机体获得持久的免疫力，如乙肝疫苗、百白破疫苗的基础免疫需接种3剂次。减毒活疫苗一般只需要接种1次即可产生比较理想的免疫效果，口服减毒活疫苗除外。故我国的免疫程序规定卡介苗、麻腮风疫苗接种1次即可完成基础免疫。疫苗的接种剂量对免疫效果有所影响。接种剂量过小，难以刺激机体免疫系统的应答，不能产生达到保护水平的特异性抗体，造成免疫失败而达不到防病的目的。接种剂量过大，由于抗原剂量超过机体免疫反应能力，机体将产生免疫麻痹，在一定时间内处于免疫抑制状态，影响免疫效果的同时，还会加重免疫反应的临床过程及增加接种不良反应发生率。

（三）接种间隔

如果同一种疫苗需要接种2剂次或3剂次，则每剂次之间必须有一定时间间隔，灭活疫苗特别是含有吸附剂的疫苗更是如此。对短于规定最小间隔时间接种的，定义为超前接种，判定为不合格接种。但间隔时间如果过长，保护性抗体产生也将推迟，会增加暴露危险因素的风险。因此，按免疫程序及时接种最为理想。

（四）加强免疫

基础免疫是指人体初次接受某种疫苗全程足量的预防接种，乙肝疫苗、卡介苗、脊髓灰质炎疫苗、百白破疫苗、麻腮风疫苗、乙脑减毒活疫苗应在12月龄内完成，A群流脑疫苗应在18月龄及以内完成，甲肝减毒活疫苗应在24月龄及以内完成。机体在完成基础免疫之后，体内的保护性抗体会随着时间衰退，因此，在适当的时机进行一次加强免疫，可刺激机体产生回忆性的免疫应答反应，从而使抗体增长并维持较长时间。如百白破疫苗在完成3剂次的基础免疫后，在18月龄进行1次加强免疫。

（五）联合免疫

联合免疫是指将两种或两种以上的抗原采用疫苗联合或同次使用等方式进行免疫接种。实际工作中，随着到访一次门诊要接种疫苗的数量增加，漏种疫苗的风险也在增加，不同疫苗同时接种或使用联合疫苗可有效减少适龄儿童应种疫苗脱漏率，为适龄儿童提供及时的免疫保护。依据免疫活性细胞的生理特征，不同疫苗同时接种不会降低免疫反应，也不会增加异常反应发生率。联合免疫的方式有两种：①不同的疫苗通过不同的途径同时进入人体，如脊髓灰质炎疫苗、百白破混合疫苗和麻疹疫苗可以同时接种。②不同的疫苗通过同一种途径同时进入人体，如百白破混合疫苗等，此种联合免疫的方式更受推崇，也是未来免疫规划发展的一个必然的趋势。

二、国家免疫规划疫苗儿童免疫程序

2021年，国家卫生健康委员会办公厅发布《国家免疫规划疫苗儿童免疫程序及说明（2021年版）》。国家免疫规划疫苗儿童免疫程序见表11-3。

表11-3 国家免疫规划疫苗儿童免疫程序表（2021年版）

可预防疾病	疫苗种类	接种途径	剂量	英文缩写	接种年龄															
					出生时	1月	2月	3月	4月	5月	6月	8月	9月	18月	2岁	3岁	4岁	5岁	6岁
乙型病毒性肝炎	乙肝疫苗	肌内注射	10或20μg	HepB	1	2					3								
结核病[1]	卡介苗	皮内注射	0.1ml	BCG	1														
脊髓灰质炎	脊灰灭活疫苗	肌内注射	0.5ml	IPV			1	2											
	脊灰减毒活疫苗	口服	1粒或2滴	bOPV					3								4		
百日咳、白喉、破伤风	百白破疫苗	肌内注射	0.5ml	DTaP				1	2	3				4					
	白破疫苗	肌内注射	0.5ml	DT															5

续 表

可预防疾病	疫苗种类	接种途径	剂量	英文缩写	出生时	1月	2月	3月	4月	5月	6月	8月	9月	18月	2岁	3岁	4岁	5岁	6岁
麻疹、风疹、流行性腮腺炎	麻腮风疫苗	皮下注射	0.5ml	MMR								1		2					
流行性乙型脑炎[2]	乙脑减毒活疫苗	皮下注射	0.5ml	JE-L								1			2				
	乙脑灭活疫苗	肌内注射	0.5ml	JE-I								1、2			3				4
流行性脑脊髓膜炎	A群流脑多糖疫苗	皮下注射	0.5ml	MPSV-A							1		2						
	A群C群流脑多糖疫苗	皮下注射	0.5ml	MPSV-AC												3			4
甲型病毒性肝炎[3]	甲肝减毒活疫苗	皮下注射	0.5或1.0ml	HepA-L										1					
	甲肝灭活疫苗	肌内注射	0.5ml	HepA-I										1	2				

注：1. 主要指结核性脑膜炎、粟粒型肺结核等。2. 选择乙脑减毒活疫苗接种时，采用两剂次接种程序。选择乙脑灭活疫苗接种时，采用四剂次接种程序；乙脑灭活疫苗第1、2剂间隔7～10天。3. 选择甲肝减毒活疫苗接种时，采用一剂次接种程序。选择甲肝灭活疫苗接种时，采用两剂次接种程序。

三、国家免疫规划疫苗使用的一般原则

（一）接种年龄

1. **接种起始年龄** 免疫程序表所列各疫苗剂次的接种时间，是指可以接种该剂次疫苗的最小年龄。

2. **接种年龄** 儿童年龄达到相应剂次疫苗的接种年龄时，应尽早接种，建议在下述推荐的年龄之前完成国家免疫规划疫苗相应剂次的接种。①乙肝疫苗第1剂：出生后24小时内完成。②卡介苗：小于3月龄完成。③乙肝疫苗第3剂、脊灰疫苗第3剂、百白破疫苗第3剂、麻腮风疫苗第1剂、乙脑减毒活疫苗第1剂或乙脑灭活疫苗第2剂：小于12月龄完成。④A群流脑多糖疫苗第2剂：小于18月龄完成。⑤麻腮风疫苗第2剂、甲肝减毒活疫苗或甲肝灭活疫苗第1剂、百白破疫苗第4剂：小于24月龄完成。⑥乙脑减毒活疫苗第2剂或乙脑灭活疫苗第3剂、甲肝灭活疫苗第2剂：小于3周岁完成。⑦A群C群流脑多糖疫苗第1剂：小于4周岁完成。⑧脊灰疫苗第4剂：小于5周岁完成。⑨白破疫苗、A群C群流脑多糖疫苗第2剂、乙脑灭活疫苗第4剂：小于7周岁完成。国家免疫规划疫苗接种推荐完成年龄见表11-4。

如果儿童未按照上述推荐的年龄及时完成接种，应根据补种通用原则和每种疫苗的具体补种要求尽早进行补种。

表 11-4　国家免疫规划疫苗接种推荐完成年龄

疫苗名称	接种完成时间
乙肝疫苗	第1剂出生后24小时内完成；第3剂＜12月龄完成
卡介苗	＜3月龄完成
脊髓灰质炎疫苗	第3剂＜12月龄完成；第4剂（减毒活疫苗）＜5周岁完成
百白破疫苗	第3剂＜12月龄完成；第4剂＜24月龄完成；白破二联＜7周岁完成
麻腮风疫苗	第1剂＜12月龄完成；第2剂＜24月龄完成
乙脑减毒活疫苗	第1剂＜12月龄完成；第2剂＜3周岁完成
乙脑灭活疫苗	第2剂＜12月龄完成；第3剂＜3周岁完成；第4剂＜7周岁完成
A群流脑多糖疫苗	第2剂＜18月龄完成
A群C群流脑多糖疫苗	第1剂＜4周岁完成；第2剂＜7周岁完成
甲肝减毒活疫苗	＜24月龄完成
甲肝灭活疫苗	第1剂＜24月龄完成；第2剂＜3周岁完成

（二）接种部位

疫苗接种途径通常为口服、肌内注射、皮下注射和皮内注射，具体见本章第三节每种疫苗的使用说明。注射部位通常为上臂外侧三角肌处和大腿前外侧中部。当多种疫苗同时注射接种（包括肌内、皮下和皮内注射）时，可在左右上臂、左右大腿分别接种，卡介苗接种选择上臂。

（三）同时接种原则

（1）不同疫苗同时接种。两种及以上注射类疫苗应在不同部位接种。严禁将两种或多种疫苗混合吸入同一支注射器内接种。

（2）现阶段的国家免疫规划疫苗均可按照免疫程序或补种原则同时接种。

（3）不同疫苗接种间隔。两种及以上注射类减毒活疫苗如果未同时接种，应间隔不小于28天进行接种。国家免疫规划使用的灭活疫苗和口服类减毒活疫苗，如果与其他灭活疫苗、注射或口服类减毒活疫苗未同时接种，对接种间隔不做限制。

（四）补种通用原则

未按照推荐年龄完成国家免疫规划规定剂次接种的小于18周岁人群，在补种时掌握以下原则。

（1）应尽早进行补种，尽快完成全程接种，优先保证国家免疫规划疫苗的全程接种。

（2）只需补种未完成的剂次，无须重新开始全程接种。

（3）当遇到无法使用同一厂家同种疫苗完成接种程序时，可使用不同厂家的同种疫苗完成后续接种。

（4）具体补种建议详见本章第三节儿童常规接种疫苗的使用说明中各疫苗的补种原则部分。

（五）流行季节疫苗接种

国家免疫规划使用的疫苗都可以按照免疫程序和预防接种方案的要求，全年（包括流行季节）开展常规接种，或根据需要开展补充免疫和应急接种。

第三节　儿童常规接种疫苗的使用说明

一、免疫规划疫苗

（一）重组乙型肝炎疫苗（乙肝疫苗，HepB）

1. 免疫程序与接种方法

（1）接种对象及剂次：按"0—1—6个月"程序共接种3剂次，其中第1剂在新生儿出生后24小时内接种，第2剂在1月龄时接种，第3剂在6月龄时接种。

（2）接种途径：肌内注射。

（3）接种剂量：①重组（酵母）HepB：每剂次10μg，无论产妇乙肝病毒表面抗原（HBsAg）阳性或阴性，新生儿均接种10μg的HepB。②重组［中国仓鼠卵巢（CHO）细胞］HepB：每剂次10μg或20μg，HBsAg阴性产妇所生新生儿接种10μg的HepB，HBsAg阳性产妇所生新生儿接种20μg的HepB。

2. 其他事项

（1）在医院分娩的新生儿由出生的医院接种第1剂HepB，由辖区接种单位完成后续剂次接种。未在医院分娩的新生儿由辖区接种单位全程接种HepB。

（2）HBsAg阳性产妇所生新生儿，可按医嘱肌内注射100IU乙肝免疫球蛋白（HBIG），同时在不同（肢体）部位接种第1剂HepB。HepB、HBIG和卡介苗（BCG）可在不同部位同时接种。

（3）HBsAg阳性或不详产妇所生新生儿建议在出生后12小时内尽早接种第1剂HepB；HBsAg阳性或不详产妇所生新生儿体重小于2000g者，也应在出生后尽早接种第1剂HepB，并在婴儿满1月龄、2月龄、7月龄时按程序再完成3剂次HepB接种。

（4）危重症新生儿，如极低出生体重儿（出生体重小于1500g者），患有严重出生缺陷、重度窒息、呼吸窘迫综合征等，应在生命体征平稳后尽早接种第1剂HepB。

（5）母亲为HBsAg阳性的儿童接种最后一剂HepB后1～2个月进行HBsAg和乙肝病毒表面抗体（抗-HBs）检测，若发现HBsAg阴性、抗-HBs阴性或小于10mIU/ml，可再按程序免费接种3剂次HepB。

3. 补种原则

（1）若出生24小时内未及时接种，应尽早接种。

（2）对于未完成全程免疫程序者，需尽早补种，补齐未接种剂次。

（3）第2剂与第1剂间隔应不小于28天，第3剂与第2剂间隔应不小于60天，第3剂与第1剂间隔应不小于4个月。

（二）皮内注射用卡介苗（卡介苗，BCG）

1. 免疫程序与接种方法

（1）接种对象及剂次：出生时接种1剂。

（2）接种途径：皮内注射。

（3）接种剂量：0.1ml。

2. 其他事项

（1）严禁皮下或肌内注射。

（2）早产儿胎龄大于31孕周且医学评估稳定后，可以接种BCG。胎龄小于或等于31孕周的早产儿，医学评估稳定后可在出院前接种。

（3）与免疫球蛋白接种间隔不做特别限制。

3. 补种原则

（1）未接种BCG的小于3月龄儿童可直接补种。

（2）3月龄至3岁儿童对结核菌素纯蛋白衍生物（TB-PPD）或卡介菌蛋白衍生物（BCG-PPD）试验阴性者，应予补种。

（3）大于或等于4岁儿童不予补种。

（4）已接种BCG的儿童，即使卡痕未形成也不再予以补种。

（三）脊髓灰质炎（脊灰）灭活疫苗（IPV）、二价脊灰减毒活疫苗（脊灰减毒活疫苗，bOPV）

1. 免疫程序与接种方法

（1）接种对象及剂次：共接种4剂，其中2月龄、3月龄各接种1剂IPV，4月龄、4周岁各接种1剂bOPV。

（2）接种途径：IPV肌内注射，bOPV口服。

（3）接种剂量：IPV 0.5ml。bOPV糖丸剂型每次1粒，液体剂型每次2滴（约0.1ml）。

2. 其他事项

（1）如果儿童已按疫苗说明书接种过IPV或含IPV成分的联合疫苗，可视为完成相应剂次的脊灰疫苗接种。如儿童已按免疫程序完成4剂次含IPV成分疫苗接种，则4岁无须再接种bOPV。

（2）以下人群建议按照说明书全程使用IPV：原发性免疫缺陷、胸腺疾病、人类免疫缺陷病毒（HIV）感染、正在接受化疗的恶性肿瘤、近期接受造血干细胞移植、正在使用具有免疫抑制或免疫调节作用的药物（如大剂量全身类固醇皮质激素、烷化剂、抗代谢药物、TNF-α抑制剂、IL-1阻滞剂或其他免疫细胞靶向单克隆抗体治疗）、目前或近期曾接受免疫细胞靶向放射治疗。

3. 补种原则

（1）小于4岁儿童未达到3剂（含补充免疫等），应补种完成3剂；大于或等于4岁儿童未达到4剂（含补充免疫等），应补种完成4剂。补种时遵循先IPV后bOPV的原则。两剂次间隔不小于28天。对于补种后满4剂次脊灰疫苗接种的儿童，可视为完成脊灰疫苗全程免疫。

（2）既往已有三价脊灰减毒活疫苗（tOPV）免疫史（无论剂次数）的迟种、漏种儿童，用bOPV补种即可，不再补种IPV。既往无tOPV免疫史的儿童，2019年10月1日（早于该时间已实施2剂IPV免疫程序的省份，可根据具体实施日期确定）之前出生的补齐1剂IPV，2019年10月1日之后出生的补齐2剂IPV。

（四）吸附无细胞百白破联合疫苗（百白破疫苗，DTaP）、吸附白喉破伤风联合疫苗（白破疫苗，DT）

1. 免疫程序与接种方法

（1）接种对象及剂次：共接种5剂次，其中3月龄、4月龄、5月龄、18月龄各接种1剂DTaP，6周岁接种1剂DT。

（2）接种途径：肌内注射。

（3）接种剂量：0.5ml。

2. 其他事项

（1）如儿童已按疫苗说明书接种含百白破疫苗成分的其他联合疫苗，可视为完成相应剂次的DTaP

接种。

（2）根据接种时的年龄选择疫苗种类，3月龄至5周岁使用DTaP，6～11周岁使用儿童型DT。

3. 补种原则

（1）3月龄至5周岁未完成DTaP规定剂次的儿童，需补种未完成的剂次，前3剂每剂间隔不小于28天，第4剂与第3剂间隔不小于6个月。

（2）大于或等于6周岁儿童补种参考以下原则。

1）接种DTaP和DT累计小于3剂的，用DT补齐3剂，第2剂与第1剂间隔1～2个月，第3剂与第2剂间隔6～12个月。

2）DTaP和DT累计大于或等于3剂的，若已接种至少1剂DT，则无须补种；若仅接种了3剂DTaP，则接种1剂DT，DT与第3剂DTaP间隔不小于6个月；若接种了4剂DTaP，但满7周岁时未接种DT，则补种1剂DT，DT与第4剂DTaP间隔不小于12个月。

（五）麻疹腮腺炎风疹联合减毒活疫苗（麻腮风疫苗，MMR）

1. 免疫程序与接种方法

（1）接种对象及剂次：共接种2剂次，8月龄、18月龄各接种1剂。

（2）接种途径：皮下注射。

（3）接种剂量：0.5ml。

2. 其他事项

（1）如需接种包括MMR在内多种疫苗，但无法同时完成接种时，应优先接种MMR疫苗。

（2）注射免疫球蛋白者应间隔不小于3个月接种MMR，接种MMR后2周内避免使用免疫球蛋白。

（3）当针对麻疹疫情开展应急接种时，可根据疫情流行病学特征考虑对疫情波及范围内的6～7月龄儿童接种1剂含麻疹成分疫苗，但不计入常规免疫剂次。

3. 补种原则

（1）自2020年6月1日起，2019年10月1日及以后出生儿童未按程序完成2剂MMR接种的，使用MMR补齐。

（2）2007年扩免后至2019年9月30日出生的儿童，应至少接种2剂含麻疹成分疫苗、1剂含风疹成分疫苗和1剂含腮腺炎成分疫苗，对不足上述剂次者，使用MMR补齐。

（3）2007年扩免前出生的小于18周岁人群，如未完成2剂含麻疹成分的疫苗接种，使用MMR补齐。

（4）如果需补种两剂MMR，接种间隔应不小于28天。

（六）乙型脑炎减毒活疫苗（乙脑减毒活疫苗，JE-L）

1. 免疫程序与接种方法

（1）接种对象及剂次：共接种2剂次，8月龄、2周岁各接种1剂。

（2）接种途径：皮下注射。

（3）接种剂量：0.5ml。

2. 其他事项

（1）青海、新疆和西藏地区无乙脑疫苗免疫史的居民迁居其他省份或在乙脑流行季节前往其他省份旅行时，建议接种1剂JE-L。

（2）注射免疫球蛋白者应间隔不小于3个月接种JE-L。

3. 补种原则 乙脑疫苗纳入免疫规划后出生且未接种乙脑疫苗的适龄儿童，如果使用JE-L进行补种，应补齐2剂，接种间隔不小于12个月。

（七）乙型脑炎灭活疫苗（乙脑灭活疫苗，JE-I）

1. 免疫程序与接种方法

（1）接种对象及剂次：共接种4剂次。8月龄接种2剂，间隔7～10天；2周岁和6周岁各接种1剂。

（2）接种途径：肌内注射。

（3）接种剂量：0.5ml。

2. 其他事项 注射免疫球蛋白者应间隔不小于1个月接种JE-I。

3. 补种原则 乙脑疫苗纳入免疫规划后出生且未接种乙脑疫苗的适龄儿童，如果使用JE-I进行补种，应补齐4剂，第1剂与第2剂接种间隔为7～10天，第2剂与第3剂接种间隔为1～12个月，第3剂与第4剂接种间隔不小于3年。

（八）A群脑膜炎球菌多糖疫苗（A群流脑多糖疫苗，MPSV-A）、A群C群脑膜炎球菌多糖疫苗（A群C群流脑多糖疫苗，MPSV-AC）

1. 免疫程序与接种方法

（1）接种对象及剂次：MPSV-A接种2剂次，6月龄、9月龄各接种1剂。MPSV-AC接种2剂次，3周岁、6周岁各接种1剂。

（2）接种途径：皮下注射。

（3）接种剂量：0.5ml。

2. 其他事项

（1）两剂次MPSV-A间隔不小于3个月。

（2）第1剂MPSV-AC与第2剂MPSV-A，间隔不小于12个月。

（3）两剂次MPSV-AC间隔不小于3年，3年内避免重复接种。

（4）当针对流脑疫情开展应急接种时，应根据引起疫情的菌群和流行病学特征，选择相应种类流脑疫苗。

（5）对于小于24月龄儿童，如已按流脑结合疫苗说明书接种了规定的剂次，可视为完成MPSV-A接种剂次。

（6）如儿童3周岁和6周岁时已接种含A群和C群流脑疫苗成分的疫苗，可视为完成相应剂次的MPSV-AC接种。

3. 补种原则 流脑疫苗纳入免疫规划后出生的适龄儿童，如未接种流脑疫苗或未完成规定剂次，根据补种时的年龄选择流脑疫苗的种类。

（1）小于24月龄儿童补齐MPSV-A剂次。大于或等于24月龄儿童不再补种或接种MPSV-A，仍需完成两剂次MPSV-AC。

（2）大于或等于24月龄儿童如未接种过MPSV-A，可在3周岁前尽早接种MPSV-AC；如已接种过1剂次MPSV-A，间隔不小于3个月尽早接种MPSV-AC。

（3）补种剂次间隔参照本疫苗其他事项要求执行。

（九）甲型肝炎减毒活疫苗（甲肝减毒活疫苗，HepA-L）

1. 免疫程序与接种方法

（1）接种对象及剂次：18月龄接种1剂。

（2）接种途径：皮下注射。

（3）接种剂量：0.5ml或1.0ml，按照相应疫苗说明书使用。

2. 其他事项

（1）如果接种2剂次及以上含甲型肝炎灭活疫苗成分的疫苗，可视为完成甲肝疫苗免疫程序。

（2）注射免疫球蛋白后应间隔不小于3个月接种HepA-L。

3. 补种原则 甲肝疫苗纳入免疫规划后出生且未接种甲肝疫苗的适龄儿童，如果使用HepA-L进行补种，则补种1剂HepA-L。

（十）甲型肝炎灭活疫苗（甲肝灭活疫苗，HepA-I）

1. 免疫程序与接种方法

（1）接种对象及剂次：共接种2剂次，18月龄和24月龄各接种1剂。

（2）接种途径：肌内注射。

（3）接种剂量：0.5ml。

2. 其他事项 如果接种2剂次及以上含HepA-I成分的联合疫苗，可视为完成HepA-I免疫程序。

3. 补种原则

（1）甲肝疫苗纳入免疫规划后出生且未接种甲肝疫苗的适龄儿童，如果使用HepA-I进行补种，应补齐2剂HepA-I，接种间隔不小于6个月。

（2）如已接种过1剂HepA-I，但无条件接种第2剂HepA-I时，可接种1剂HepA-L完成补种，间隔不小于6个月。

二、非免疫规划疫苗

（一）流行性感冒疫苗（流感疫苗）

目前流感疫苗有流感灭活疫苗和流感减毒活疫苗。我国已上市的流感疫苗包括成人剂型三价流感灭活疫苗、儿童剂型三价流感灭活疫苗、成人剂型四价流感灭活疫苗和三价流感减毒活疫苗。三价流感疫苗组分含有2种甲型流感病毒亚型和1种乙型流感病毒亚型，四价流感疫苗组分含有2种甲型流感病毒亚型和2种乙型流感病毒亚型。

1. 作用 用于预防流感病毒毒株引起的甲、乙型流行性感冒。

2. 接种对象 6月龄及以上易感者。

3. 免疫程序

（1）成人剂型三价、四价流感灭活疫苗：接种对象为≥36月龄儿童及成人，接种1针，接种剂量为0.5ml，上臂外侧三角肌肌内注射或深度皮下注射，具体详见各疫苗说明书。

（2）儿童剂型三价流感灭活疫苗：接种对象为6～35月龄儿童，按照不同上市许可持有人的疫苗说明书接种1或2剂次，接种剂量为0.25ml，肌内注射。

（3）三价流感减毒活疫苗：接种对象为36月龄至17岁的儿童和青少年，接种1剂次，接种剂量为每侧鼻孔0.1ml，共0.2ml，鼻内约0.5cm处喷雾接种。

4. 接种建议 建议6月龄及以上易感者，以及易发生相关并发症的人群接种；重点推荐6月龄以下婴儿的家庭成员和看护人员，以及体弱者、老年人、医务人员、慢性病患者（心血管疾病、慢性呼吸系统疾病、肝肾功能不全、血液病、神经系统疾病、神经肌肉功能障碍、代谢性疾病、患有免疫抑制疾病或免疫功能低下者等）、人口密集场所感染流感风险较高者接种。建议孕妇选择适合的流感疫苗接种。

（二）肠道病毒71型疫苗

1. 作用　用于预防肠道病毒71型（EV71）感染所致的手足口病。

2. 接种对象　6月龄至5岁EV71易感者。

3. 免疫程序　接种2剂，至少间隔1个月。每剂0.5ml，上臂三角肌肌内注射。

4. 接种建议　建议6月龄及以上儿童尽早接种，并于12月龄前完成全程接种。推荐使用同一厂家、同一品种疫苗完成全程接种。

（三）水痘减毒活疫苗（VZV）

1. 作用　用于预防由水痘-带状疱疹病毒感染引起的水痘。

2. 接种对象　12月龄及以上的水痘易感者。

3. 免疫程序　接种对象在知情自愿的前提下，接种2剂次。每剂次0.5ml，上臂外侧三角肌处，皮下注射。

（1）12月龄至12周岁儿童：12～18月龄接种第1剂，4周岁接种第2剂，2剂间接种间隔不小于3年。已经接种过1剂的4～12岁儿童，应尽早接种第2剂，与前1剂间隔至少3个月。

（2）13周岁及以上人群：建议第2剂与第1剂接种间隔为8周以上（最短间隔4周）。

4. 接种建议　建议12月龄及以上的幼儿尽早接种。不推荐已感染过水痘-带状疱疹病毒的儿童接种水痘疫苗。VZV作为非免疫规划疫苗，不得用于替代部分地区群体性预防接种用VZV，适用于国家免疫规划覆盖范围之外的易感者。

（四）轮状病毒疫苗

目前有口服轮状病毒活疫苗、口服五价重配轮状病毒减毒活疫苗（Vero细胞）等。

1. 口服轮状病毒活疫苗

（1）作用：用于预防由A群轮状病毒引起的腹泻。

（2）接种对象：2月龄至3岁婴幼儿。

（3）免疫程序：每年应口服接种1次，剂量3.0ml。

（4）接种建议：适龄婴幼儿接种。重点推荐卫生条件、卫生习惯较差的且存在较高感染风险的婴幼儿接种。

2. 口服五价重配轮状病毒减毒活疫苗（Vero细胞）

（1）作用：预防由轮状病毒血清型G1、G2、G3、G4、G9感染导致的婴幼儿轮状病毒胃肠炎。

（2）接种对象：6～32周龄婴儿。

（3）免疫程序：全程接种3剂次，6～12周龄开始口服第1剂，每剂接种间隔4～10周，第3剂接种不应晚于32周龄。接种剂量2.0ml，口服。

（4）接种建议：适龄婴幼儿尽早接种。

（五）人用狂犬病疫苗

目前有地鼠肾细胞、Vero细胞、鸡胚细胞、人二倍体细胞培养的4种人用狂犬病疫苗（以下称狂犬病疫苗）。

1. 作用　用于预防狂犬病病毒感染引起的狂犬病。

2. 接种对象　所有可能被狂犬病毒感染的风险人群，不分年龄和性别。

3. 免疫程序

（1）暴露后免疫：4针接种程序如下。首次就诊接种2剂，第7、21天各接种1剂。5针接种程序：第0、3、7、14、28天各接种1剂。首次Ⅲ级暴露者和免疫功能严重低下的Ⅱ级暴露者，在接种狂犬病疫苗的同时，需接种狂犬免疫球蛋白。如以前全程规范接种过狂犬病疫苗者，此次暴露可以不需要接种狂犬免疫球蛋白。

（2）再次暴露后免疫：一般情况下，全程接种狂犬病疫苗后体内抗体水平可维持至少1年。如再次暴露发生在免疫接种过程中，则继续按照原有程序完成全程接种，不需加大剂量。全程免疫后半年内再次暴露者一般不需要再次免疫；全程免疫后半年到1年内再次暴露者，应当于当天和第3天各接种1剂疫苗；在1～3年内再次暴露者，应于0、3、7天各接种1剂疫苗；超过3年者应当再次全程接种疫苗。

（3）暴露前免疫：0、7、21（或28）天各接种1剂。1年后加强1针次，以后每隔3～5年加强1针次。每剂0.5ml或1.0ml（具体参照产品规格或产品说明书）。肌内注射，2岁及以上儿童和成人在上臂三角肌注射；2岁以下儿童可在大腿前外侧肌注射。禁止在臀部注射。

三、常见特殊健康状态儿童接种

（一）早产儿与低出生体重儿

早产儿（胎龄小于37周）和/或低出生体重儿（出生体重小于2500g）如医学评估稳定并且处于持续恢复状态（无须持续治疗的严重感染、代谢性疾病、急性肾脏疾病、肝脏疾病、心血管疾病、神经和呼吸道疾病），按照出生后实际月龄接种疫苗。

（二）过敏

所谓"过敏性体质"不是疫苗接种的禁忌证。对已知疫苗成分严重过敏或既往因接种疫苗发生喉头水肿、过敏性休克及其他全身性严重过敏反应的，禁忌继续接种同种疫苗。

（三）人类免疫缺陷病毒（HIV）感染母亲所生儿童

对于HIV感染母亲所生儿童的HIV感染状况分3种：①HIV感染儿童；②HIV感染状况不详儿童；③HIV未感染儿童。

由医疗机构出具儿童是否为HIV感染、是否出现症状、是否有免疫抑制的诊断。HIV感染母亲所生小于18月龄婴儿在接种前不必进行HIV抗体筛查，按HIV感染状况不详儿童进行接种。

（1）HIV感染母亲所生儿童在出生后暂缓接种卡介苗，当确认儿童未感染HIV后再予以补种；当确认儿童HIV感染，不予接种卡介苗。

（2）HIV感染母亲所生儿童如经医疗机构诊断出现艾滋病相关症状或免疫抑制症状，不予接种含麻疹成分疫苗；如无艾滋病相关症状，可接种含麻疹成分疫苗。

（3）HIV感染母亲所生儿童可按照免疫程序接种乙肝疫苗、百白破疫苗、A群流脑多糖疫苗、A群C群流脑多糖疫苗和白破疫苗等。

（4）HIV感染母亲所生儿童除非已明确未感染HIV，否则不予接种乙脑减毒活疫苗、甲肝减毒活疫苗、脊灰减毒活疫苗，可按照免疫程序接种乙脑灭活疫苗、甲肝灭活疫苗、脊灰灭活疫苗。

（5）非HIV感染母亲所生儿童，接种疫苗前无须常规开展HIV筛查。如果有其他暴露风险，确诊为HIV感染的，后续疫苗接种按照表11-5中HIV感染儿童的接种建议进行。

对不同HIV感染状况儿童接种国家免疫规划疫苗的建议见表11-5。

表 11-5　HIV感染母亲所生儿童接种国家免疫规划疫苗建议

疫苗种类	HIV感染儿童		HIV感染状况不详儿童		HIV未感染儿童
	有症状或有免疫抑制	无症状和无免疫抑制	有症状或有免疫抑制	无症状	
乙肝疫苗	√	√	√	√	√
卡介苗	×	×	暂缓接种	暂缓接种	√
脊灰灭活疫苗	√	√	√	√	√
脊灰减毒活疫苗	×	×	×	×	√
百白破疫苗	√	√	√	√	√
白破疫苗	√	√	√	√	√
麻腮风疫苗	×	√	×	√	√
乙脑灭活疫苗	√	√	√	√	√
乙脑减毒活疫苗	×	×	×	×	√
A群流脑多糖疫苗	√	√	√	√	√
A群C群流脑多糖疫苗	√	√	√	√	√
甲肝减毒活疫苗	×	×	×	×	√
甲肝灭活疫苗	√	√	√	√	√

注：暂缓接种，当确认儿童HIV抗体阴性后再补种，确认HIV抗体阳性儿童不予接种；"√"表示"无特殊禁忌"，"×"表示"禁止接种"。

（四）免疫功能异常

除HIV感染者外的其他免疫缺陷或正在接受全身免疫抑制治疗者，可以接种灭活疫苗，原则上不予接种减毒活疫苗（补体缺陷患者除外）。

（五）其他特殊健康状况

下述常见疾病不作为疫苗接种禁忌：生理性和母乳性黄疸，单纯性热性惊厥史，癫痫控制处于稳定期，病情稳定的脑疾病、肝脏疾病、常见先天性疾病（先天性甲状腺功能减退症、苯丙酮尿症、唐氏综合征、先天性心脏病）和先天性感染（梅毒、巨细胞病毒和风疹病毒）。

对于其他特殊健康状况儿童，如无明确证据表明接种疫苗存在安全风险，原则上可按照免疫程序进行疫苗接种。

第四节　预防接种的实施

一、预防接种组织形式

根据《预防接种工作规范》2023版，预防接种组织形式分为常规接种、群体性预防接种和应急接种。

1. 常规接种　接种单位按照免疫规划疫苗免疫程序、非免疫规划疫苗使用指导原则和接种方案，在相对固定的接种服务周期内，为受种者提供的预防接种服务。

2. 群体性预防接种 根据监测和预警信息，为预防和控制传染病暴发、流行，在特定范围和时间内，针对可能受某种传染病威胁的特定人群，有组织实施的预防接种活动。

3. 应急接种 在传染病暴发、流行时，为控制传染病疫情蔓延，对目标人群开展的预防接种活动。

根据不同组织形式，可采用定点接种、设立临时接种单位、入户接种等方式，为受种者提供就近便捷的接种服务。

二、预防接种前准备

1. 筛选受种者 根据国家免疫规划疫苗免疫程序、非免疫规划疫苗使用指导原则、接种方案等，通过免疫规划信息系统筛选受种者。

2. 通知受种者或其监护人 采取口头、书面、电话、短信等方式，通知受种者或其监护人，告知接种疫苗的品种、时间、地点和相关要求。鼓励实施分时预约，合理安排单位时间内服务的受种者人数（限量预约），避免接种场所拥挤，减少受种者等待时间。

3. 准备注射器材 按受种者人数的1.1倍准备注射器材。为接种的疫苗选择合适的注射器类型和规格。根据《一次性使用无菌注射器》（GB 15810—2019）等标准及疫苗接种剂量、接种途径和接种方式等准备注射器。注射器使用前要检查包装是否完好并在有效期内使用。

4. 准备相关药品和器械 ①消毒用品，包括75%酒精、镊子、棉球杯、无菌干棉球或棉签、治疗盘等。②体检器材，包括体温表、听诊器、压舌板、血压计等。③常用急救药械，包括1∶1000肾上腺素、生理盐水、抗过敏药、输液器、止血带和吸氧等急救设备。肾上腺素等急救药械应加强保管，并做好定期检查核对。④接种安全器材，包括注射器毁型装置或锐器盒、医疗废物桶等。

三、预防接种流程

实施接种前，要做到"三查七对一验证"，做到受种者、预防接种证和疫苗信息相一致，接种人员和受种者双方确认无误后方可实施接种。三查：一是检查受种者健康状况、核查接种禁忌，二是查对预防接种证，三是检查疫苗、注射器的外观、批号、有效期。"七对"是指核对受种者的姓名、年龄和疫苗的品名、规格、剂量、接种部位、接种途径。"一验证"是指接种前请受种者或其监护人验证接种疫苗的品种和有效期等。

1. 核实受种者 登记时，接种人员应查验受种者预防接种证、预防接种档案信息，核对受种者姓名、出生日期及接种记录，确定本次受种者、接种疫苗的种类。接种人员发现原始记录中受种者姓名、身份证件号码、联系方式等基本信息有误或变更的，应及时更新。对不符合本次接种的受种者，向受种者或其监护人做好解释工作。

2. 询问健康状况和核查接种禁忌 ①询问健康状况。受种者健康状况询问内容包括是否有发热、咳嗽、腹泻等患病情况及过敏史、用药史等。②核查接种禁忌。在询问健康状况的同时，核查接种禁忌，健康状况询问与接种禁忌核查内容详见本节"预防接种的禁忌证与慎用征"。向受种者或其监护人提出医学建议，并如实记录提出医学建议的情况。

3. 预防接种告知 接种单位可以通过家长课堂、视频、文字材料及互联网技术等方式进行预防接种宣传，使受种者或其监护人知晓预防接种相关知识。在正式实施接种前，接种人员应采取面对面的方式进行告知，并做到知情同意。应告知受种者或其监护人所接种疫苗的品种、作用、禁忌、注意事项、可能出现的不良反应和预防接种异常反应补偿方式等信息。若受种者或其监护人选择非免疫规划疫苗，接种单位还应告知疫苗的价格和接种费用等信息。告知后由受种者或其监护人在纸质或电子知情同意书上签名确认，纸质签字存根由接种单位留底保存，电子知情同意书由接种单位备份保存，纸质或电子知情同意书签名资料由接种单位留档保存至疫苗有效期满后不少于5年备查。

4. 现场疫苗准备和检查 实施接种前，将疫苗从冷链设备内取出，尽量减少开启冷链设备的次数。核对接种疫苗的品种，检查疫苗外观。凡过期、变色、污染、发霉、有摇不散凝块或异物、无标签或标签不清，以及疫苗瓶（或预填充注射器）有裂纹的，一律不得使用。冻结后一律不得使用。检查含吸附剂疫苗是否冻结的方法：将被检和正常对照的疫苗瓶同时摇匀后静置竖立，被检疫苗在短时间（5～10分钟）内与对照疫苗相比，如出现分层现象且上层液体较清，即可判断被检疫苗曾被冻结。

5. 接种部位和接种方法 疫苗接种途径通常为口服、皮内注射、皮下注射、肌内注射和划痕法。注射部位通常为上臂外侧三角肌处和大腿前外侧中部。当多种疫苗同时注射接种（包括肌内、皮下和皮内注射）时，可在左右上臂、左右大腿分别接种，卡介苗选择上臂。①口服法。适用脊灰减毒活疫苗等。②皮内注射法。适用卡介苗，于上臂外侧三角肌中部略下处注射。③皮下注射法。适用麻腮风疫苗、乙脑减毒活疫苗、A群流脑多糖疫苗、A群C群流脑多糖疫苗、甲肝减毒活疫苗、钩体疫苗等，一般于上臂外侧三角肌下缘附着处注射。④肌内注射法。适用百白破疫苗、白破疫苗、乙肝疫苗、乙脑灭活疫苗、脊灰灭活疫苗、甲肝灭活疫苗、出血热疫苗等，于上臂外侧三角肌、大腿前外侧中部肌内注射。⑤划痕法。适用炭疽疫苗，于上臂外侧三角肌附着处皮上划痕接种。

四、接种后受种者留观

告知受种者或其监护人，在接种疫苗后留在现场观察30分钟后方可离开。在现场留观期间出现疑似预防接种异常反应的，应按照疑似预防接种异常反应监测与处置相关要求，及时采取救治等措施，必要时转医院救治。

五、预防接种记录和免疫规划信息系统记录

1. 预防接种记录 实施接种后，预防接种工作人员应在预防接种证和预防接种档案中登记受种者基本信息及疫苗品种、疫苗批号、接种日期等信息。在为新生儿接种首剂乙肝疫苗和卡介苗后，负责办理预防接种证的产科可直接在预防接种证上记录首剂乙肝疫苗和卡介苗接种情况，原则上应同时在免疫规划信息系统建立预防接种电子档案，并主动将预防接种证纳入"出生一件事"办理，提升群众办事便利度。

2. 免疫规划信息系统记录 接种单位应通过信息系统采集疫苗接种信息，内容包括疫苗品种、疫苗上市许可持有人、疫苗批号、追溯码、有效期、接种日期、受种者、实施接种的人员等。接种单位应通过扫描疫苗追溯码获取疫苗最小包装单位的识别信息。接种单位应通过信息系统实现疫苗接种信息在预防接种证上的直接打印。预防接种档案和接种信息应在接种完成后24小时内，上传至国家免疫规划信息系统。

六、预防接种后处理

1. 接种预约 本次接种完成后，视情况与受种者或其监护人预约下次接种疫苗的品种和接种日期。

2. 清理器材 清洁冷藏设备。处理使用后的自毁型注射器、一次性注射器及其他医疗废物。镊子、

治疗盘等器械按要求灭菌或消毒后备用。

3. 剩余疫苗处理 记录疫苗的使用和损耗数量。疫苗瓶开启后，减毒活疫苗超过半小时、灭活疫苗超过1小时未用完（疫苗说明书另有规定除外），应将剩余疫苗废弃，按照医疗废物处置方法处理。接种单位应配备回收医疗废物专用包装袋或容器、警示标识和标签，以及安全储存废弃疫苗的空间。待废弃疫苗不得继续放置在冷链设备中保存。冷藏设备内未开启的疫苗要做好标记，放回冷链室冰箱保存，于有效期内在下次预防接种时优先使用。

4. 核对预防接种信息 核对受种者预防接种档案信息。

5. 统计疫苗使用数量 统计本次接种使用疫苗数量和下次预防接种的疫苗计划使用数量，并按规定上报。

七、预防接种的禁忌证与慎用征

1. 禁忌证 在某种疾病或特殊状态下，个体接种疫苗后会增加严重不良反应的概率，此时不能或暂时不能接种疫苗，而这些状态或特殊情况称为预防接种的禁忌证。禁忌证以个体健康状态为前提，而不是由疫苗所决定的，且大多数禁忌证是暂时的，当疾病痊愈或特殊状态消失时可以补种疫苗。WHO提出以下情况应作为常规免疫的禁忌证。

（1）免疫异常：免疫缺陷、恶性疾病（如恶性肿瘤、白血病、淋巴瘤等），以及应用糖皮质激素、烷化剂、抗代谢药物或放射治疗而免疫功能受到抑制者，不能使用减毒活疫苗。

（2）急性传染病：如果受种者正患急性传染病或急性传染病痊愈不到2周，应推迟接种。

（3）既往疫苗接种后出现严重不良反应：需要连续接种某疫苗者，如果前1次接种后出现严重反应（如超敏反应、虚脱或休克、脑炎或惊厥），则不应继续接种以后的剂次。

（4）神经系统疾病：对患有进行性神经系统疾病的儿童，如未控制的癫痫、婴儿痉挛、脑炎后遗症、进行性脑病，不应接种含有百日咳抗原的疫苗及乙脑疫苗、流脑疫苗。

2. 慎用征 是指个体在某种生理或病理状态下接种疫苗，会增加发生严重不良反应的概率，或者接种疫苗不能产生良好免疫应答。有慎用征时接种疫苗虽然可能对机体产生损害，但发生概率比禁忌证小。一般情况下，对于慎用征应建议推迟接种。

（1）特殊生理状态：①最近曾进行被动免疫：最近4周内曾注射过丙种球蛋白、免疫球蛋白或其他被动免疫制剂，为防止被动抗体的干扰，应推迟减毒活疫苗的接种。②有既往病史者：患过某种传染病后，可获得较长期的病后免疫，在近期内可不予接种相应的疫苗。

（2）特殊病理状态：①发热：除一般的感染外，发热也可能是某些传染病的先兆，因此正在发热尤其是高热者，应暂缓疫苗接种。②急性传染病的潜伏期、前驱期、发病期及恢复期：除可以进行应急疫苗接种外，在传染病的潜伏期、前驱期、发病期及恢复期接种疫苗，可能诱发、加重原有病情，均应暂缓预防接种。③过敏性体质：对有明确过敏性体质、支气管哮喘、荨麻疹、血小板减少性紫癜、食物过敏史的儿童，应在接种疫苗前详细了解过敏原，含有该过敏原的疫苗不应予以接种，而不含该过敏原的疫苗可以接种。④重症慢性疾病患儿：对患有活动性肺结核、心功能不全、急慢性肾脏病变、糖尿病、高血压、肝硬化、活动性风湿病、严重化脓性皮肤病的患儿，在接种部位有严重皮炎、湿疹的患儿，应暂缓接种。对患有以上疾病而病情已长期稳定甚至已治愈的患儿，可以接种反应较小的疫苗。⑤神经系统疾病和精神病：对脑或神经发育不正常或患有癫痫、脑炎后遗症、惊厥等疾患或既往史者，接种疫苗应持慎重态度，尤其是接种乙脑疫苗、百白破疫苗和流脑疫苗时，更应慎重。

3. 接种禁忌的核查 禁忌证在疫苗说明书上都会列出。因此，接种者在免疫接种前应仔细阅读，然后，仔细询问有接种指征的受种者，可以对禁忌证进行核查。以下问题可帮助确定受种者本次是否可以接种本疫苗。如果对任何问题的回答为"是"，并不表示受种者不应接种本疫苗，而只是表示还需要询问其他问题。

（1）近几天有发热、腹泻等不舒服吗？

（2）是否对药物、食物、疫苗等过敏？

（3）是否对疫苗成分过敏或曾经在接种疫苗后出现过严重反应？

（4）是否有癫痫、惊厥、脑病或其他神经系统疾病？

（5）是否患有癌症、白血病、艾滋病或其他免疫系统疾病？

（6）在过去的3个月内，是否使用过可的松、泼尼松、其他类固醇或抗肿瘤药物，或进行过放射性治疗？

（7）有哮喘、肛周脓肿、肠套叠、肺部疾病、心脏疾病、肾脏疾病、代谢性疾病（如糖尿病）或血液系统疾病吗？

（8）在过去的1年内，是否接受过输血或血液制品，或使用过免疫球蛋白？

（9）在过去1个月内是否接种过减毒活疫苗？

（10）是否妊娠或有可能在3个月内妊娠吗？（仅需询问育龄妇女）

八、疑似预防接种异常反应

疑似预防接种异常反应（adverse events following immunization，AEFI）是指在预防接种后发生的怀疑与疫苗接种有关的反应或事件。

（一）AEFI的类型

AEFI按发生原因分成以下5种类型。

1. 不良反应 合格的疫苗在实施规范接种后，发生的与预防接种目的无关或意外的有害反应，包括一般反应和异常反应。

（1）一般反应：在预防接种后发生的，由疫苗本身所固有的特性引起的，对机体只会造成一过性生理功能障碍的反应，主要有发热和局部红肿，同时可能伴有全身不适、倦怠、食欲缺乏、乏力等综合症状。

（2）异常反应：合格的疫苗在实施规范接种过程中或者实施规范接种后造成受种者机体组织器官、功能损害，相关各方均无过错的药品不良反应。

2. 疫苗质量事故 由于疫苗质量不合格，接种后造成受种者机体组织器官、功能损害。

3. 接种事故 由于在预防接种实施过程中违反预防接种工作规范、免疫程序、疫苗使用指导原则、接种方案，造成受种者机体组织器官、功能损害。

4. 偶合症 受种者在接种时正处于某种疾病的潜伏期或者前驱期，接种后巧合发病。

5. 心因性反应 在预防接种实施过程中或接种后因受种者心理因素发生的个体或者群体的反应。

医疗机构、接种单位、疾病预防控制机构、药品不良反应监测机构、疫苗生产企业、疫苗批发企业及其执行职务的人员为AEFI的责任报告单位和报告人。发现AEFI（包括接到受种者或其监护人的报告）后应当及时向受种者所在地的县级卫生行政部门、药品监督管理部门报告。然后由省、市、县级疾病预防控制机构成立调查诊断专家组，对除一般反应（如单纯发热、接种部位红肿、硬结等）外的AEFI进行调查。任何医疗单位或个人均不得作出预防接种异常反应的诊断。

（二）AEFI的处置原则

接种人员对较为轻微的全身性一般反应和接种局部的一般反应，可给予一般的处理指导。对接种后现场留观期间出现的急性超敏反应等，应立即组织紧急抢救。对于其他较为严重的AEFI，应建议及时到规范的医疗机构就诊。

1. 全身性一般反应

（1）临床表现：①发热：少数受种者接种灭活疫苗后24小时内可能出现发热，分为轻度（37.1～37.5℃）、中度（37.6～38.5℃）和重度（≥38.6℃），一般持续1～2天，很少超过3天；个别受种者在接种疫苗后2～4小时即有发热，于6～12小时达高峰；接种减毒活疫苗后，出现发热的时间比接种灭活疫苗稍晚，如接种麻疹疫苗后的6～10天可能会出现发热，个别受种者可伴有轻型麻疹样症状。②全身症状：部分受种者除体温上升外，还可能出现头痛、头晕、乏力、全身不适等情况，一般持续1～2天。个别受种者可出现恶心、呕吐、腹泻等胃肠道症状，一般以接种当天多见，很少超过3天。

（2）处置原则：受种者发热低于37.5℃时，应加强观察，适当休息，多饮水，防止继发其他疾病。受种者发热超过37.5℃，或低于37.5℃并伴有其他全身症状、异常哭闹等情况时，应及时到医院诊治。

2. 局部一般反应

（1）临床表现：①局部红肿浸润：少数受种者在接种疫苗后数小时至24小时或稍后，局部出现红肿，伴疼痛。红肿范围一般不大，仅有少数人红肿直径大于30mm，一般在24～48小时逐步消退。接种卡介苗2周左右，局部可出现红肿、浸润，随后化脓，形成小溃疡，大多在8～12周后结痂，一般无须处理，但要注意局部清洁，防止继发感染。②局部硬结：部分受种者接种含吸附剂的疫苗，会出现因注射部位吸附剂未完全吸收，刺激结缔组织增生而形成硬结的情况。

（2）处置原则：红肿直径和硬结小于15mm的局部反应，一般无须任何处理。红肿直径和硬结在15～30mm的局部反应，可用干净的毛巾先冷敷。出现硬结者可热敷，每日数次，每次10～15分钟。红肿和硬结直径大于30mm的局部反应，应及时到医院就诊。接种卡介苗出现的局部红肿，不能热敷。

九、冷链

冷链是指为保障疫苗质量，疫苗从疫苗上市许可持有人到接种单位，均在规定的温度条件下储存、运输和使用的全过程。疫苗是特殊的药品，对温度敏感，因此从制造到使用的现场，每个环节都可能因温度不符合规定要求而失效。在储运过程中，一旦温度超出2～8℃，疫苗就要被销毁。因为疫苗的特殊性，所以配送储存都必须在适宜的温度下进行，一条完整的冷链不能断开。冷链设备、设施包括冷藏车、疫苗运输车、冷库、冰箱、冷藏箱、冷藏包、冰排、冷链温度监测设备、备用发电机组和安置设备的房屋等。

乙肝疫苗、卡介苗、脊灰灭活疫苗、百白破疫苗、白破疫苗、麻疹疫苗、麻腮风疫苗、麻风疫苗、乙脑疫苗、A群流脑多糖疫苗、A群C群流脑多糖疫苗、甲肝疫苗、钩体疫苗、出血热疫苗、炭疽疫苗等在2～8℃条件下避光储存和运输。脊灰减毒活疫苗在-20℃以下保存，运输过程可在冷藏条件下进行。

冷链系统是指在冷链设备设施的基础上加入管理因素（即人员、管理措施和保障）的工作体系。冷链设备管理是保证冷链正常运转的重要手段。疾控机构和接种单位制定冷链管理制度，开展冷链设备设施维护和温度监测等工作，保障冷链设备正常运转；于每天上午和下午各测温1次、至少查阅1次温度监测记录（间隔不少于6小时）；有条件的单位可应用自动温度监测设备连续、动态监测疫苗储存温度。对于储存温度不符合要求的疫苗，要采取隔离存放、设置警示标志等措施，并按照医疗废物管理要求进行处置。

知识拓展

疫苗的储存和运输

疫苗在储存和运输过程中，应按品种、批号分类码放，摆放整齐。

采用冷库存放疫苗时，疫苗应置于货架上，保证与冷库地面、库墙留有一定距离。放置的疫苗不能正对冷风机或高于冷风机的高度，以免影响制冷效果或导致疫苗冻结。搬运疫苗时，应随时关门。

采用冰箱存放疫苗时，疫苗与箱壁之间至少留有1cm的空隙，疫苗不可放置在冰箱门内搁架上。运输疫苗的冷藏箱（包），应根据环境温度、运输条件、使用条件放置适当数量的冰排。

第五节　免疫规划效果评价

免疫规划效果评价是免疫规划管理工作的一项重要内容，是检查免疫规划执行的情况、评估免疫效果、衡量工作质量、总结经验、发现问题的有效措施。常用的免疫规划管理工作的评价指标如下。

1. 接种率　某疫苗（剂次）按照免疫程序接种的人数与该疫苗（该剂次）应该接种人数的百分比。应种人数是指统计时间范围内，在某一辖区，按照国家免疫规划疫苗免疫程序规定，应接种某疫苗（剂次）的适龄儿童数与前期漏种适龄儿童数之和。实种人数是指应种人数中实际接种某疫苗（剂次）的人数。

$$某疫苗（剂次）报告接种率 = \frac{该疫苗（剂次）实种人数}{该疫苗（剂次）应种人数} \times 100\%$$

2. 累计报告接种率　该时间段某疫苗（剂次）按照免疫程序累计实种人数与该疫苗（该剂次）累计应种人数的百分比。累计应种人数指该时间段某疫苗（剂次）上次累计实种人数与该时间段最后1次该疫苗（剂次）的应种人数之和。累计实种人数指某疫苗（剂次）在该时间段的实种人数之和。

$$某疫苗（剂次）累计报告接种率 = \frac{该疫苗（剂次）（该时间段）累计实种人数}{该疫苗（剂次）（该时间段）累计应种人数} \times 100\%$$

3. 国家免疫规划疫苗出生队列接种率　某国家免疫规划疫苗（剂次）某出生队列实际接种该疫苗（剂次）的人数与该出生队列人数的百分比。某出生队列儿童：如截至2021年1月1日0时，1岁组的出生队列儿童，指2019年1月1日—12月31日期间出生的儿童。其他各出生队列依此类推。某出生队列实际接种某疫苗（剂次）的人数指在统计时点（如某年1月1日0时），该出生队列（如1岁组、2岁组出生队列）儿童中，实际接种某国家免疫规划疫苗（剂次）的人数，包括接种含国家免疫规划疫苗成分的非免疫规划疫苗的人数。

$$某疫苗（剂次）某出生队列接种率 = \frac{该出生队列实际接种该疫苗（剂次）的人数}{该出生队列人数} \times 100\%$$

4. 建预防接种卡（证）率　某地已建立预防接种卡（证）人数与该地应建立预防接种卡（证）人数的百分比。

$$建预防接种卡（证）率 = \frac{某地已建立预防接种卡（证）人数}{该地应建立预防接种卡（证）人数} \times 100\%$$

5. N苗覆盖率　N苗均符合免疫程序的接种人数与调查的适龄儿童人数的百分比。

$$N苗覆盖率 = \frac{N苗均符合免疫程序的接种人数}{调查的适龄儿童人数} \times 100\%$$

6. 疫苗使用率　某疫苗实际使用数量与该疫苗领取数量的百分比。

$$疫苗使用率 = \frac{某疫苗实际使用数量}{该疫苗实际领取数量} \times 100\%$$

7. 预防接种卡（信息个案）、证填写符合率　预防接种卡（信息个案）、证填写符合人数与调查人数的百分比。

$$预防接种卡（信息个案）、证填写符合率 = \frac{预防接种卡（信息个案）、证填写符合人数}{调查人数} \times 100\%$$

8. 报表报告及时率　某报表按照规定时限报告的次数与应报告次数的百分比。

$$报表报告及时率 = \frac{某报表按照规定时限报告的次数}{应报告次数} \times 100\%$$

9. 疑似预防接种异常反应（AEFI）报告发生率　AEFI报告发生数与疫苗接种剂次数的十万分比。

$$AEFI报告发生率 = \frac{AEFI报告发生数}{疫苗接种剂次数} \times 10万/10万$$

10. 冷链设备完好率　冷链设备正常运转数量与该设备装备数量的百分比。

$$冷链设备完好率 = \frac{某设备正常运转数量}{该设备装备数量} \times 100\%$$

11. 抗体阳转率　某疫苗免疫后抗体阳转的人数与检测人数的百分比。抗体阳转指免疫前抗体阴性，免疫后产生抗体。

$$抗体阳转率 = \frac{抗体阳转人数}{检测人数} \times 100\%$$

12. 免疫成功率　某种疫苗免疫后免疫成功的人数与检测人数的百分比。免疫成功指免疫前抗体阴性或有低水平抗体，免疫后抗体阳转或≥4倍增长。

$$免疫成功率 = \frac{免疫成功人数}{检测人数} \times 100\%$$

13. 年发病率　某地某年内某病新发病例的频率，一般以10万人口表示。

$$年发病率＝\frac{某地某年某病新发病例数}{该地该年平均人口数}×100\%$$

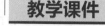

本章小结　　　　　　教学课件

执考知识点总结

本章涉及的2019版及2024版公共卫生执业助理医师资格考试考点对比见表11-6。

表11-6　2019版及2024版公共卫生执业助理医师资格考试考点对比

单元	细目	知识点	2024版	2019版
预防接种	疫苗接种的免疫程序	（1）疫苗分类	√	√
		（2）国家免疫规划疫苗儿童免疫程序	√	√
		（3）国家免疫规划疫苗使用原则	√	√
	儿童常规接种疫苗的使用说明	（1）乙型肝炎疫苗	√	√
		（2）卡介苗	√	√
		（3）脊灰减毒活疫苗、脊灰灭活疫苗	√	√
		（4）百白破疫苗、白破疫苗	√	√
		（5）麻腮风疫苗	√	√
		（6）乙脑减毒活疫苗、乙脑灭活疫苗	新增	—
		（7）A群脑膜炎球菌多糖疫苗、A群C群脑膜炎球菌多糖疫苗	新增	—
		（8）甲肝减毒活疫苗、甲肝灭活疫苗	新增	—
	常见特殊健康状态儿童接种	（1）早产儿与低出生体重儿	新增	—
		（2）过敏	新增	—
		（3）人类免疫缺陷病毒（HIV）感染母亲所生儿童	新增	—
		（4）免疫功能异常	新增	—
		（5）其他特殊健康状况	新增	—
	预防接种的实施	（1）预防接种分类	新增	—
		（2）预防接种的反应	新增	—

拓展练习及参考答案

（卢小敏）

第十二章　儿童各年龄期保健

学习目标

素质目标： 树立"预防为主"的工作理念，关注各年龄期儿童心理健康与行为养成，为家庭和社会提供专业的保健指导。

知识目标： 掌握新生儿期、婴儿期、幼儿期、学龄前期、学龄期、青春期的保健要点；熟悉儿童各年龄期的分期特点。

能力目标： 具备为各年龄期儿童提供全面的健康评估和指导，及时诊断和处理常见疾病的能力；具备指导家长和学校开展健康教育的能力。

案例导入

【案例】

小明今年3岁，最近他的身高和体重都有些偏低，父母很担心。前几天，他们带小明到儿科医院做了全面体检，医生告诉他们小明的生长发育情况基本正常，只是需要注意一些细节。

【问题】

1. 如果你是社区医生，应该如何指导小明的父母，帮助他们正确认识和应对3岁儿童的生长发育特点？

2. 3岁儿童在营养、运动、睡眠等方面有哪些需要重点关注的地方？父母应该采取哪些措施来促进3岁儿童的健康成长？

核心知识拆解

第一节　新生儿期保健

一、分期特点

从胎儿娩出断脐时起至第28天为新生儿期（neonatal period）；出生后不满7天的阶段称早期新生儿。新生儿期是婴儿出生后适应环境的阶段，生理上出现血液循环的改变和自主呼吸的建立，其他功能也逐渐完善。特点如下。

1. 体温调节 体温调节中枢发育不成熟，需要适宜的环境温度或中性温度；皮下脂肪薄、体表面积相对较大，容易散热；主要由棕色脂肪产热。

2. 循环系统 出生后胎儿循环向成人循环转变，任何原因使肺动脉压力增加，如肺炎，都可能重新出现右向左分流，导致发绀。

3. 消化系统 消化道解剖与功能发育不成熟；具有最基本的进食动作——觅食反射、吞咽反射，但吞咽时咽-食管括约肌不关闭、食管无蠕动、食管下部括约肌不关闭，易发生溢乳；易产生过敏与感染。新生儿出生时肠道无菌，生后2日出现双歧杆菌，7日到达高峰，为新生儿的优势菌。母乳喂养儿的酸性粪便有利于双歧杆菌的生长。

4. 泌尿系统 肾脏功能发育不成熟，出生时肾小球过滤功能低下，肾浓缩功能差；高蛋白质、高矿物质（磷）的牛乳对肾脏功能有潜在的损害。

5. 神经系统 大脑皮质兴奋性低，对外界刺激反应易于疲劳，以睡眠状态为主；皮质下中枢兴奋性高，呈蠕动样动作，肌张力高；脊髓的固有反射（非条件反射）存在。

6. 免疫系统 细胞免疫功能已较成熟；体内有母亲通过胎盘给予的抗体（IgG）；非特异和特异性免疫功能发育不成熟，肠道分泌的IgA较低。

7. 体格发育 新生儿期是宫内生长的延续。正常足月婴儿生后第一个月体重增加1.0～1.5kg，身长增长4～5cm。

二、保健要点

新生儿，特别是生后一周内的新生儿发病率和死亡率极高。常见的致死原因有早产、胎儿生长受限、窒息、产伤、感染、先天畸形等。国内外生命统计资料表明，新生儿期死亡人数占婴儿期死亡总数的60%～70%，生后7天以内死亡者，又占新生儿期死亡总数的70%左右。故新生儿保健重点是预防出生时的缺氧、窒息、低体温、寒冷损害综合征和感染。新生儿保健为Ⅰ级预防和部分Ⅱ级预防（新生儿筛查）。

（一）出生时保健（产科和新生儿科）

（1）胎儿娩出后迅速清理口腔内黏液，保证呼吸道通畅，预防早期新生儿缺氧、窒息。记录出生时评分、体温、呼吸、心率、体重与身长。

（2）维持产房室温25～28℃，注意保暖，预防寒冷损伤综合征（新生儿硬肿症）。

（3）预防感染

1）及时点眼药，防治分娩时的感染性眼病。

2）严格消毒、结扎脐带。

3）避免交叉感染，新生儿的用具每日煮沸消毒；对于乙肝表面抗原（HBsAg）阳性、乙肝e抗原（HBeAg）阳性母亲的婴儿，生后接种乙肝疫苗，对于阻断乙肝病毒的母婴垂直传播效果较好；母亲为HBV慢性携带者，哺乳不增加HBV传播的危险度；HBsAg、HBeAg、抗-HBc三项阳性（"大三阳"）母亲的婴儿应得到免疫保护，且不宜喂养人乳。

（4）全面检查新生儿，注意有无先天缺陷、产时损伤及呼吸困难、气促或呻吟，测体温（正常腋温范围36.5～37.5℃），检查双眼有无红肿、流脓，脐部有无渗血，有无腹胀，头、躯干、四肢有无损伤。

（5）设立新生儿观察室，出生后观察6小时，正常者进入婴儿室或母婴室。早产儿、低体重儿、宫内感染，以及缺氧、窒息、低体温、低血糖、低血钙和颅内出血等产时异常的高危儿及时送入新生儿重症监护室。

（二）新生儿居家保健

1. 保暖 新生儿居室的温度与湿度应随气候温度变化调节，居室温度以20～22℃、湿度以55%～60%为宜，避免对流风。冬季可以使用热水袋保暖，但要注意温度及使用时间，避免烫伤；夏季应避免室内温度过高。根据季节和新生儿个体状况逐渐增加户外活动时间，以获得天然维生素和增强抵抗力。

2. 喂养 尽早吸吮母亲的乳头，指导母亲正确的哺乳方法，促进母乳分泌，昼夜按需哺乳（＞8次/24小时）；母乳确实不足或无法进行母乳喂养的婴儿，指导母亲选用配方奶粉喂养；纯母乳喂养的新生儿2周后补充维生素D 400IU/d，早产儿每日口服800IU；乳母适当补充维生素K，多吃蔬菜、水果，避免新生儿或婴儿因维生素K的缺乏而发生的出血性疾病。

3. 护理 任何护理前均应洗净双手。①新生儿皮肤娇嫩，脐部皮肤应加强护理，保持脐部清洁和干燥，脐带脱落前可用淋水沐浴或用植物油轻擦皮肤皱褶处；脐带脱落后可放入盆中洗澡，用中性肥皂，动作轻，洗毕用干毛巾沾干皮肤，以免擦伤皮肤；脐部如有脐轮红、脓性分泌物或硬结，应及时就诊。②衣服和尿布要用柔软的棉布制作，选择合适的衣服、尿布或纸尿裤。衣服宜宽大，易穿易脱，冬衣要能保暖。尿布要勤换勤洗，经常保持臀部和会阴部皮肤清洁干燥。③无须特别处理新生儿痤疮、"马牙""上皮珠"、乳房肿大、"假月经"、红斑、粟粒疹；避免给新生儿挤乳头、擦口腔，以免发生新生儿乳腺炎和口腔黏膜感染。④注意保持口腔清洁，不应擦洗口腔黏膜，如有黏膜白斑或破损，应及时就诊。⑤睡眠，最好达20小时，睡时要变换体位，不要长时间仰卧，不要枕头，喂奶后宜向右侧卧，减少不必要的操作。

4. 促进感知觉、运动发育 父母应经常轻柔地抚摩新生儿，和他说话，用彩色的玩具逗逗他，以促进视、听、触觉的发展。衣服宽松，四肢活动自由，双手外露触摸物体；2～3周后可每日俯卧1～2次，训练抬头发育。

5. 预防感染 新生儿居室应保持清洁卫生，谢绝亲友探望，避免有呼吸道感染或传染性疾病人员接触新生儿，母亲患感冒哺乳时要戴口罩。新生儿出生后24小时内接种的常见疫苗包括卡介苗和乙肝疫苗。

6. 伤害预防 注意喂哺姿势、喂哺后的体位，预防乳汁吸入和窒息。保暖时避免烫伤，预防意外伤害的发生。

（三）慎用药物

新生儿肝功能不成熟，某些药物体内代谢率低，在体内蓄积发生副作用。哺乳期母亲用药应考虑乳汁中药物对新生儿的作用。

（四）新生儿疾病筛查

生后筛查，尽早诊治，减少发育中的后遗症，属Ⅱ级预防。

1. 新生儿听力筛查 目的是尽可能早地发现有先天性听力障碍的新生儿，使其在语言发育的关键年龄之前就能得到适当的干预和治疗，使语言发育不受损害或减轻损害。

2. 遗传代谢、内分泌疾病筛查 《中华人民共和国母婴保健法》规定新生儿出生时必须筛查某些遗传代谢、内分泌疾病，以早期发现、早期诊断，预防疾病发生带来的严重后果。

3. 先天性髋关节发育不良 漏诊误诊会严重影响儿童骨骼发育。体格检查时应注意先天性髋关节发育不良的症状，有时在新生儿期难以确定。

4. 滥用药物　母亲妊娠期或哺乳期滥用药物可对新生儿产生毒性作用。怀疑母亲有滥用药物史时，应作新生儿尿液筛查。

5. 溶血　母亲Rh阴性或"O"型血型时，新生儿应作相应的溶血实验筛查。

6. 成熟度评估　通过新生儿皮肤、毛发、指甲、外生殖器、非条件反射、肌张力评价新生儿成熟度，同时可帮助筛查神经系统疾病。

（五）新生儿家庭访视

社区妇幼保健人员于新生儿出生28天内家访2次，高危儿应家访3次。家访的目的是早期发现问题，包括病理性黄疸、感染、神经系统损伤、先天畸形（眼、耳、口腔、心脏、四肢）、腹部肿块等，及时指导处理，以降低新生儿的发病率和死亡率。

家访内容：询问新生儿出生情况，生后生活状态，预防接种情况，喂养与护理情况；观察新生儿一般情况，重点注意有无产伤、黄疸、畸形、皮肤与脐部感染，居住环境；全身体格检查，包括头颅、前囟、心肺腹、四肢（外展试验）、外生殖器；头围、体重测量；视、听觉筛查；指导喂养与护理，记录访视结果。发现严重问题应立即转医院诊治。

第二节　婴儿期保健

一、分期特点

出生至1周岁（12月龄）为婴儿期（infant period），是儿童生后生长发育最快的时期，出生后婴儿各系统器官的生长发育持续进行，但仍不成熟。特点如下。

1. 体格生长　是生后体重增长最快的时期，即体格生长第一高峰期。

2. 感知觉、行为发育　是感知觉和行为发育最快的时期，视觉、情感、语言发育的关键期。母婴相依情绪和焦虑建立是儿童健康个性发展的基础。

3. 消化道功能　生长速度快，需要营养素丰富的食物，但消化功能尚未成熟，易患消化紊乱、腹泻、营养不良等疾病，易出现缺铁性贫血。

4. 免疫功能　6月龄后婴儿从母体获得的被动免疫抗体逐渐消失，主动免疫功能尚未成熟，易患感染性疾病。

二、保健要点

促进儿童早期发展是婴儿期保健的重点，包括婴儿的营养、卫生保健、情感关爱、生活技能培养及智力开发。家庭是婴儿期保健和早期发展的主体，父母育儿水平与父母接受科学知识的态度和能力密切相关。

（一）合理喂养

婴儿期营养状况及儿童期生长发育的情况均与成年后的健康状况密切相关。

（1）母乳喂养：母乳是从胎儿过渡到独立摄取营养的婴儿最好的天然食品，除需补充少量的营养增补剂，如维生素D、维生素K以外，纯母乳喂养能满足6月龄以内婴儿所需要的全部液体、能量和营养素。母乳所含的营养物质齐全，各种营养素之间比例合理，含有多种免疫活性物质，非常适合于身体快速生长发育、生理功能尚未完全发育成熟的婴儿。同时母乳喂养也有利于增进母子感情、促进母体康复。孕妇产前要为哺乳做好心理及乳房准备，认识母乳喂养对患儿及自身的好处，接受正确的喂哺知识，保证合理的营养。产后在母子身体健康的情况下应尽早开奶，根据婴儿需要按需哺乳，同时做好乳头卫生及保健。部分母乳喂养或人工喂养婴儿则应正确选择配方奶。婴儿的食物以高能量、高蛋白的乳类为主，即使在婴儿期末（10～12月龄），每日乳类供能仍不应低于总能量的1/2（约45～50kcal/kg）。

> **知识拓展**
>
> **母乳喂养的意义**
>
> 　　母乳喂养在新生儿及婴儿期保健中具有重要意义，不仅为婴儿提供了营养，更蕴含着母爱的温暖，体现了人与自然的和谐统一。母乳喂养传承了中华民族敬重生命、尊重自然的传统美德。从生理层面来看，母乳营养丰富，其中包括必需氨基酸在内的多种营养素比例均衡，易被婴儿消化吸收；母乳含有多种不可替代的免疫因子和免疫活性细胞，能够增强婴儿抵抗力，降低疾病的发病率；母乳含有牛磺酸、上皮生长因子等生长调节因子，对婴儿的生长发育有着重要作用。从心理层面看，母乳喂养过程中母子之间亲密的肢体接触和眼神交流，有利于增进母子感情，满足婴儿的安全感和依恋需求，促进婴儿身心健康发展。总的来说，母乳喂养有利于母婴双方，如无特殊情况均应大力提倡母乳喂养。

　　（2）合理添加辅食：随着婴儿逐渐的发育成长，单纯的母乳或配方奶喂养已不能满足需要（多为4～6月龄），这时应及时添加辅助食品，保障婴儿的健康。在婴儿新食物的引入过程中，医生应指导家长避免或减少食物过敏的发生。

　　（3）在阳光不充足的地区应注意维生素D的补充，有助于降低维生素D缺乏性佝偻病的发生。

（二）促进情感、感知觉、语言、运动发育

　　父母或抚养人及时满足婴儿需要，使婴儿感觉安全，对成人产生信赖；反之则会产生焦虑不安和恐惧。经常用带有声、光、色的玩具刺激婴儿对外界的反应，促进婴儿感知发育。按月龄结合婴儿能力训练，可促进婴儿感知觉发育，提高婴儿神经心理的发育水平。

（三）生长监测及定期进行健康检查

　　应用生长发育监测图监测婴儿的生长和营养状况，早期发现偏离，及时分析其原因，采取有针对性的措施及时矫治。婴儿年龄越小，生长发育越迅速。定期进行健康检查可早期发现问题，早期干预。如果生长偏离时间长，错过生长发育最快期，则纠正较困难。一般＜6月龄的婴儿每1个月检查一次；＞6月龄，每2～3个月检查一次。

（四）体格锻炼

　　坚持每日户外活动1小时，进行空气浴、日光浴和被动体操，增强体质，降低维生素D缺乏性佝偻病的发生。

（五）生活技能培训

培养婴儿独立睡眠习惯、进食技能和如厕训练是早期教育的重要内容。

（六）口腔保健

注意婴儿用奶瓶的正确姿势，避免将乳头抵压其上颌，影响颌骨发育；婴儿乳牙萌出后不宜含乳头入睡，以免发生"奶瓶龋齿"。不良吸吮习惯可对口腔产生异常压力，形成错殆畸形、颜面狭窄等畸形。

（七）预防接种及疾病筛查

按计划免疫程序定期完成卡介苗和脊髓灰质炎、百白破、麻疹、乙型肝炎等疫苗接种，基础疫苗接种和良好的卫生习惯可降低疾病的发生。在定期健康检查中应注意检查常见疾病，如缺铁性贫血、食物过敏、中耳炎、先天性髋关节发育不良、泌尿生殖系统感染、视力与听力异常、维生素D缺乏性佝偻病等。

第三节　幼儿期保健

一、分期特点

自满1周岁至3周岁为幼儿期（toddler period）。幼儿阶段体格生长发育速度稍减慢，行为发育迅速，学习走、说、解决问题和与人交往的能力；活动范围扩大，缺乏对危险事物的识别能力、自身保护意识和能力，容易发生意外伤害和中毒。特点如下。

（一）体格生长

体格生长速度较婴儿期缓慢，食物已转换为固体，仍易发生体重增长缓慢，甚至营养不良。

（二）神经系统

神经系统发育开始减慢，脑的大小已达成人的80%。随运动与语言基本能力的发育，能主动观察、认知、进行社交活动；出现第一个违拗期。

（三）消化系统

消化系统发育逐渐成熟，消化功能紊乱减少。

（四）呼吸系统

呼吸系统发育逐渐成熟，呼吸系统疾病相对增多，急性传染性疾病发病率较高。

二、保健要点

幼儿心理活动，尤其自我意识的发展，使其对周围环境产生好奇心、喜欢模仿，但易被成人过分呵护而抑制其独立能力的发展。幼儿期个性的发展是学龄儿童自信、勤奋或依赖、退缩心理状态的基础。

（一）合理营养

营养丰富的食物，各种营养素及热能供给要全面、比例平衡，满足体格生长。食物种类、质地接近成人，每日5～6餐适合幼儿生长需要和消化道功能完善的程度，其中乳类供能仍不应低于总能量的1/3（约30kcal/kg）。需要注意培养儿童良好的进食行为和卫生习惯，鼓励儿童自己用餐具进食、按时进餐、进餐时间不宜超过30分钟，不吃零食、不偏食挑食，避免过多液体或零食摄入而影响进食。

（二）促进语言发育与大运动能力发展

这个阶段是语言发展的关键时期，应重视与幼儿的语言交流，使幼儿通过游戏、讲故事、唱歌等学习语言；选择促进小肌肉动作协调发育的玩具，通过玩具发展幼儿运动能力。

（三）早期教育

安排规律生活，培养幼儿独立生活能力和养成良好的生活习惯，为适应幼儿园生活作准备。幼儿注意力持续时间短，安排学习活动不宜过长。

（四）体格检查

每3～6个月应进行一次体格检查，预防营养不良、超重/肥胖等营养性疾病；教育家长认识保存儿童生长资料的重要性，配合医生，继续用生长曲线监测儿童生长速度。进行眼保健和口腔保健。家长用小牙刷帮助幼儿刷牙，每晚一次，预防龋齿；1岁后应断离奶瓶，预防错𬌗畸形和"奶瓶龋齿"。逐渐增加幼儿食物的固体性与长度，有利于咀嚼、吞咽与乳牙发育。

（五）预防事故及疾病筛查

预防异物吸入引起窒息，监护人不宜让幼儿独自外出或单独留在家中，注意避免幼儿活动环境与设施中的不安全因素。按照计划免疫程序对有关疫苗进行加强免疫，可据传染病流行病学资源、经济水平、家长的自我保健需求进行其他疫苗接种。定期筛查常见疾病，如缺铁性贫血、视力异常和寄生虫感染等疾病。

第四节　学龄前期保健

一、分期特点

3周岁至6～7周岁入小学前为学龄前期（preschool period），此期儿童体格生长发育处于稳步增长状态，智力发展快、独立活动范围大，是性格形成的关键时期。此期儿童易发生车祸、烫伤等意外事故。特点如下。

（一）心理发育

此期儿童脑发育接近成人，语言、思维、想象力成熟，是个性及性格形成的关键时期。

（二）运动发育

开始有较好的平衡，两足交替步登楼梯，能模仿绘画或临摹横、直线和基本的几何图形。

（三）体格生长

体格生长速度较平稳，主要受遗传、内分泌因素的影响。每年体重增加约2kg，身高增加平均约5cm。

二、保健要点

学龄前儿童智力发展快，独立活动范围扩大。良好的学习兴趣、习惯与学龄期的在校学习状况有关，此期应注意从日常生活活动中培养儿童的各种能力。

（一）合理膳食

为满足此期儿童生长发育的需要，应供给平衡膳食，食物多样化以增进食欲。养成定时进食、不偏食、不挑食等良好的饮食卫生习惯。膳食结构接近成人，与成人共进主餐，每日4～5餐（3餐主食，1～2餐点心）适合学龄前儿童生长需要和消化道的发育水平；每日摄入优质蛋白质占总蛋白的1/2。其中乳类供能占总能量的1/3（约25kcal/kg）。

（二）学前教育

为进入小学进行学前准备。包括培养学习习惯，注意发展儿童想象与思维能力，通过游戏、体育活动增强体质，在游戏中学习遵守规则和与人交往。活动内容应动静结合，以游戏的形式学习和开展教育可增加儿童兴趣，每次时间以20～25分钟为宜。学前教育不应该单纯是知识的灌输，甚至是把小学的课程提前至学前进行教学。这样不仅会影响学习效率，更有可能使得孩子因为挫败感而丧失对学习的兴趣。

（三）合理安排生活

发展儿童的好奇心和求知欲等，还要通过日常生活内容锻炼其独立生活能力，为进入小学打好基础。

（四）体格检查

每年1～2次，继续使用生长发育检测图，重点了解身高增长速度。测量身高、体重，检查牙齿、视力、听力、血红蛋白等，教育儿童正确坐、走姿势，预防脊柱畸形等。每年接受一次全面的视力筛查（视力表）和眼检查，培养良好的用眼习惯；每6个月或每年检查一次口腔，纠正不良口腔习惯，预防错𬌕畸形。

（五）预防事故及疾病筛查

集体机构儿童特别注意预防传染性疾病；预防儿童外伤、溺水、误服药物、食物中毒、触电等伤害。预防接种按计划免疫程序进行。健康检查注意筛查缺铁性贫血、尿路感染、肾脏疾病、寄生虫感染及发育行为异常等。

第五节　学龄期保健

一、分期特点

6～12岁的儿童进入学校学习，入学至青春期之前为学龄期（school period）。此期儿童求知欲强，是获取知识的最重要时期。特点如下。

（一）心理发育成熟

认知能力加强，社会心理进一步发育，逐渐适应学校环境并进入家庭及学校以外的社会。逻辑思维发育成熟，求知欲强，意志力强，个性明显。

（二）系统发育

多种生理功能包括免疫功能，已基本成熟、稳定。脑的形态发育基本完成，而淋巴系统发育则处于高潮。器质性疾病较少，呼吸道感染仍较常见。

（三）体格生长

青春期前学龄儿童体格生长稳定增长，生长速度到7～8岁后稍有增快趋势，皮下脂肪重新开始堆积。部分青少年在学龄期的后期进入青春期。

二、保健要点

教育与教养环境影响儿童学习和对生活的态度。

（一）加强营养

学龄儿童的膳食结构基本已经与成人相似。膳食中注意荤素搭配、保证优质蛋白的摄入，多吃富含钙的食品以保证身体快速生长的需要。牛奶每天摄入量需要保证400～500ml，每日摄入优质蛋白质占总蛋白的1/2，多食富含钙的食物如豆制品等，同时加强运动，使骨骼发育达到最佳状态，减少成年期后骨质疏松、骨折的发生；预防缺铁性贫血、营养不足等常见病；当BMI接近或超过正常上限时，应调整食谱，改善进食行为，加强体格锻炼，避免超重/肥胖症。

（二）培养良好的卫生习惯、提供适宜的学习条件

培养每天早、晚刷牙，饭后漱口的习惯；饭前便后洗手的习惯；按时进食、按时睡眠和夏季午睡的习惯，学龄儿童睡眠应保证在10小时以上；喝水用自己的水杯、不随地吐痰等良好习惯。培养良好的学习兴趣、习惯；给予正面积极教育，着力加强素质教育；积极开展体育锻炼，不仅可增强体质，同时也培养了儿童的毅力、奋斗精神和团队精神。

（三）性教育

按不同年龄进行教育，包括对自身的保护，正确认识性发育对青少年心理生理的影响，学习有关性病、艾滋病危险因素科普知识。

（四）体育锻炼

鼓励儿童多参加户外运动及活动，积极参加体育锻炼，增强体质，增加机体抵抗能力。每天应该保证60分钟以上的中高强度身体活动，加强运动，使骨量发育达最佳状态，达到最佳骨峰值。

（五）体格检查

每年体格检查一次，监测生长发育，及时发现体格生长偏离及异常并及早干预。每年做眼、口腔检查一次，预防屈光不正、龋齿的发生，每天屏幕时间限制在2小时以内。

（六）预防事故及疾病筛查

学习交通安全规则和事故的防范知识，减少伤残发生。积极进行法制教育，增加儿童法律知识，认识家庭和自己必须遵纪守法的重要性。注意检查脊柱，除外脊柱侧弯、后突畸形；学习困难儿童应排除注意缺陷多动障碍、情绪等行为问题及特殊发育障碍。

第六节　青春期保健

一、分期特点

青春期（adolescence）是儿童过渡到成人的发育阶段，女童从11～12岁到约18岁，男童相比要晚2年左右，一般为13～14岁到18～20岁。青春期青少年出现第二个违拗期。特点如下。

（一）心理冲突

青少年生理发育已较成熟，而心理和社会适应能力发展相对滞后，易产生青春期复杂的心理卫生问题。

（二）体格发育

为生后体格发育的第二个高峰期，性功能发育。此期疾病常与内分泌有关，如月经失调、痤疮、肥胖症、贫血等。

二、保健要点

（一）加强营养

青春期是体格发育的高峰时期，此期由于体格生长的加速和活动的增加，必须加强营养，保证食物的质与量的供应。青春期由于骨骼发育迅速，钙的需求量达1000mg/d，因此仍然需要摄入充足的乳类制品。及时发现青春期女孩盲目追求消瘦身材的心理，正确疏导，避免营养不良及厌食症的发生。

（二）心理教育

青少年处于第二个生理违拗期，家长及老师需要正确认识这一特点，善于理解和帮助青少年。避免粗暴的教育，要善于与青少年交流，善于引导并培养正确的人生观、价值观。培养意志、团队精神，学习与人相处，礼貌待人，遵守规则；注意培养青少年具备承受压力与失败的良好心理状态；帮助青少年正确认识社会的不良现象，提高是非辨别能力，把握自己的行为，远离恶习。

（三）性教育

青春期应进行正确的性教育，以使其在生理上和心理上对性具有正确的认识。

（四）体育锻炼

每天至少累计达到60分钟的中高强度身体活动，包括每周至少3天的高强度身体活动和增强肌肉力量、骨骼健康的抗阻活动；按学校规定的锻炼项目开展体育锻炼，以增强体质，锻炼意志。

（五）体格检查

应合理安排作息时间，保证良好的睡眠。每年应做一次体格检查，以便早期发现问题，尽早处理。

（六）预防事故与疾病筛查

青春期儿童喜欢冒险，尤其要防范交通、溺水、跌落等意外发生。及早干预异常心理行为，注意筛查性发育与内分泌疾病。

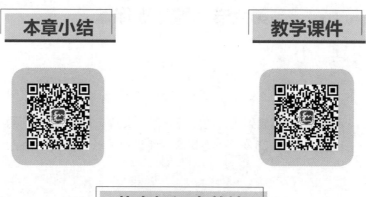

本章涉及的2019版及2024版公共卫生执业助理医师资格考试考点对比见表12-1。

表12-1　2019版及2024版公共卫生执业助理医师资格考试考点对比

单元	细目	知识点	2024版	2019版
儿童各年龄期保健	新生儿期	（1）分期特点	新增	—
		（2）保健要点	新增	—
	婴儿期	（1）分期特点	新增	—
		（2）保健要点	新增	—
	幼儿期	（1）分期特点	新增	—
		（2）保健要点	新增	—
	学龄前期	（1）分期特点	新增	—
		（2）保健要点	新增	—
	学龄期	（1）分期特点	新增	—
		（2）保健要点	新增	—
	青春期	（1）分期特点	新增	—
		（2）保健要点	新增	—

拓展练习及参考答案

（黄岳青）

第十三章　儿童保健服务措施

素质目标： 关注各年龄阶段儿童的健康管理，树立正确的儿童健康管理观念，利用科学严谨的方法对各年龄阶段儿童进行健康管理指导。

知识目标： 掌握不同年龄阶段儿童的保健服务措施，新生儿疾病筛查方法及流程，各年龄阶段儿童五官保健的服务内容。

能力目标： 具备做好儿童各年龄期保健的能力；具备指导家长进行居家保健的能力。

案例导入

【案例】

　　一名4月龄的男童在定期体检时，家长诉孩子头部无法抬起。医生对孩子进行了全面的检查与评估，发现孩子竖头不稳，被拉起时明显头后仰，俯卧位时抬头不到45°，紧握拳，拇指内收，上肢肌张力稍高，翻身意识差，并且体重增长不足。经过进一步检查及详细询问家庭养育史，考虑跟家庭养育有关。

【问题】

　　1. 儿童在不同年龄阶段应分别注意哪些疾病？怎样进行疾病筛查？

　　2. 儿童在不同年龄阶段怎样分别进行健康管理？

　　3. 儿童保健措施有哪些？

核心知识拆解

　　随着时代发展，就单一问题开展保健工作已经不适应儿童保健的需求，需要采取综合措施对儿童健康进行有效管理，防止儿童死亡，促进儿童健康成长及发育。从保健的角度来看，综合措施意味着通过一种服务渠道进行多种形式的服务，如在进行新生儿疾病筛查、五官保健、各年龄段健康管理等定期体格检查的同时，指导家长如何进行有效的居家保健，保证儿童智力、体格和社会心理的健康发育。

第一节　新生儿疾病筛查

　　新生儿疾病筛查是指在新生儿期对严重危害儿童生命、导致儿童体格及智力发育障碍的先天性、遗传性疾病，采用快速、简便、敏感性方法筛检，早期诊断，及时治疗，避免儿童受到不可逆损害，减少出生缺陷，提高出生人口素质。新生儿疾病筛查作为出生缺陷的预防措施之一，是防治儿童智力低下、提高出生人口素质的基本手段，是时代进步和科学技术发展的标志。

一、遗传代谢病筛查

新生儿遗传代谢病筛查主要包括先天性甲状腺功能减退症、苯丙酮尿症、先天性肾上腺皮质增生症和葡萄糖-6-磷酸脱氢酶缺乏症。

（一）先天性甲状腺功能减退症

先天性甲状腺功能减退症（congenital hypothyroidism，CH）主要临床表现为体格和智力发育障碍。可由不同病因引起，多为甲状腺发育缺陷。先天性甲状腺功能减退症在新生儿出生早期多数无症状或症状轻微，或为非特异性甲状腺激素缺乏的症状，临床表现缺乏特异性，至婴儿6～12周龄后逐渐出现典型的症状和体征，因此需提高警惕。

1. 新生儿CH筛查

（1）采血时间：出生时因应激状态与宫外环境温度刺激，出生后的新生儿TSH有一生理性高峰。为避开生理性TSH高峰，标本采集应在出生72小时后，并充分哺乳。采血部位为足跟内侧或外侧，针刺采血部位，滴血于滤纸片上。如母亲患甲状腺疾病或家族中有CH病史者应尽早筛查。同胞（双胎或多胎）可能存在宫内交叉输血，若有一例阳性，则筛查正常的其他同胞也应复查。

（2）筛查指标：TSH与T_4为筛查指标。

1）TSH：包括中国在内的绝大多数国家和地区采用TSH筛查。TSH界值点与实验室和试剂盒有关，一般8～20mIU/L，超过者需召回复查。但此法对甲状腺素结合球蛋白（TBG）缺乏、中枢性甲状腺功能减退、低甲状腺素血症、低出生体重儿及极低出生体重儿有可能漏筛。

2）T_4：与TSH筛查方法相比，T_4敏感性及特异性较低，测试费用较高及操作复杂，且容易漏诊，初期T_4正常伴延迟性TSH升高者，较少选用。但T_4筛查可发现迟发性TSH增高、中枢性甲状腺功能减退和高甲状腺素血症的婴儿。

3）TSH＋T_4：是较为理想的筛查方法。T_4为主筛查，若$T_4 \leqslant -0.8SD$，加筛TSH；若$T_4 \leqslant 1.6SD$，加筛TBG。此法成本较高，极少采用。

2. 辅助检查

（1）甲状腺超声检查：是目前形态学检查的主要手段，为疑诊CH婴儿首选方法，可检测甲状腺是否缺失、大小、形状和位置。

（2）骨龄测定：新生儿X线摄片观察胫骨近端、股骨远端和踝部，如下肢未出现骨化中心或仅见小碎片骨化，即胎儿骨发育延迟，提示CH。

（3）核素扫描：TSH增高时甲状腺对核素摄取增加，甲状腺素替代治疗后48小时内核素摄取不再增加，故应在治疗前进行。疑诊CH核素扫描可发现移位甲状腺。

3. CH治疗与随访　对于疑似CH的新生儿，应立即通知家长，召回复查。确认后尽早给予治疗及干预，一般不超过患儿出生后4周。患儿及家长依从性很重要，包括长期、规律治疗，检测及随访。具体见表13-1。

表13-1　CH治疗与随访

项目	内容
初次治疗	1. 收集详细病史、体格检查 2. 转诊内分泌医生 3. 复测血TSH、T_4 4. 甲状腺超声检查
随访	复测TSH、T_4： 1. 治疗2～4周后 2. 小于6月龄：1～2个月 3. 6月龄至3岁：3～4个月 4. 大于3岁：6～12个月
治疗目标	TSH（-），维持T_4与FT_4水平至正常值的中上范围
评估	1. 辅助检查证实为甲状腺缺乏异位型CH需终身治疗 2. 新生儿期后TSH不升高（<50mU/L），诊断性治疗至3岁 3. 停止治疗后TSH升高，需终身治疗

（二）苯丙酮尿症

苯丙酮尿症（phenylketonuria，PKU）是常染色体隐性遗传病，是先天性遗传代谢病中发生率相对较高的一种疾病，也是引起儿童智力发育障碍较为常见的原因之一。

1. 新生儿PKU筛查

（1）采血时间：采集出生后72小时（哺乳>6次）新生儿的足跟外周血，针刺采血部位，滴血于滤纸片上。测定苯丙氨酸（Phe）浓度进行高苯丙氨酸血症（HPA）筛查。

（2）筛查指标：血Phe升高可为PKU，10%～30%HPA也可为BH_4缺乏症（BH_4D）。经典型PKU血Phe浓度>1200μmol/L，中度PKU血Phe浓度>360μmol/L且<1200μmol/L，轻度PKU>120μmol/L且≤360μmol/L。

1）血Phe浓度：血Phe浓度>2mg/dl（或120μmol/L）为可疑PKU患儿，需召回复查。轻度HPA空腹或低蛋白饮食状态血Phe浓度可<2mg/dl，需多次复查。早产儿因转氨酶不成熟致暂时性HPA，发热、感染、蛋白摄入不足、肠道外营养或输血情况等也可致血Phe浓度增高。

2）尿蝶呤分析和BH_4负荷测验：血Phe基础浓度>600μmol/L者需检测尿蝶呤和BH_4负荷试验；血Phe基础浓度<600μmol/L者宜测试Phe-BH_4联合负荷试验。

2. 治疗与随访

该病一旦确诊，应立即治疗。开始治疗的年龄越小，预后越好。患儿需给予无苯丙氨酸配方乳治疗。

（1）血Phe浓度监测：患儿特殊奶粉治疗开始后每3天测定血Phe浓度，以及时调整饮食，添加天然食物。Phe浓度稳定后，Phe测定可适当调整：<1岁每周1次，1～12岁每2周至每月1次，12岁以上每1～3个月1次。各年龄段血Phe浓度控制的理想范围：1岁以下婴儿120～240μmol/L，1～12岁儿童120～360μmol/L，12岁以上儿童120～600μmol/L为宜。治疗至少到青春发育期后，提倡终身治疗。

（2）预防Phe缺乏症：Phe缺乏表现为严重皮肤损害、嗜睡、食欲缺乏、营养不良、腹泻、贫血、低蛋白血症等，甚至死亡。监测Phe浓度过低时应及时添加天然食物。

（3）定期进行体格和智能发育评估：治疗后每3～6个月测量身高、体重，进行营养评价等。1岁、2岁、3岁、6岁时进行智力发育评估。

（三）先天性肾上腺皮质增生症

先天性肾上腺皮质增生症（congenital adrenal hyperplasia，CAH）是常染色体隐性遗传病，是由于肾上腺皮质激素合成过程中酶的缺陷所引起的疾病。此病的新生儿筛查主要是针对新生儿21-羟化酶缺乏症的筛查。

1. 新生儿CAH筛查

（1）采血时间：采集出生后72小时（哺乳＞6次）新生儿的足跟外周血，针刺采血部位，滴血于滤纸片上。

（2）筛查指标：血17-OHP浓度测定。一般筛查时17-OHP＞500nmol/L为典型CAH，足月儿血17-OHP浓度＞30nmol/L、早产儿＞40nmol/L时召回，150～200nmol/L可见于各种类型的CAH或假阳性。

2. 治疗与随访　该病一旦确诊，尽早给予盐皮质激素和糖皮质激素治疗。治疗期间需进行临床评估和血脱氢表雄酮（DHEA）、脱氢表雄酮硫酸酯（DHA）检测，以调解两类激素剂量，达到最佳治疗效果。生后3个月内得到早期规范的治疗，较好控制激素水平，可维持正常的生长速率和骨龄成熟、青春期发育。

经过治疗的患儿应根据年龄和开始治疗后的反应，每3～12个月复查一次。包括测空腹血清17-OHP或/和雄烯二酮，选择促肾上腺皮质激素（ACTH）及皮质醇（COR）、DHEA、电解质、B超等，每年测骨龄一次。

（四）葡萄糖-6-磷酸脱氢酶缺乏症

葡萄糖-6-磷酸脱氢酶缺乏症（G6PD）是一种遗传性溶血性疾病，G6PD基因突变是G6PD活性降低的根本原因。

1. 新生儿G6PD筛查

（1）采血时间：出生时取脐血测定G6PD酶活性。

（2）方法：G6PD活性检测为特异性直接诊断方法。高度疑诊G6PD者宜在血液指标恢复正常、溶血恢复后2～3月复查G6PD活性。

1）Zinkham法：WHO推荐方法，正常值为12.1±2.09IU/gHb。

2）Clock与Melean法：国际血液学标准化委员会推荐，正常值为8.34±1.59IU/gHb。

3）NBT定量法：正常值为13.1～30.0NBT单位。

4）荧光斑点试验：男童半合子和女童纯合子检出率可达100%，具有灵敏度高、操作简便、耗时少、廉价与结果可靠等特点，适用于新生儿G6PD筛查。G6PD≤2.5IU/gHb疑诊G6PD。

2. 治疗与随访　目前尚无特殊治疗，急性发作时对贫血和高胆红素血症进行对症处理。进行疾病预防知识的宣教。建议G6PD儿童随时携带G6PD保健卡，注明禁用和慎用的氧化作用药物（如磺胺类）、避免食用蚕豆及其制品等情况，便于他人了解患儿病情。

二、听力筛查

新生儿听力障碍是常见的出生缺陷。正常的听力是儿童语言学习的前提，若能在6月龄前诊断，通过适当的干预，患儿的语言发育能力可达正常儿童水平。新生儿听力筛查已纳入妇幼保健的常规检查项目。

（一）耳聋程度分级

详见表13-2。

表13-2　WHO 1980年耳聋分级标准

听力分级	平均阈值及粗略判断
正常听力	＜25dBHL
轻度听力障碍	26～40dBHL（听小声讲话困难）
中度听力障碍	41～55dBHL（听一般讲话困难）
中重度听力障碍	56～70dBHL（听大声讲话亦有困难，影响工作和生活）
重度听力障碍	71～90dBHL（只能听耳边的大声喊叫，影响儿童语言发育）
极重度听力障碍	＞91dBHL（几乎听不到任何声音，残存听力一般不能利用）

（二）新生儿听力筛查方法

目前国内常用的筛查方法为耳声发射法（OAE）和/或自动（快速）脑干诱发电位法（AABR）。听力筛查步骤及流程见表13-3。

表13-3　听力筛查步骤及流程

阶段	对象	地点	时间
第一阶段：听力筛查	新生儿	医疗机构	生后48小时至出院前
	初筛未通过者	医院（或妇保院）的产科	出院时
	出院时仍未通过者 新生儿期漏筛者	妇幼保健院（所）	42天内
第二阶段：诊断和干预	复筛未通过者	儿童听力诊断中心	生后3～6个月
第三阶段：康复阶段	确诊患有听力损害需康复者	各级医疗保健康复中心	确诊时

（三）儿童耳聋的预防

1. 一级预防　避免使用或慎用耳毒性药物；开展耳聋遗传咨询，实行优生优育；加强免疫接种，预防相关疾病。

2. 二级预防　积极治疗能致聋的感染性疾患，如细菌性脑炎、巨细胞病毒感染，尤其是慢性中耳炎；妥善处理高危孕妇、高危分娩和高危新生儿情况；开展婴幼儿听力筛查，早发现、早干预；高危幼儿应在3岁前接受听力检测追踪。

3. 三级预防　目的是不失时机地对患儿进行语言培训，尽可能提高其听力和语言沟通能力。

第二节 新生儿健康管理

一、新生儿家庭访视

足月正常新生儿出院后，在生后28天内家庭访视不少于3～4次。每次访视前，医护人员需用肥皂和清水洗手，戴口罩。每次访视完毕，及时填写访视记录，并给婴儿父母反馈。每次访视重点不同，发现问题应及时处理，并增加访视次数，或及时转至医院诊治。最后一次访视结束后，填写小儿生长发育图，转入婴儿期系统保健。

（一）正常新生儿家庭访视

1. 第一次访视 在新生儿出院后3～7日内进行。访视内容：①观察新生儿居室条件和卫生状况。②观察新生儿的一般健康状况，如呼吸、面色、皮肤颜色，有无黄疸、黄疸程度和出现时间。③询问出生情况，如体重、身长、分娩方式、有无窒息，了解新生儿吸吮、进食、睡眠、哭声、大小便情况等；是否接种乙肝疫苗和卡介苗。④测量体重、身长，并进行全身检查，发现异常及时处理或转诊。⑤宣传指导母乳喂养、正确护理和预防感染的方法，指导添加维生素D的方法和计量。

2. 第二次访视 生后10～14日（必要时）。观察新生儿一般健康状况，测量体重，观察脐带是否脱落、黄疸是否消退，了解喂养和护理情况并给予指导。

3. 第三次访视 生后28～30日。进行全面的体格检查，包括新生儿的视力、听力检测。测量体重，指导喂养，加强管理，必要时转诊。

（二）高危新生儿家庭访视

凡从新生儿病房或新生儿重症监护病房出院的高危新生儿，包括出生体重低于2500g的低出生体重儿，除常规新生儿访视外，应增加访视次数和内容。

1. 增加访视次数 得到报告后应于当日访视。访视次数根据新生儿具体情况而定，出生体重在2500g以下或体温不正常、喂养困难、呼吸困难需家庭用氧者，每日访视一次；一般情况较好且稳定者，每周访视1～2次或酌情而定。

2. 指导保暖 对早产儿尤其要注意保暖，室温保持在24～26℃，空气湿度50%～60%。建议家庭采用袋鼠式护理法，具体方法如下。将早产儿竖直，放在母亲两侧乳房之间，胸腹部紧贴母亲皮肤；将早产儿头侧向一边，微仰，捆绑带的上缘应在婴儿的耳下，捆紧衣服以防婴儿滑出，但不要捆紧婴儿的腹部。早产儿应戴帽子、穿袜子、兜尿布。每次不少于60分钟，如无其他保暖措施，应昼夜持续进行，坚持到婴儿足月（孕40周左右）或体重达2500g。

3. 指导喂养 必须强调母乳喂养。年龄越小，体重越低，每次哺乳量越少，间隔时间也越短。早产儿理想体重增长为10～15g/（kg·d），指导体重监测，对满月时体重增加不足600g者应分析原因，必要时转诊。早产儿生后即补充维生素D 800～1000IU/d，3月龄后改为400IU/d，直至2岁。生后2周开始补充铁剂，元素铁2～4mg/（kg·d）。

4. 指导护理 ①指导父母观察新生儿的一般情况，如吃奶、精神、面色、呼吸、哭声、皮肤、大小便情况。②指导日常护理，包括皮肤清洁、脐部护理。③指导呼吸管理，保持呼吸道通畅，早产儿仰卧时可在肩下放置软垫；喂奶后注意拍背排气，并注意让婴儿仰卧；对慢性支气管肺发育不良的婴儿，指导父母进行胸部物理治疗。

5. 预防感染 指导父母勤洗手，保持通风，定期消毒；有感染者与婴儿隔离。

二、新生儿满月健康管理

新生儿出生后28～30天，结合接种乙肝疫苗第二针，在乡镇卫生院、社区卫生服务中心进行随访。重点询问和观察新生儿的喂养、睡眠、大小便、黄疸等情况，进行体重、身长、头围测量及体格检查，对家长进行喂养、发育、防病指导。

（一）健康检查

测量身长、体重、头围，注意有无先天缺陷，有无产伤、黄疸、畸形、皮肤与脐部感染等。

（二）喂养

所有新生儿均应鼓励母乳喂养至生后6个月。确实无法母乳喂养者，指导母亲选用配方奶粉喂养。纯母乳喂养的新生儿生后数天即应补充维生素D 400IU/d，早产儿每日口服800IU/d；乳母适当补充维生素K，多吃蔬菜、水果，避免新生儿出现因维生素K缺乏导致的出血性疾病。

（三）保暖

要随着气温的高低，随时调节环境温度和衣被包裹。新生儿若有不明原因的哭吵不安，应除外室内温度过高、衣服过多、空气不流通所带来的不适。新生儿居室温度与湿度应随气候温度变化调节，有条件的家庭在冬季使室内温度保持在22～24℃，湿度以55%～60%为宜。

（四）疾病和伤害预防

居家保持空气新鲜；严禁吸烟，减少探视，避免有呼吸道感染或传染性疾病人员接触新生儿；护理新生儿前洗手；家人若患呼吸道感染，接触新生儿时需戴口罩。注意喂哺姿势、喂哺后的体位，预防乳汁吸入和窒息。保暖时避免烫伤，预防意外伤害的发生。

（五）促进感知觉、运动发育

母亲及家人多与新生儿说话、微笑和皮肤接触，吸引婴儿目光追随，促进新生儿感知觉发展。

（六）慎用药物

新生儿肝功能不成熟，某些药物体内代谢率低，易在体内蓄积发生不良反应。哺乳期母亲用药应考虑乳汁中药物对新生儿的作用。

第三节　婴幼儿健康管理

一、服务时间和地点

满月后的随访服务均应在乡镇卫生院、社区卫生服务中心进行，偏远地区可在村卫生室、社区卫生服务站进行。时间分别在3月龄、6月龄、8月龄、12月龄、18月龄、24月龄、30月龄、36月龄时，共8次。有条件的地区，建议结合儿童预防接种时间增加随访次数。

二、服务内容

服务内容包括询问上次随访到本次随访之间的婴幼儿喂养、患病等情况，进行体格检查，做生长发育和心理行为发育评估，进行科学喂养（合理膳食）、生长发育、疾病预防、预防伤害、口腔保健等健康指导。在婴幼儿6～8月龄、18月龄、30月龄时分别进行1次血常规（或血红蛋白）检测。在6月龄、12月龄、24月龄、36月龄时使用行为测听法分别进行1次听力筛查。在每次进行预防接种前均要检查有无禁忌证，若无，则体检结束后接受预防接种。

（一）定期健康检查

定期健康检查可早期发现问题，早期干预。预防营养不良、超重/肥胖等营养性疾病；教育家长认识保存儿童生长资料的重要性，配合医生，继续用生长曲线监测儿童身高生长速度。注意保护儿童隐私，如检查女童外生殖器需得到家长许可。坚持每日户外活动2小时，进行空气浴、日光浴和被动体操，增强体质。

（二）合理营养

4～6月龄婴儿应开始引入其他食物，为婴儿后期接受成人食物作准备。婴儿的食物以高热量、高蛋白的乳类为主，即使在婴儿期末（10～12月龄），每日乳类供能仍不应低于总能量的1/2（约45～50kcal/kg）。在阳光不充足地区应注意维生素D的补充。

幼儿期应供给丰富的营养素，食物种类、质地接近成人，每日5～6餐适合幼儿生长需要和消化道功能完善的程度，其中乳类供能仍不应低于总能量的1/3（约30kcal/kg）。发展自我进食行为，鼓励、引导幼儿使用匙、筷等餐具并自主进餐。

（三）促进发育

婴儿期促进情感、感知觉、语言和运动发育。父母或抚养人及时满足婴儿需要，使婴儿感觉安全。经常用有光、色、声的玩具刺激婴儿反应，促进婴儿感知发育。按月龄结合婴儿能力训练，可促进婴儿感知觉、行为发育，提高婴儿神经心理的发育水平。

幼儿期促进语言发育和大运动能力发展。重视与幼儿的语言交流，幼儿通过游戏、讲故事、唱歌等学习语言；选择促进小肌肉动作协调发育的玩具、形象玩具发展幼儿想象、思维能力。

（四）预防疾病、事故

预防感染；定期健康检查中注意筛查常见疾病，如缺铁性贫血、食物过敏、中耳炎、先天性髋关节发育不良等；预防异物吸入；注意避免活动环境和设施中的不安全因素。

第四节　学龄前儿童健康管理

一、服务频率和地点

为4～6岁儿童每年提供一次健康管理服务。散居儿童的健康管理服务应在乡镇卫生院、社区卫生服务中心进行，集居儿童可在托幼机构进行。

二、服务内容

每次服务内容包括询问上次随访到本次随访之间的膳食、患病等情况，进行体格检查和心理发育评估，血常规（血红蛋白）检测和视力筛查，进行合理膳食、生长发育、疾病预防、预防伤害、口腔保健等健康指导。在每次进行预防接种前均要检查有无禁忌证，若无，体检结束后接受疫苗接种。

（一）定期健康检查

重点了解营养状况和生长速度，如每年体重增长<2kg，身高增长≤5cm，为体重增长不良或生长缓慢；如体重/身高或体重指数/年龄≥$M+1SD$或$M+2SD$，为超重或肥胖，应寻找原因，进行指导干预。教育儿童正确坐、走姿势，预防脊柱畸形。

（二）合理营养

膳食结构接近成人，每日4～5餐（3餐主食，1～2餐点心）适合学龄前儿童生长需要和消化道发育水平，每日摄入优质蛋白质占总蛋白的1/2，其中乳类供能占总能量1/3（约25kcal/kg）。

（三）视力、口腔检查

每年提供一次全面的视力筛查和眼检查，培养良好用眼习惯。每6个月或每年检查口腔一次，纠正不良口腔习惯，预防错𬌗畸形。

（四）预防疾病、事故

预防感染；定期健康检查中注意筛查常见疾病，如缺铁性贫血、尿路感染、肾脏疾病、寄生虫感染及发育行为异常等；预防儿童外伤、溺水、误服药物、食物中毒、触电等。

第五节　五官保健

一、眼及视力保健

视觉发育的关键期在3岁之前，敏感期在3～10岁。根据儿童眼及视觉发育特点，早期开展儿童眼病及视力筛查、儿童常见眼病和斜弱视防治工作，同时宣传儿童眼及视力保健重要性，普及保健知识，早期发现异常，及时矫正，最终保障和促进儿童眼及视力的发育。

（一）儿童眼及视力保健服务对象

发生眼病危险性高的新生儿和0～6岁儿童都应进行眼与视力检查。其中高危儿童包括早产儿，有先天性白内障、视网膜母细胞瘤、代谢及遗传病家族史的儿童，有显著的智障和神经发育异常的儿童，以及患有可能影响眼的系统性疾病的儿童。

（二）儿童眼及视力保健工作内容

（1）新生儿眼病的筛查。

（2）定期的儿童视力筛查和检查。

（3）屈光不正的矫治。

（4）儿童常见眼病的检查、诊断和治疗。

（5）弱视及斜视的检查与诊断，弱视矫治和斜视手术前后的视功能训练。

（6）低视力儿童的视觉康复与功能训练。

（7）开展群体儿童的视力筛查。

（8）开展健康教育，做好近视眼的防控工作。

（三）各年龄段儿童眼及视力保健方法

1. 新生儿的首次眼病及视力筛查　新生儿应在生后28～30日，安静觉醒状态下进行初筛。筛查内容包括眼部形态、视觉行为及瞳孔对光反射、视力评估、红光反射等检查。

高危新生儿除以上检查外，必要时要散瞳后进行眼底检查。出生体重低于2000g或出生孕周少于32周的早产儿和低体重儿应在生后4～6周进行早产儿视网膜病变筛查。

2. 儿童定期的眼病及视力筛查　在3月龄、6月龄、12月龄各做1次筛查，1岁以后每年至少进行1次阶段性筛查，高危儿童需增加筛查次数。筛查主要方法包括视觉行为评估、红光反射检查、屈光检查、视力检查、眼位及眼球运动检查。有条件的地区可增加与儿童年龄相应的其他眼部疾病筛查和视力评估，如4岁以上儿童可进行双眼视觉功能检查和色觉检查。

所有发现眼睛异常或未通过视力筛查的儿童，应该进行进一步检查或转诊。

二、口腔保健

儿童口腔保健是根据儿童在无牙合期、乳牙合期、替牙合期的特点，宣传口腔保健的重要性，普及保健知识，保障儿童口腔健康。开展口腔保健的治疗工作，早发现，早治疗。

（一）儿童口腔保健服务对象

婴幼儿应在第一颗牙齿萌出后6个月内，就由家长带去医院检查牙齿，此后每半年检查一次。

（二）不同年龄段儿童口腔保健主要内容

1. 胎儿期至6月龄　①指导孕妇摄取足够的优质蛋白质、钙、磷及各种维生素，禁止孕妇吸烟、饮酒和滥用药物。②提倡母乳喂养，指导乳母采取正确的喂哺姿势。③不得已进行人工喂养时，要用仿真乳头且出乳洞口大小合适。④指导家长定时用温开水浸湿消毒纱布擦拭婴儿口腔黏膜、牙龈和舌，除去这些部位附着的乳凝块。

2. 6～12月龄　①按月龄及时添加各种辅食，练习用杯子饮水。②向家长介绍乳牙萌出时小儿可能出现身体不适、哭闹、流涎增多，喜咬硬物和手指，牙龈组织充血、肿大，睡眠不好，食欲缺乏，低热，轻泻等。以上症状持续3～4天，待牙齿萌出后趋于好转。③指导家长为婴儿清洁牙齿，牙齿未萌出前，建议用蘸水的纱布帮婴儿清洁口腔；萌出后建议改用牙刷刷牙；有相邻的两颗牙萌出时，建议用牙线。④指导家长用面包干或饼干对儿童进行咀嚼及吞咽训练。

3. 1～2岁　①若超过13月龄无第一颗牙萌出迹象，属牙萌出延迟，应及时诊治。②提倡营养均衡，少吃甜食。③指导家长用儿童牙刷给幼儿刷牙，开始时建议使用含氟牙膏，此阶段每次用量米粒大小即可；常规使用牙线清洁口腔。④定期检查，对釉质发育不全等患儿进行氟化物涂布等预防性处理。

4. 2～3岁　①规律饮食习惯，营养均衡。②预防口腔疾病，戒除吮指、咬唇等不良习惯。③训练儿童正确的漱口方式，培养儿童自己握柄刷牙的兴趣，坚持使用牙线。④对家长进行宣教，定期检查或进行半年一次的氟化物涂布。

5. 3～6岁 ①提倡定时饮食，营养均衡，少吃甜食，鼓励进食含膳食纤维食物，促进颌骨发育。②训练儿童早晚各刷一次牙，饭后自觉漱口，坚持使用含氟牙膏，3岁后每次用量增至绿豆大小；坚持使用牙线。③定期检查，发现龋齿及时修补。④预防口腔疾病，矫治乳牙反殆。

6. 6岁以上 ①早晚各刷一次牙，坚持使用牙线，坚持使用含氟牙膏。②向家长宣教六龄齿的重要性。③六龄齿及时窝沟封闭。④滞留乳牙及时拔除。

三、耳及听力保健

耳及听力保健就是要在广泛宣传听力保健知识的基础上，普遍开展新生儿听力筛查，定期对儿童进行听力筛查，及早发现和干预听力障碍儿童。

（一）儿童耳及听力保健服务对象

主要是0～6岁儿童，重点为3岁以下婴幼儿，尤其是具有听力障碍高危因素的婴幼儿。儿童听力高危因素包括以下情况。①出生体重低于1500g。②新生儿窒息（Apgar评分1分钟0～4分或5分钟0～6分）。③NICU住院超过5天。④巨细胞病毒、风疹病毒、疱疹病毒、梅毒或弓形虫病等引起的宫内感染。⑤早产儿呼吸窘迫综合征。⑥高胆红素血症达到换血要求。⑦使用体外膜氧合（ECMO）。⑧机械通气超过48小时。⑨病毒性或细菌性脑膜炎。⑩颅面形态畸形，包括耳郭和耳道畸形。⑪有儿童期永久性听力障碍家族史。⑫母亲孕期曾使用过耳毒性药物或袢利尿药，或滥用药物和酒精。⑬临床上存在或怀疑有与听力障碍有关的综合征或遗传病。

（二）不同年龄段儿童耳及听力保健主要内容

1. 出生至6月龄婴儿听力评估 ①婴儿病史和家族史。②耳镜检查外耳道、鼓膜。③短声诱发脑干听觉诱发电位（ABR）和频率特异性ABR测试，明确每侧听力损失程度。④若婴儿有神经性听力损失的高危因素，如高胆红素血症或缺氧，使用由极性相反的密波和疏波单极性刺激的短声诱发的ABR测试，以确定是否存在耳蜗微音电位。⑤畸变产物或瞬态诱发耳声发射测试。⑥使用1000Hz探测音的鼓室导抗图测试。

2. 6～36月龄婴幼儿听力评估 ①儿童病史和家族史。②耳镜检查外耳道、鼓膜。③父母对婴幼儿在听觉和视觉行为，以及交流重要事件方面的主诉报告。④行为测听，包括双耳各频率的纯音听阈测试和言语测听。⑤畸变产物听性脑干反应（DPOAE）或瞬态诱发耳声发射测试。⑥声导抗测试。

本章小结	教学课件
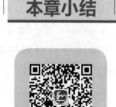	

执考知识点总结

本章涉及的2019版及2024版公共卫生执业助理医师资格考试考点对比见表13-4。

表13-4　2019版及2024版公共卫生执业助理医师资格考试考点对比

单元	细目	知识点	2024版	2019版
儿童保健服务措施	新生儿疾病筛查	（1）遗传代谢病筛查	√	√
		（2）听力筛查	√	√
	新生儿健康管理	（1）新生儿家庭访视	√	√
		（2）新生儿满月健康管理	新增	—
	婴幼儿健康管理	（1）服务时间和地点	√	√
		（2）服务内容	√	√
	学龄前儿童健康管理	（1）服务时间和地点	√	√
		（2）服务内容	√	√
	五官保健	（1）眼及视力保健	√	√
		（2）口腔保健	√	√
		（3）耳及听力保健	√	√

拓展练习及参考答案

（黄岳青）

第十四章　儿童意外伤害

学 习 目 标

素质目标: 培养对儿童安全问题的关注和责任感,提高对潜在儿童伤害因素的警觉性。

知识目标: 掌握儿童伤害的流行状况及其影响因素,常见儿童伤害的预防策略和干预措施,溺水、跌落伤、中毒等常见儿童伤害的特点。

能力目标: 具备识别并避免可能导致儿童伤害的风险因素的能力;具备正确判断和处理常见的儿童伤害事件,实施常见的儿童伤害急救的能力;具备运用专业知识和技能参与社区或机构的儿童伤害防控工作的能力。

案例导入

【案例】

在一个大型社区内的公共游泳池区域,一名6岁的男孩在没有成人有效监管的情况下进入了深水区。由于该男孩并未接受过正规的游泳训练,且泳池周边缺少足够的安全警示标识和防护栏杆,他在尝试模仿其他孩子游泳时不幸溺水。

【问题】

1. 作为预防专业医务人员,请描述儿童溺水的流行特点,并简述面对该场景时你的处理措施。
2. 简述儿童溺水的风险因素,指导该社区实施防儿童溺水工作开展。

核心知识拆解

第一节　现状与预防

一、儿童伤害流行现状

我国对儿童意外伤害死亡状况的描述首先来源于20世纪90年代初妇幼卫生工作开展的对5岁以下儿童死亡监测的资料,之后的所有资料一致显示意外伤害死亡是我国1～4岁和1～14岁儿童死亡的第1位原因,但不同省、市及城市和农村的意外伤害死亡状况不同。而在全国逐步开展的儿童意外伤害流行病学调查及干预工作,使得儿童伤害的死亡率在进入21世纪后有了明显的下降。

WHO在2002年的报告中公布，全球2000年因伤害而死亡的估计有500万人，死亡率为83.7/10万；全球有9%的死亡是伤害造成的，占疾病负担的12%。据WHO和联合国儿童基金会（United Nations International Children's Emergency Fund，UNICEF）于2008年发布的《世界预防儿童伤害报告》（*World Report on Child Injury Prevention*），全球每年有超过83万的儿童因意外伤害死亡，其中超过95%的儿童伤害死亡发生在中、低收入的国家。

西太平洋地区（包括中国）儿童伤害死亡的主要原因及在死亡中的排位如表14-1所示。

表14-1　西太平洋地区0～4岁和5～14岁儿童伤害死亡率

死亡原因	死亡率（1/10万）			
	男童		女童	
	0～4岁	5～14岁	0～4岁	5～14岁
溺水	22.6	16.4	16.6	10.4
其他意外伤害	15.3	4.2	28.6	2.0
道路交通伤害	5.3	5.8	3.9	4.3
中毒	3.2	1.5	4.0	2.0
跌落伤	2.7	2.1	2.2	0.8
火灾	1.3	0.5	1.6	0.7
暴力	0.9	0.8	0.6	0.6
自我伤害	0	1.3	0	1.1

二、儿童伤害的常用分类

根据儿童意外伤害的特点，对照《国际疾病分类（第10版）》（*International Classification of Diseases，10th Revision*，简称ICD-10）伤害分类（表14-2），进行儿童意外伤害分类。调查时采用的常见分类如下。①交通伤害；②中毒（包括药品、化学物质、一氧化碳等有毒气体、农药、鼠药、杀虫剂，食物中毒除外）；③跌倒、坠落（跌、摔、滑、绊）；④动物致伤（狗、猫、蛇等咬伤，蜜蜂、黄蜂等昆虫刺蜇）；⑤烧（烫）伤；⑥溺水；⑦窒息；⑧钝器伤（碰、砸、夹、挤压等）；⑨锐器伤（刺、割、扎、划、切、锯）；⑩触电；⑪其他。

对儿童故意伤害进行分类调查时，可采用如下分类：①虐待与忽视；②自杀与自伤；③他杀；④欺凌或校园暴力。

表14-2　ICD-10伤害外因分类

类别	编码
意外事故	V01-X59
运输事故	V01-V99
意外伤害的其他原因	W00-X59
故意自我伤害	X60-X84
加害	X85-Y09
意图不明确的事件	Y10-Y34
依法处理和作战行动	Y35-Y36
医疗和手术的并发症	Y40-Y84
外因的后遗症导致的疾病和死亡	Y85-Y89
与分类的疾病和死亡原因有关的补充因素	Y90-Y98

三、伤害的三级预防和控制体系

伤害被看作一系列环境和早已存在的多种因素的一个聚汇性结果，可分为事件前、事件中和事件后三个阶段，每个阶段均有引起事件的因素，包括人为因素、媒介物（产品）及环境因素。时间阶段的划分一般分为第一级（事件前）、第二级（事件中）和第三级（事件后）三个阶段预防，干预是由伤害事件发生的顺序，以及个人、媒介物和环境因素决定的。

（一）伤害干预策略

1. 三级预防 第一级预防是最重要和优先的，它的目标是防止伤害事件的发生（如车祸、住宅起火、中毒、跌落和被狗咬等）。

第二级预防是保护发生伤害案例中的个人，如使用座椅、安全带在车祸发生时保护儿童；在儿童的运动场所和设施下放置平坦的软垫；从事滑板运动或溜冰运动时戴护腕，在跌落时能够防止腕关节损伤；给狗预防接种狂犬病疫苗，以及在所有家庭安置烟雾报警器等。

第三级预防是在伤害事件发生后提供一定的治疗，以达到尽可能好的结果，包括心肺复苏、救援服务、入院前治疗等。

2. 主动与被动对策 行为干预通常称为主动对策，因为他们需求的行动是个人，如依靠监督来对处于危险状态的儿童预防伤害。被动干预是指在外界环境中配备安全设施，如在繁忙的步行道中心设置隔离物，建步行天桥，为建筑物的大门和窗户配装安全玻璃。更多的对策是主动和被动两方面的综合，如车内安全带的设置是被动对策，但是乘车者仍必须采取扣紧安全带的主动步骤。

（二）伤害预防策略的实施

伤害的"4E"［教育（education）、工程（engineering）、强制（enforcement）和经济（economic）］干预原则通过具体的实施方法体现，如分析溺水原因及提出干预措施，由伤害预防控制机构开展实施。伤害预防策略的实施应包括以下几个方面。

1. 政府行为 我国伤害预防与控制工作必须在政府主导下形成全社会关注和居民参与的局面，伤害控制的策略、措施、方案、法规和条例都必须由政府来制定，部门的分工与协调要由政府来统筹。建立健全相应的法律和法规，借助法律的威力消除和避免某些可能发生的危险因素。

2. 居民行为 即生活方式、心理、行为和习惯的改进。加强安全教育，改变不良的习惯与行为，提高儿童的自我预防意识。加强伦理、道德、观念和心理卫生的教育与咨询，使人们认识到有些伤害是完全可以避免的。具体措施如下。

（1）开展儿童伤害的监测，调查儿童伤害的发生情况；开展危险因素的识别，并对危险因素进行评估；制订具体的技术策略来减少或消除相应的危险因素；在危险人群中实施干预措施及持续监测人群中伤害的变化趋势。

（2）开展意外伤害的健康教育，有针对性地对高危人群开展意外伤害的健康教育，重点干预。尤其对父母进行预防儿童意外伤害的健康教育，增强他们的防范意识，发挥父母在减少儿童伤害的干预中的关键作用。

（3）开展多层次的伤害干预，社会、学校和家庭应紧密配合，开展伤害的预防咨询，加强对儿童的监护，尽力为儿童创造安全环境。

3. 改善环境 即不断改善自然生态环境和社会生态环境。消除生活和学习环境中的一切隐患和危险因素，包括家庭、学校、道路、游乐场所等，减少并避免伤害的发生。

第二节　常见儿童伤害的预防及急救处理

一、溺水

溺水（drowning）是指当淹没、沉浸在液体中时，人体经历呼吸系统损害的过程。儿童溺水可以理解为由于气道浸没在一种液体媒介中，导致不能呼吸的事件。溺水后果可以分为死亡、病态和非病态。淹溺和沉没的范围一般仅限于意外溺水和沉船事故，发生在游泳池、浴盆、自然水域等，不包括由于自然灾害如洪水、水上交通事故及其他交通事故、受人袭击及自杀造成的溺水。溺水后引起窒息缺氧，合并心跳停止的称"溺死"，如心跳没有停止则称为"近乎溺死"，统称为溺水。

在许多国家，溺水是1～4岁和5～18岁儿童意外伤害致死的前3位死因。2002年联合国儿童基金会报告显示，在26个发达国家中，溺水是仅次于交通事故的第2位伤害死因。溺水是我国1～14岁儿童伤害死亡的首要原因。

（一）临床特点

溺水后由于气管内吸入大量水分阻碍呼吸，或因喉头强烈痉挛，引起呼吸道关闭、窒息和/或杂物阻塞呼吸道，造成窒息和缺氧，严重时导致心脏停搏。会游泳的儿童发生溺水的原因多是下水前准备活动不充分、水温偏冷或长时间游泳过于疲劳引起手足搐搦。

溺水儿童的主要临床特点是呼吸微弱或停止。溺水者面部青紫、肿胀，双眼充血，口腔、鼻腔和气管充满血性泡沫，肢体冰冷，脉搏细弱，甚至抽搐或呼吸、心搏停止。

（二）预防与干预措施

儿童溺水是可以预防和控制的。预防溺水可以采取以下综合措施。

1. 提高家长安全意识　加拿大的学者运用多中心的试验方法研究了家庭访视计划对提高家庭的安全性及降低儿童溺水伤害发生率的影响。说明对家长开展健康教育是预防儿童溺水的有效干预措施。

2. 水域安全性保障　水域安全性是降低溺水发生率的一项重要举措。游泳池、池塘等水体周围没有屏障，没有明显警示标识，游乐场所缺少救生员和监视设备都会导致危险的发生。澳大利亚经过10年研究论证，对私人家庭游泳池必须安装围栏进行了行政立法，明显减少了儿童溺水的发生。

3. 加强对儿童的看护　不能让儿童一个人在家周围玩耍，或看护人在儿童睡觉时出门，即使在做家务，儿童也不能脱离看护人的视野。农忙时可组织托儿班集中照看儿童。

4. 开设游泳课　发达国家经验表明，儿童学习游泳可以有效地降低溺水的发生率。美国儿科协会也建议对5岁以上的儿童开始教授游泳课程，因此，要积极创造条件开设游泳课，指导学生熟练掌握游泳的技巧和自救方法。

5. 加强对学生的安全教育　提高学生的游泳安全意识和自护自救能力。中小学生不准私自下水游泳；不擅自与同学结伴游泳；不在无家长或老师带领的情况下游泳；不到无安全设施、无救护人员的水域游泳；不到不熟悉的水域游泳。

6. 改变家庭周围的危险环境　填埋家庭周围的小池塘、阴沟；家中的水缸、水槽、水井要加盖；水桶、浴盆不用时不要放水在里面；家庭的粪坑要加盖防护。

7. 急救方法培训 不但要培训水中救人的方法，而且要培训救人上岸后的急救措施，如清除呼吸道的异物、倒出呼吸道的积水、人工心肺复苏；在游泳场所及农村卫生所配备急救设备，提高急救能力。

（三）溺水的现场急救

解救溺水患儿时，溺水者在水中待的时间越短，从抢救到心肺复苏（cardiac pulmonary resuscitation, CPR）成功的间隔越短，预后越好。因此，一旦发现溺水患儿，应立即开展救援。然而，在救援行动中，首先应该保障救援人员的安全。

岸边早期复苏，现场CPR是否成功和到达急诊室时溺水者的意识状态是判断溺水者能否存活的主要因素。因此，尽快恢复通气改善缺氧和组织护送医院是岸边早期复苏的主要任务。首先，救援人员应快速清理溺水者鼻内的泥沙、杂物或呕吐物，使其气道通畅，随即将溺水者置于仰卧位，进行生命体征评估。

如果溺水者无意识，应及时开放气道，观察其有无自主呼吸，如果没有呼吸，则先进行5次人工呼吸，并检查颈动脉搏动。如果无脉搏，且溺水时间＜1小时，无明显死亡证据（腐烂、尸斑、尸僵），则开始CPR。按压与人工呼吸次数比，单人施救为30∶2，双人施救为15∶2，按压频率为100～120次/分。抢救中应积极寻求帮助，及时将溺水患儿转送至附近医院，且复苏过程中应注意评估面色、大动脉搏动、神志、瞳孔大小和自主呼吸有无恢复。如果溺水者无意识、有脉搏，通常在几次有效人工呼吸后可恢复自主呼吸。

另外，许多溺水者在气道吸入水之前会吞进水，导致60%～80%的溺水者在恢复或复苏过程中出现呕吐，而误吸胃内容物后可加重肺损伤，故复苏时需要注意及时清理呕吐物。

大多数溺水发生在低于33℃的水中，溺水者在急诊室常会出现低体温。水温越低，则溺水者出现意识丧失所需的时间越短，预期存活时间（从溺水发生开始计算存活时间）也越短。

二、跌倒/坠落

跌倒/坠落是我国儿童常见意外伤害，0～14岁儿童意外伤害流行病学调查显示，跌落伤居儿童非致死性伤害的首位，2～7岁是跌落伤发生和死亡的高峰期。跌落伤是指由于重力的作用，人体突然跌倒或坠落，撞击在同一或较低的水平面而导致的伤害。但不包括被害，跌落入牲畜群、燃烧的建筑物、火焰、水中、运转的机械中和运输车辆下，故意自我伤害等。

（一）临床特点

儿童跌落伤的性质和程度与地面高度、着地姿势、儿童年龄及体重等有关。儿童的意外坠落多发生在2～8m，头部伤多见，其次为四肢伤，死亡率与坠落高度成正比。

跌落伤的主要损伤部位为下肢，损伤类型以骨折为常见。儿童跌落后轻者可能有软组织挫伤或擦伤；伤情很重者可发生骨折，出现意识不清、休克或颅脑损伤等，应立即送往医院进一步检查及急救。

儿童发生跌落伤后，可能对受伤经过表述不清，体格检查难以合作，使诊治难度增大。因此，应告诉家长或亲属密切观察儿童的表现，发现异常及时就医诊治。

（二）预防与干预措施

由于儿童跌落的原因各不相同，故预防措施要因人、因时、因地而异。干预措施包括以下几个方面。

1. 安全意识的教育　采取一些喜闻乐见的形式对家长、老师和儿童进行安全知识和安全意识的教育，加强他们的安全观念和防范意识。

2. 改变照顾者行为　主动干预要依靠儿童照顾者，如婴幼儿要有专人守护。

3. 建立安全的活动环境　婴幼儿的床铺应有护栏，经常检修睡床及室内家具，消除潜在的危险因素；幼儿园、中小学校建筑物的设计与儿童跌落伤发生有关，如阳台栏杆的高度、窗户的防护措施、楼梯的坡度与防滑设施等。因此，建筑物在设计时应符合安全标准，如窗户安装窗栏，一些攀登设施下面应铺设减震材料，防止坠落伤的发生。儿童要在老师或家长的指导下进行体育运动，并佩戴适当的防护用品。清除地上电线、绳索等障碍物，检查住房周围有无水沟、下水道等危险环境，可有效预防儿童跌落伤。

4. 识别具有事故倾向性的儿童　有事故倾向性的儿童是跌落伤发生的高危人群，要多加看管和教育。

5. 儿童安全行为的培养　避免危险行为，如小年龄儿童不要独自站在桌椅等高处，不能从高处往下跳，不要在超乎安全状况下追逐、打闹、爬高。

三、中毒

儿童意外中毒（poisoning）是十分常见的一种意外伤害。WHO对中毒的定义是指暴露有害物质引起的与中毒相关的死亡和非致命性结果的所有意外中毒。故意的或意图不确定的，以及由毒品引起的中毒不包括在内。儿童中毒是指1～14岁儿童由意想不到的原因摄入毒物导致暂时性或永久性损害甚至危及生命的过程。中毒从病程上可以分为急性、亚急性及重复多次小剂量使用造成的慢性中毒。

1. 急性中毒　是指一次性大量摄入一种或者多种毒物，短时间内（一般不超过24小时）即出现中毒临床表现。急性中毒发病急骤，症状严重，变化迅速，若不及时治疗，会危及生命。儿童中毒绝大部分为急性摄入中毒，多发生于6岁以下儿童，是儿科急诊的常见病。儿童急性中毒属于危重症。

2. 亚急性中毒　介于急性和慢性中毒之间。

3. 慢性中毒　是指连续多次摄入小剂量的毒物，逐渐发生中毒症状，其过程很长，持续半月、数年或者更长。慢性中毒起病缓慢，病程较长，缺乏中毒的特异性诊断指标，易被误诊和漏诊。如儿童铅中毒属于慢性中毒。慢性中毒不属于儿童伤害的范畴。

（一）临床特点

因中毒的性质、途径、剂量及中毒的时间长短不同，临床表现亦不同，病情轻重不一。多数患儿就诊时尚未出现临床症状或缺乏典型临床表现，给诊断和治疗带来一定的难度，误诊率较高。儿童急性中毒的临床特点如下。

（1）急性中毒多见于6岁以下儿童，由于发病后不能提供准确病史及毒物误服量，给临床诊断带来诸多困难。

（2）起病前常没有任何症状，病情急，病前无感染征象，也没有抽搐、昏迷病史。

（3）突然起病，症状或体征无法用一种疾病解释，病史与临床表现不一致；病情进行性发展到昏迷、抽搐。

（4）通常伴有一定程度的消化道症状，如恶心、呕吐或腹痛等；也可伴随一定程度的发热，所以很容易误诊为传染病。

（5）集体同时或先后发病，临床表现相似。

（6）存在下述情况时注意中毒的可能：多器官、系统受累，突然意识改变，但无法作出明确的诊断；经过"认为是有效的治疗"，未收到应有的效果。

（7）患儿存在某种中毒的可疑迹象。

（二）预防与干预措施

儿童中毒的原因多样、复杂，与儿童年龄、个性特征、居住环境、家庭经济状况、家长文化程度、安全意识、监护人对儿童的关爱程度、危险源（毒物）的管理等密切相关。通过提高对儿童意外中毒的预防意识，针对中毒发生的特点采取相应的预防措施，绝大多数儿童意外中毒是可以预防的。

1. 加强对家长的知识普及 儿童有2/3的时间是在家中度过的，中毒的主要途径是通过消化道，主要方式是误服。向儿童的父母和监护者进行预防中毒的教育，介绍中毒的种类、原因、途径，加强对农药、灭鼠药、剧毒药及儿童不宜使用的药物的管理及宣传；告知剧毒药应妥善保管，避免儿童接触。家用化学品均要储存在原来的包装容器中，不能用饮料瓶、饼干盒、糖果罐存放消毒剂、清洁剂、杀虫剂等；正确使用燃气、热水器，加强开窗通风及安全防护。家长要在医生指导下给儿童用药，切勿擅自用药；药品最好储存在防止儿童开启的安全包装中，不随意放置；喂药前按医嘱并认真核对药瓶标签、用量、服用方法。家用燃气炉灶及取暖煤炉不完全燃烧可释放出对人体有害的气体，造成一氧化碳中毒。所以，炉具要定期检修，保证管道无泄漏。使用燃气过程中要打开通风设备或开窗通风；冬季用煤炉取暖一定要安装排气道。不食用刚施过农药、不到采摘期的蔬菜瓜果。施用农药的蔬菜食用前要在清水中多浸泡、洗净。

2. 加强儿童安全监护及教育 学龄前儿童应该专人看护，在幼儿园开设安全教育课程。应加强对留守儿童日常生活的有效监护，在农村或外来工较多的地方开办收费低廉的幼儿园，创造安全的生活学习环境，预防各类中毒的发生。

3. 提高基层医务人员的儿童用药及中毒急救水平 对基层医务人员的儿科专业知识及儿童安全用药知识进行培训，医生开药要按年龄或体重计算药量，不可过量。司药人员应仔细核对，避免儿童药物中毒的发生。加强急救培训及健全急救转运系统。

4. 加强对毒物的管理 对农药、灭鼠药、剧毒药严格按监控规章执行；毒饵投放地区应严加防范；对喷洒过农药的蔬菜、瓜果须经过规定时间后方可采食，被农药污染的用具必须彻底清洗后再作他用。

采用儿童安全包装储装有危险性的药品和消费品。美国产品安全委员会早在1970年就颁布了《有毒品安全包装条例》，规定一些有毒的药品和化学物品必须采用儿童安全包装。条例实施50余年来，美国儿童中毒事故大大减少。鉴于儿童中毒事件频繁发生，欧洲共同体也提出《关于危险产品包装的欧共体指令》，规定此类产品应使用儿童安全包装，并且要符合国际标准ISO 8317的规定。儿童药品安全包装是指5岁以下的儿童难以自行打开，但是一般成人可以无困难地开启，并正确使用的安全包装装置或方法。加强儿童安全包装意识是进一步降低儿童误吞药品或有毒物品的根本途径。

5. 建立区域性紧急救援体系 包括开展有效救治和保证急诊绿色通道畅通，推广中毒预防指南，建立市场产品配方和中毒治疗数据库，建立和完善技术先进的医疗、救护资源，加强新型解毒剂的研究和应用。

四、烧（烫）伤

烧（烫）伤（burning）是儿童经常遇到的伤害，多发生于5岁以下的儿童，婴幼儿约占半数以上。日常生活中以烫伤多见，火焰烧伤其次，少数为化学灼伤或电灼伤。儿童皮肤薄而嫩，同等热力在其身上造成的损伤比成人重。

烧（烫）伤可由热力或化学能所致。热力烧（烫）伤由热液（沸水、油、汤等）、炽热固体（热水袋、保暖瓶、取暖器）、火焰、蒸汽等对皮肤造成损伤；化学烧伤则由化学物质，如酸、碱等所致。

（一）临床特点

婴儿由于皮肤薄嫩，表皮内运动神经对热的反应强烈，接触温度不太高的热物也可导致烫伤。同样温度在成人仅为浅度烧（烫）伤，而在婴幼儿则为深度烧（烫）伤。小儿身体小，受伤面积相对比成人大。婴儿总血容量与皮肤面积的比值较成人小。同面积皮肤的渗出，对婴儿血容量的影响就大。婴儿细胞外液量按体重比成人大1倍，因此，婴儿烧（烫）伤后易发生低血容量性休克、酸碱平衡失调及电解质紊乱。

婴儿对感染的抵抗力低，创面容易被大小便污染，易发生感染或败血症等并发症。在烧（烫）伤48小时后，创面渗出停止而开始回吸收，若输液过多，易发生充血性心力衰竭、肺水肿而使病情恶化。

烧（烫）伤的深度按照热力损伤组织的层次分为Ⅰ度、浅Ⅱ度、深Ⅱ度和Ⅲ度。

1. Ⅰ度 仅伤及表皮，局部呈现红肿，有疼痛和烧灼感，皮肤温度稍有增高，3～5日可好转，不留瘢痕。

2. Ⅱ度 根据伤及皮肤结构的深浅又分为两类。①浅Ⅱ度：包括整个表皮直至生发层及真皮乳突层的损伤。特点为表皮与真皮之间有血浆样液体积聚，形成水疱，故称水疱型烧伤。去除水疱后可见淡红色基底，基底上有均匀的鲜红色斑点。由于神经末梢裸露，疼痛明显。伤后10～14天由皮肤附件上皮增生愈合。如无继发感染一般经过1～2周愈合，亦不遗留瘢痕。有时有较长时间的色素改变。②深Ⅱ度：包括乳突层以下的真皮损伤，但仍残留有部分真皮。损伤已达真皮深层，移去分离的表皮后可见基层微湿，较苍白，质地较韧，感觉较迟钝，有淡红色小点，于伤后12～24小时最明显，形成红白相间的基底。若热力损伤真皮与皮下脂肪交界处，可见细小的网状梗死血管。伤后3～4周由残余的皮肤附件上皮在肉芽组织创面增生愈合，留有瘢痕。

3. Ⅲ度 伤及皮肤全层甚至可深达皮下、肌肉、骨等。皮肤坏死、脱水后可形成焦痂。创面无水疱，蜡白或焦黄，或可见树枝状栓塞血管，触之如皮革，甚至已经炭化。感觉消失，皮温低。自然愈合慢，皮肤功能丧失，常造成畸形。有的创面难以自愈。

（二）预防与干预措施

1. 健康教育 健康教育是预防儿童烧（烫）伤的重点。首要的是让家长重视儿童烧（烫）伤的预防，在儿童早期即对儿童进行防火安全教育。主要内容包括教育儿童不要玩火柴、打火机等，勿接触易燃、易爆物品；玩耍应该远离厨房，不接触热的厨具、电器等；不单独接触开水或者热的食物，饮水、饮食注意安全；使儿童从小就有预防烧（烫）伤的自我保护能力。对年龄较大儿童，加强消防知识的教育，让儿童知道自己的住址，知道119是消防电话，以及110和120等电话的用途，一旦发生问题能及时报警。

2. 安全管理 加强厨房用具及电热用具的管理，以减少烧（烫）伤的发生；给儿童洗澡时，先放凉水，再放热水，以免儿童进入热水盆烫伤；洗淋浴时，应调好水温，不应超过40℃。其他用品如热水器、电熨斗、取暖器等在使用时家长一定要在场，并置于儿童不能触及的地方。将家中的易燃物品，如香水、油漆、汽油、酒精等收藏好，置于儿童不能触及的地方，严格控制火种如火柴、打火机等。另外，社会应重视完善落实高压电线变压器的安全设施，在小学中开设有关用电安全知识教育课，通过媒体宣传电安全知识以减少甚至避免儿童高压电烧伤。

（三）烧烫伤的现场急救

1. 脱离危险环境和致伤

（1）救援人员到达烧伤现场，迅速检查周围环境并转移儿童到安全场地。

（2）检查儿童意识状态、呼吸和脉搏。如果无呼吸或者呼吸节律异常，或不能确定是否有脉搏，或脉搏＜60次/分，立即呼叫急救系统，并开始心肺复苏。清除所有潜在的致伤因素，包括闷热的、烧焦的或沾染化学品的衣物及所有配饰（除非已粘在患儿身上）。

（3）火焰烧伤时，立即令儿童倒地，用水浇灭火焰，或者用灭火毯、厚布单等压灭火焰。有烟雾的现场，用防护面具或湿布捂口鼻匍匐在地板上逃离。电烧伤现场，首先关闭电源或使用非导电材料，将受害者与电源隔离，确保救援人员和儿童的环境安全。救助化学烧伤儿童，首先做好个人防护，迅速去除沾染化学品的所有衣物，刷除干性化学品，用大量清水彻底持续冲洗干净（至少20分钟）。

2. 停止烧伤

（1）在现场用自来水或洁净水冲泡冷疗（受伤局部）；对于不宜冲洗的创面使用常温水冷敷降温。

（2）冷疗时间30分钟或持续到冷疗停止后不再有明显疼痛为止。

（3）烧伤3小时内都应冷疗。

3. 烧伤创面处理

（1）冷疗和清创后，用敷料覆盖所有的Ⅱ度和Ⅲ度烧伤伤口，勿自行在创面涂抹药物和生活用品。

（2）不建议刺破浅或深Ⅱ度烧伤形成的水疱，在无菌操作前提下，可刺破张力性大水疱，但需保护疱皮以覆盖创面。

4. 转运患儿　用最短时间完成现场急救，尽快乘救护车转运中度及以上烧伤患儿到有救治能力的医疗机构。

五、异物损害

儿童异物损害是指儿童在日常生活或玩耍过程中，不慎将各种外来物质（异物）吞入或吸入体内，导致呼吸道、消化道、耳鼻喉等部位受到不同程度的机械性阻塞、刺激，发生炎症反应或组织损伤。

（一）临床特点

1. 常见发生部位

（1）呼吸道异物：主要涉及气管、支气管，如气管异物、支气管异物。

（2）消化道异物：涵盖口咽部、食管、胃肠道，如咽喉异物、食管异物、胃肠道异物。

（3）耳鼻喉异物：如鼻腔异物、外耳道异物、喉部异物等。

2. 异物种类多样性

（1）呼吸道异物：多为小颗粒食物（如瓜子、花生、豆类、果核）、小玩具零件、笔帽、哨子、纽扣电池等。

（2）消化道异物：包括不易消化的食物（如鱼刺、骨头）、硬币、磁铁、小玩具、珠宝饰品等。

（3）耳鼻喉异物：常见为小玩具、纸团、豆粒、昆虫、植物种子等。

3. 临床表现

（1）呼吸道异物：突发剧烈呛咳、呼吸困难、喘息、发绀、声音嘶哑、反复肺炎或肺不张等。

（2）消化道异物：吞咽困难、吞咽痛、胸骨后疼痛、呕吐、腹痛、消化道出血、便秘或腹泻等。

（3）耳鼻喉异物：鼻塞、流涕、打喷嚏、鼻出血、耳痛、耳鸣、听力下降、咽喉不适、吞咽障碍等。

4. 并发症与危险性

（1）呼吸道异物：气道完全阻塞可迅速导致窒息死亡；异物引发的炎症、感染可发展为气管炎、支气管炎、肺炎、肺脓肿；异物移位至主气道可能导致心搏骤停。

（2）消化道异物：异物嵌顿可导致食管穿孔、纵隔炎、胸腹腔感染；尖锐异物可能划伤消化道壁，引起出血、穿孔；磁性异物可相互吸引，压迫肠壁导致梗阻、坏死、穿孔。

（3）耳鼻喉异物：鼻腔异物长期未取可能导致鼻腔炎症、鼻窦炎、面部感染；耳道异物可诱发外耳道炎、中耳炎，严重者损伤听力结构；喉部异物可能导致呼吸困难、感染。

（二）预防儿童异物损害

1. 环境安全与监管　家居环境整洁有序，避免散落小物件、玩具零件等，尤其注意床上、地板、桌角等儿童活动区域。监控并限制儿童接触易吞咽或吸入的小型物品，如硬币、纽扣、电池、弹珠、磁铁、塑料珠、小玩具等。对于婴幼儿，确保床上无毛绒玩具、松散被褥、枕头等可能引发窒息的物品，提倡母婴分床睡。

2. 饮食管理　给予儿童适合其年龄段的食物，避免提供易引起窒息的食物，如整颗坚果、果冻、大块肉类、硬糖果、黏性食物等。喂食时确保儿童安静进食，避免嬉戏、奔跑或哭闹时进食，以防食物误入气道。对婴儿喂奶，喂完后保持侧卧，防止反流引发误吸。

3. 教育引导　向儿童讲解异物吞咽或吸入的危害，教育他们不将非食物物品放入口中。教导儿童正确的咀嚼方式，鼓励细嚼慢咽。提醒儿童玩耍时远离危险物品，不将小玩具、笔帽、装饰品等放入耳鼻口。

（三）紧急处理儿童异物损害

1. 初步评估与呼救　观察儿童表现，如剧烈咳嗽、呼吸困难、吞咽困难、面色青紫等，迅速判断可能的异物类型和位置。立即拨打急救电话（120）并详细告知情况，同时开始现场急救。

2. 呼吸道异物急救　海姆利希急救法：针对较大儿童及成人，施救者站在其身后，用双臂环绕其腰部，一手握拳置于其腹部正中（肚脐上方），另一手握住该拳头，快速向上、向内冲击腹部，直至异物排出。

3. 消化道异物急救　不建议自行尝试催吐，尤其对于尖锐或磁性异物，以免加重损伤。保持儿童安静状态，避免剧烈运动，防止异物移位。根据医生建议，可能需要口服适量润滑剂（如食用油）帮助异物通过消化道。

4. 耳鼻喉异物急救　严禁自行用工具挖取，以免将异物推入深处或损伤耳鼻喉黏膜。让儿童保持平静，避免剧烈晃动头部，减轻异物移动。立即前往医疗机构，由专业医生使用专业器械取出异物。

总结而言，预防儿童异物损害需要从环境、饮食、教育三方面进行严格管控。面对紧急情况，首要任务是快速评估、启动专业救援，并根据异物所在部位采取相应急救措施，严禁盲目自行处理，以免加重伤害。

六、意外窒息

意外窒息是指呼吸道内部或外部障碍引起血液缺氧的状态。不包括新生儿出生时由于缺血缺氧引起的新生儿出生窒息。意外窒息有如下外因：①在床上意外窒息，包括由于被单、母亲的身体、枕头引起;②其他意外悬吊;③由于塌方、坠落土块和其他物质引起对呼吸的威胁,不包括自然灾害引起的塌方;④吸入胃内容物;⑤吸入或咽下食物引起的呼吸道梗阻;⑥吸入或咽下其他物质引起的呼吸道梗阻;⑦被封闭于或陷入低氧环境,包括被意外关入冷藏室或其他不透气的地方;⑧其他特指的对呼吸的威胁,包括塑料袋引起的窒息;⑨未特指的对呼吸的威胁。

(一)临床特点

1. 蒙被综合征 多见于1岁以下婴儿,是一组以衣、被捂闷造成的缺氧、高热、大汗及高渗性脱水为病理基础而导致全身多系统损害的综合征。

2. 气管异物 异物吸入气管,气管受到刺激,最突出的症状是剧烈的刺激性呛咳,出现气促、憋气、声嘶、面色苍白或青紫、呼吸困难。一般异物吸入后在右侧支气管较多。呛咳、喘憋及呼吸困难是气管异物的典型表现,但不到40%的儿童出现典型表现。异物吸入引起机械性气道梗阻的表现变化多端,一部分突然死亡,一部分突发呼吸窘迫,另一部分呈现慢性气道梗阻表现。如果异物堵塞大气管,在短时间内即可发生窒息死亡;异物落入小气管,上述症状会减轻,出现长期咳嗽、发热,反复出现肺炎、肺脓肿等。

(二)预防与干预措施

1. 提高父母安全意识,改变不良育儿行为

(1)给婴幼儿单独盖一个被子,或让婴幼儿睡小床,父母不要与婴幼儿同盖一条被子睡觉。

(2)被子不要盖到儿童的鼻子,头上不要盖衣物;冬天给儿童保暖,上面盖的被子不要太多、太大。

(3)不给婴儿打"蜡烛包"睡觉,若打包被,要将婴儿的双手放在外面,这样有利于婴儿的生长发育。

(4)抱起婴儿喂奶,吃完奶后要抱一会儿再放下睡觉,将婴儿身体和头偏向右侧;不能将奶瓶往婴儿口内一放而不看管,这样易造成溢奶窒息。

(5)婴儿哭闹或笑时不要进食、喂药。

(6)不要让儿童将异物、玩具含入口中玩;床边不要放塑料袋、带子等物品。

(7)不给3岁以下婴幼儿吃果冻、花生及带壳类坚果。

2. 提供儿童安全食品 3岁以下婴幼儿会厌部发育远未成熟,吸食时更容易堵住气管。果冻能导致儿童窒息死亡,中国消费者协会呼吁经营者改变果冻的体积、形状,重新设计产品包装,国家有关部门出台规范果冻体积、形状与包装的强制性规定,以确保果冻产品的安全性。

3. 加强对家长的急救培训,提高现场救护能力 当异物进入喉部时,可发生剧烈咳嗽,异物常被嵌于声门部,顷刻间出现青紫或窒息。急救时首先仔细检查患儿的口腔及咽喉部,如在可视范围内能够发现有异物阻塞气道,可试将手指伸及该处将阻塞物取出。若此处理失败,则可试用拍背法进行抢救。拍背法:急救者取坐位,将患儿背朝上平放在急救者两腿上,头低脚高,使其胸部紧贴急救者的膝部,急救者用一手指使其开口,另一手以适当力量用掌根拍击患儿两肩胛骨之间脊椎部位。

(三)意外窒息的现场急救

小儿窒息的急救措施,针对不同的窒息种类,抢救方法存在一定差异,具体如下。

1. 呕吐引发窒息的急救措施 呕吐在小儿中非常常见,也是引发窒息的高危因素,对于这部分患儿,需及时保持气道的通畅,并建立呼吸,恢复循环。一般处理原则如下。①保持气道通畅;②建立呼吸;③恢复循环;④药物治疗;⑤评估。首先立即转变患儿的体位,保持头低脚高,进行拍背,去枕保持平卧，将衣领松解，注意头部偏向一侧，维持呼吸道通畅。对于口鼻位置的分泌物进行及时有效的清理，防止呕吐物再次进入气道引发窒息的问题。数据研究显示，进行窒息抢救的过程中，及时清理分泌物的效果较为理想，可有效避免再次窒息的出现。

2. 被褥闷堵、乳房堵住的急救措施　对于这部分患儿，需立即将其抱至空气通畅的位置，进行口对口的人工呼吸，并立即将其送至医院。

3. 硬物等难以取出异物的急救措施　对于一些不易取出，并且坚硬的异物，可借助喉镜辅助进行气管插管对气道内的异物进行清理，如效果仍不满意，则立即进行气管切开手术，及时解除呼吸困难。

知识拓展

儿童海姆利希急救法

1. 叩背胸部挤压急救法　该方法主要应用于1岁以内儿童，将患儿背部朝上，头低于肩胛线，注意不应呈倒立位。用右手掌根部冲击患儿肩胛之间4～5次，向头部方向。将患儿面部朝上，用右手示指、中指冲击患儿胸骨下段4～5次，方向同上。在上述措施结束之后，对患儿口腔内的分泌物进行及时清理，并立即给予吸氧。相关分析显示，该方法可及时恢复患儿的缺氧状态，为急救获取时间。

2. 挤压腹部法　该方法主要针对1岁以上患儿，急救时将患儿放于双腿上，平卧姿势，掌根放于患儿的剑突和脐连线的中点，快速向上向内冲击压迫，注意保持动作轻柔，动作重复6～10次。动作完成之后对鼻腔和口腔的分泌物进行及时的清理，如果仍不能呼吸，需进行吸氧治疗，并送至医院进行进一步抢救。

七、道路交通伤害

随着机动车辆拥有量的迅猛增加，道路交通事故已日渐成为威胁人类生命安全和健康的严重公共卫生问题。道路交通事故导致的道路交通伤害已成为世界各国人口死亡、伤残和失能的一个重要原因。车祸已成为意外伤害死亡中的首位原因，道路交通事故发生率上升极快。2004年WHO提交的《防止道路交通安全世界报告》中把道路交通伤害定义为由于道路交通碰撞导致的致死性的或者非致死性的伤害。道路交通碰撞是指发生在公共的道路上，至少牵涉一辆行进中车辆的碰撞，这样致死性的或者非致死性的伤害才称为道路交通伤害。

根据世界卫生组织发布的《2023年道路安全全球现状报告》，道路交通伤害是5～29岁儿童和青年的主要死亡原因。目前，车祸已成为许多发达国家5～14岁儿童的第1位死亡原因，在5～9岁儿童中，最易发生步行交通伤害。交通事故伤害不仅耗费巨额的医疗费用，而且对家庭的打击和给受伤儿童造成的心理伤害更难以估量。

（一）临床特点

在严重的儿童交通伤中，最常见的是肢体外伤（包括肢体骨折），其次为头颈部外伤，胸、腹内脏损伤略少见。颅脑损伤作为最常见及重要的死亡原因，远多于其他部位的创伤。交通伤所致的儿童颅脑损伤常伴颈椎损伤，交通伤害是儿童颈椎损伤的第一位原因。约有30%为多发伤，特别在机动车与车外活动的儿童相撞时，多发伤更为常见。

自行车与机动车相撞占事故率的比例最高，约为50%，主要为颅脑伤。自行车与自行车相撞发生率稍低，约为40%，伤情多较轻，主要损伤部位为上肢。自行车伤多数为皮肤和皮下组织挫伤，有时出现皮肤撕裂伤，肌腱伤和骨折较少。当自行车把手突然撞击腹部（常为左季肋部）时可造成脾脏破裂，伴有肠穿孔和腹膜后血肿，故称为"自行车把综合征"。成人带儿童骑自行车时如无特殊防护，易造成儿童踝关节伤、踝部骨折和跟骨骨折。

（二）预防与干预措施

交通活动中"人—车—路"是一个完整的系统，要预防交通伤害的发生，势必要在这三个方面采取相应的预防措施。

1. 机动车驾驶员 对驾驶员除了严格的技术培训及考核外，应增加事故倾向性或驾驶适应性测试，并在健康评价中引入水平视野和血压等作为监护指标；使用安全带、严禁酒后驾车和无证驾驶、限速等均是减少伤害的有效措施，严格安全带使用执法可以使安全带使用率达到90%。驾驶员应该注意以下几方面：①避免开快车。②杜绝酒后开车。③不能疲劳驾驶。

2. 交通工具 要加强机动车辆的检修、检查和管理，儿童骑自行车时也要定期检查车况，预防意外情况的发生。设计和使用更加适合儿童的安全带及儿童乘员用约束系统（俗称儿童汽车安全座椅），实施强制性产品认证。要求12周岁以下儿童不要乘坐在副驾驶位置，4周岁以下儿童乘坐小型、微型非营运载客汽车时使用符合国家标准的儿童安全座椅。

3. 道路环境 需要综合治理，注意调节好"人—车—路"系统间的平衡，行人和车辆应分道行进，人口密集处应设立行人专用过街通道（人行横道、天桥或地道）。学校和居民区道路应设置车辆慢行标志、步行区、车道照明、行人安全穿过马路的标志及人行道等。

行人及非机动车驾驶者是弱势人群，应做好人车分流，增加保护性隔离设施。在道路方面，应坚持以人为本，强调科学的道路规划和设计，改善交通环境，强化管理部门的责任，从而有效减少交通伤害的发生。

4. 加强道路管理 交通安全管理和道路建设各类交通违法行为的存在是导致道路交通事故发生的主要原因。因此，预防和减少交通违法行为是根本。公安部门要加强车辆和驾驶员源头的管理，杜绝超员、超载；建设部门要加强对城市道路进行规划、建设和验收的监督和管理，强化和提高城市道路管理的科技含量，不断完善城市道路交通安全的基础设施。

5. 对儿童及家长的安全教育 健康教育是一项投入少、收益大的举措，需要家长、学校和教师共同承担安全教育的责任。可以通过各种形式，如新闻媒介、家长会、演讲和张贴宣传画、发宣传小册子等，广泛宣传意外伤害的危害性，提高儿童的安全意识和对意外伤害的防范意识。儿童在居住地周围玩耍时，一定要有成人监护。对较大儿童，学校和家长要教给他们一些交通规则和常识，教育其遵守交通规则，如乘坐公共汽车时不要把头、手伸出窗外，乘坐轿车时系好安全带等。家长和老师要以身作则，让孩子们在潜移默化中提高交通安全意识和自我防护能力。并要逐步推广实施幼儿和学生坐（或骑）自行车必须戴头盔等措施。儿童乘坐汽车时有如下注意事项。

（1）最好将1～2岁以下儿童安排坐在汽车的后排。儿童坐在后排，无论汽车是否有气囊，致命伤都至少会减少1/3。

（2）1岁内婴儿固定在后向式儿童专用座椅上，与未系安全带的儿童相比受伤害的概率可减少90%。

（3）幼儿坐在增强型儿童座椅上，安全性能可提高80%。

（4）儿童乘车时不要坐在成人腿上，需要有儿童座椅固定于单独座位上。

6. 事故发生后的紧急处理 交通事故往往是突发性的，群死群伤，患儿伤情严重。因此，应建立健全各级急救医疗体系，提高医务人员的急救业务技能，确保事故发生后伤员能及时得到救治，降低死亡率、提高治愈率。

（三）儿童创伤的现场急救

1. 儿童创伤现场伤情判断　儿童严重伤害的现场急救极为重要，直接关系到儿童生命的挽救和伤残的减少。面对突发伤害，儿童处于极度的惊恐状态，难以正确表达自身感受及疼痛部位，而且儿童的定性、定位能力较差，因此，儿童的体格检查比主诉更为客观和准确。现场伤情判断急需确定的内容是意识状态、运动能力、疼痛叙述、全身情况及局部伤情。

（1）意识状态：是判断神经系统损伤最可靠的征象之一，现场人员应观察患儿是否清醒，能否自主睁眼，能否正确回答问题。若伤后即哭叫不止，能正确回答姓名或年龄等简单问题，则为意识清醒；若患儿呼唤不醒，不哭不叫，抱起无反应，则处于昏迷状态。

（2）运动能力：是判断有无颅脑损伤、脊髓损伤及骨骼损伤的征象。拒动是儿童受伤后的突出表现，可依据此征象判断损伤的程度及部位。儿童受伤后的拒动表现为肢体制动、不能站立、惧怕震动、拒绝碰撞、固定体位等。如患儿一侧肢体不能活动，并伴有剧烈疼痛，则考虑为患肢骨折，应予以制动后再搬动。

（3）疼痛叙述：疼痛是儿童创伤后的首发和主要症状，儿童对疼痛的表达是判断创伤所致组织或器官损伤的一个重要信号，疼痛点常作为重点部位加以检查。对于多发伤的疼痛，儿童常诉说最显著的疼痛部位，而忽视了其他部位的疼痛，因此，对受伤儿童进行耐心的询问和全面细致的体格检查尤其重要。急救人员可轻触疼痛部位，观察患儿对疼痛的躲避反应；观察疼痛肢体有无畸形及异常。

（4）全身情况：现场对儿童全身状况的判断主要项目有面色有无苍白、呼吸是否平稳、手足是否湿冷、脉搏是否细弱，这些可作为全身情况的指标。

（5）局部伤情：在发生伤害时，需在第一现场快速查体，对伤情作出快速的评估和分类。①注视患儿眼睛，同时双手插入头发摸头皮，并轻轻转动头颈看口腔、鼻腔、双耳，注意有无活动限制与疼痛，以及五官出血情况。②注意呼吸动作，双侧呼吸是否对称，轻压双肋缘时若出现疼痛，应注意有无肋骨骨折。③轻按腹部，检查是否有腹胀、压痛。④检查四肢，牵拉或敲动肢体末端，注意压痛与传导痛，并检查各关节活动范围。最后翻身观察背部、脊柱及会阴。

2. 控制外出血

（1）直接压迫法：儿童的外出血多选用直接压迫法，用敷料直接压迫出血部位，再用绷带加压包扎。如敷料已被血液浸湿，可在上面再加敷料继续施压，切勿更换原有敷料。

（2）间接压迫法：如伤口有异物或采用直接压迫法无效，则应采用间接压迫法，用手指压迫出血部位近侧端附近的动脉止血。①前头部出血（耳前眼以上部分）：在患侧颞浅动脉搏动处（相当于耳屏前上方凹陷处），以拇指或其余4指用力将血管压在下面的骨面上。②后头部出血（耳后发际以上部分）：在患侧摸到耳后动脉搏动处（相当于耳后下方骨突起后方），以拇指或其余4指用力将血管压在下面的骨面上。③指或趾出血：救护者以示指和拇指攥住患儿指或趾的根部，适当用力。④手或足出血：先抬高患肢，救护者双手配合攥住患儿腕或踝部，适当用力。⑤前臂或小腿出血：先抬高患肢，救护者双手配合攥住肘上或膝上部，适当用力。

（3）止血带法：在肢体大出血的情况下可采用此法，用止血带在出血部位上方绕肢体一圈，然后从空隙内塞入一短棍，将止血带旋转绕紧，其程度以伤口不再出血为度，出血伤口另做包扎。使用止血带的注意要点：①止血带不能直接和皮肤接触使用，压迫处应垫柔软物如衣服、毛巾等。②绕紧止血带之前必须将患肢抬高。③记录上止血带的准确时间，每隔30分钟左右放松1次。

3. 骨折的现场处置　骨折的现场处置最关键的是制动，利用支撑物达到制止身体某部分活动的医疗目的，支撑物包括夹板、石膏、牵引、绷带、支具等，必要时健侧肢体或躯干也可作为支撑物。肢体骨折固定范围应包括骨折上、下两个关节。如现场固定器材不足，可将患侧上肢固定于胸壁上，患侧下肢与健侧下肢绑扎在一起。身体各部位制动方法如下。

（1）手指：将小硬纸板放置在指的屈侧，然后以绷带、布条或胶布固定；也可利用邻近健指，与患指包扎在一起。

（2）手掌：将小夹板放置在手背侧或手掌侧，超过腕关节，然后以绷带、布条或胶布固定。

（3）足部：将小夹板放置在足底部，以绷带或布条固定，也可用绷带或布条与所穿鞋固定。

（4）上肢：将小夹板放置在前臂背侧或上臂外侧，以绷带、布条或胶布固定，然后以三角巾将上肢吊于胸前，也可利用三角巾将患肢与躯干固定在一起。

（5）下肢：将小夹板放置在下肢后侧或外侧，以三角巾、布条或绷带固定，也可利用健侧下肢与患肢一起用三角巾固定，至少固定3道。

（6）脊柱：车祸、坠落等创伤常可导致脊柱骨折。凡在急救现场，疑似脊柱骨折，不可随意将患儿抱起或抬起，应先将患儿固定在板上，至少固定4道，方可转运。

4. 特殊部位损伤的现场救治

（1）疑有颈椎损伤时，应遵循搬动前先固定的原则，用颈托固定，平移患儿于脊柱板上，用沙袋分别置于头两侧。

（2）疑有连枷胸时，应用布类折叠、沙袋或小枕头等压在伤处，再用绷带或宽胶布固定在胸廓上。疑有开放性气胸时，立即用消毒敷料或干净布类代替堵塞，封闭伤口。

（3）腹部开放性伤口应覆盖消毒敷料或清洁毛巾、布单等。由腹部伤口脱出的肠管，禁止还纳入腹腔，应以清洁湿布覆盖及用碗、盆等容器扣住，再用绷带、布条固定。

八、电击伤

儿童电击伤是指儿童在接触到电流或电能量时，电流通过其身体造成的一系列生物效应和组织损伤。触电（electric shock）的原因通常是儿童因好奇心驱使或意外接触电源、电器、破损电线、带电物体，或遭遇雷击等情况。

（一）临床特点

年龄分布与性别差异：儿童电击伤多发于6岁以下年龄段，尤以婴幼儿和学龄前儿童为主。男孩比女孩更易遭受电击伤，可能与男孩更为活泼好动、探索性强有关。

1. 损伤机制与类型

（1）直接电击：儿童直接接触带电体或裸露电线，电流直接通过皮肤进入体内。

（2）间接电击：电流通过导电介质（如湿地面、金属物品等）传递给儿童。

2. 局部损伤表现

（1）雷击伤：在雷暴天气中，儿童直接或间接遭受雷电打击。

（2）电灼伤：电流通过部位可能出现电弧烧伤、皮肤焦痂、深部组织坏死等热效应导致的损伤。

（3）电击纹（入口/出口）：皮肤上可能留下电流进入和离开身体的特征性痕迹。

（4）肌肉损伤与骨骼损伤：强电流可能导致肌肉剧烈收缩，引发骨折、关节脱位等。

3. 全身效应

（1）神经系统：瞬间高电流可能导致意识丧失、抽搐、癫痫发作、神经功能障碍甚至永久性脑损伤。

（2）心血管系统：电击可引发心肌纤维性颤动、心动过速、心律失常，严重时导致心搏骤停。

（3）呼吸系统：电流作用可致膈肌痉挛、呼吸暂停或窒息，严重时引发呼吸衰竭。

（二）预防儿童电击伤的措施

预防儿童电击伤主要依靠家庭环境的安全设计、家长的教育监督及儿童自身的安全知识学习。

1．环境布置与设施安全

（1）在房屋装修时，将电线插座安装在儿童难以触及的隐蔽位置。

（2）使用安全绝缘盖封堵闲置的插座孔。

（3）移动式插座和各类电器放置在儿童不易触摸的地方。

2．教育引导

（1）告知儿童不要玩弄电器开关、电源插座、电线及电器设备。

（2）教育儿童雷雨天气避免在大树下、电线杆旁或高层墙檐下避雨，不握金属伞柄。

3．日常行为规范

（1）不允许儿童在未切断电源的情况下用湿手或湿布接触电器。

（2）避免儿童在雷电天气外出玩耍，尤其是爬树等高风险活动。

（三）处理儿童电击伤的步骤

1．迅速切断电源 关闭电源开关、拉闸、拔去插销，或使用干燥的非导电物品（如木棒、塑料棒等）拨开电线。

2．转移伤者 将患儿迅速移至通风良好的无电流区域，确保急救现场安全。

3．生命支持 对于呼吸、心跳停止的患儿，立即进行心肺复苏（CPR），包括人工呼吸和胸外按压。若条件允许，进行气管插管并给予加压氧气人工呼吸。

4．紧急救治 对神志不清者可实施穴位刺激（如人中、中冲穴）以促醒。在转运途中持续观察病情变化。

5．后续医疗处理 到达医院后，根据伤情进行对症治疗，如使用甘露醇、50%葡萄糖等药物控制脑水肿，处理骨折、脱位，采用暴露疗法处理烧伤等。

本章小结

教学课件

执考知识点总结

本章涉及的2019版及2024版公共卫生执业助理医师资格考试考点对比见表14-3。

表14-3　2019版及2024版公共卫生执业助理医师资格考试考点对比

单元	细目	知识点	2024版	2019版
儿童伤害	现状与预防	（1）流行状况	√	√
		（2）危险因素	√	√
		（3）预防策略和干预措施	√	√
	常见儿童伤害的预防及急救处理	（1）溺水	√	√
		（2）跌落伤	新增	—
		（3）中毒	√	√
		（4）烧烫伤	√	√
		（5）异物损伤	√	√
		（6）意外窒息	√	√
		（7）道路交通伤害	新增	—
		（8）电击伤	√	√

拓展练习及参考答案

（黄岳青）

参考文献

［1］陈荣华，赵正言，刘湘云. 儿童保健学［M］. 5版. 南京：江苏凤凰科学技术出版社，2017.

［2］毛萌，江帆. 儿童保健学［M］. 4版. 北京：人民卫生出版社，2021.

［3］钱序，陶芳标. 妇幼卫生概论［M］. 北京：人民卫生出版社，2014.

［4］孙艳格，张李松. 更年期妇女健康管理专家共识（基层版）［J］. 中国全科医学，2021，24（11）：1317-1324.

［5］王临虹. 实用妇女保健学［M］. 北京：人民卫生出版社，2021.

［6］王鸣，沈纪川，许建雄. 预防接种技术与应用［M］. 广州：中山大学出版社，2022.

［7］谢幸，孔北华，段涛. 妇产科学［M］. 9版. 北京：人民卫生出版社，2018.

［8］熊庆，王临虹. 妇女保健学［M］. 2版. 北京：人民卫生出版社，2014.

［9］医师资格考试指导专家编写组. 公共卫生执业助理医师资格考试医学综合指导用书［M］. 北京：人民卫生出版社，2023.

［10］中华医学会妇产科学分会绝经学组. 中国绝经管理与绝经激素治疗指南2023版［J］. 中华妇产科杂志，2023，58（1）：4-21.

［11］中华医学会感染病学分会艾滋病丙型肝炎学组，中国疾病预防控制中心. 中国艾滋病诊疗指南（2021年版）［J］. 协和医学杂志，2022，13（2）：203-226.